“吾中国之药学，有广漠无涯之历史。吾中国之药学，经千万亿人之实验。发挥之，光大之，吾侪之责。”

“史学之志切求真，亦正与其他科学之精神无异。”“拟以史学之方法，作一鸟瞰式之观察，以研究药学发达变迁之沿革。于古来药学界之文献，就所知者，网罗排比，参稽互察，冀能予以新意义，予以新价值，以求其会通因仍之道，以求其盛衰张弛之故。”

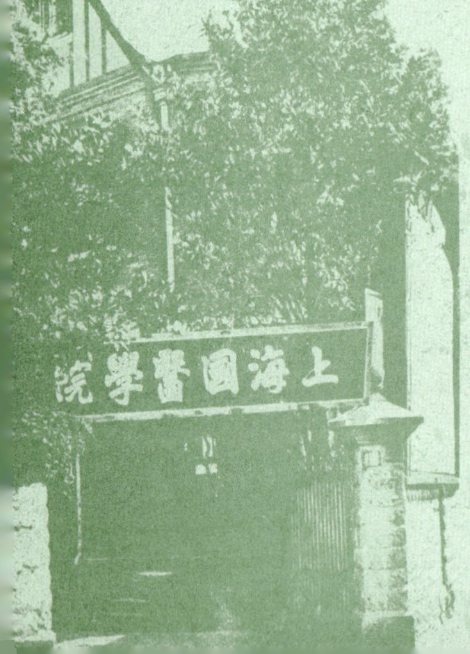

二十世纪初中医名家医学文集丛编

谢仲墨医学论文集

王咪咪 编纂

學苑出版社

三、有关对中医经典的研究性论文中，凡“原文”，本次文集均以期刊引录为准，不纠正前辈的引录误差。引录文献出处等小字注一律不在行文中出现（民国期刊中此种现象较少，故统一不出现在行文中。个别有所需求的读者可依据书后索引在原文中查找）。

四、民国间期刊论文90%以上以竖排本、繁体字、无标点（有的有句读）形式出现。本书则统一体例为横排、简体，通用标点。具体讲，竖变横后，凡原书中的“右”字通改为“上”，“左”字通改为“下”。一般繁体、异体字通改为通用简体。仍在用的个别今古字、异体字，包括能反映当时文字特点的一些字，视情况有所保留（如：猝—卒；周—週；症—癥；骨格—骨骼；翔实—详实；盅—钟；着—著；养气—氧气等）。其宗旨在让读者能看明白原文的前提下尽可能体现原文特点，不强行统一。由于期刊保护问题，凡个别字迹不清或缺字处，以“□”表示。

五、文中数字的写法宗原文，计量单位一律不改，保持原貌。书中有民国时期的西药所用剂量而现在完全不用，其药名有的也甚古怪，并难以找到出处，（如沃度仿漠、马尔匹拿囊；剂量上的醋酸铅一瓦等）均一律照原文，不做任何解释及出处。

六、本论文集所收论文有的已距今百年，大部分也七八十年了，故词句用法、语言断句有的与今日之文章有很大差异。而本论文集非注释本，只为展现原貌。愿读者谅解，一律不加文字说明。

七、论文行文中有引录文的，与原文基本一致的加引号，否则只以冒号标之。行文中的完整方剂，方剂名、中药名同正文，剂量、炮炙方法等用小半号字标之，而行文中的药剂量及炮炙法字号不变。个别论文在引录文中用大小字处理的，此论文集中亦用小半号字处理。

八、在数千篇的论文中，有少数文章有八卦、阴阳五行等图符、表格等，考虑全书统一，书中未加保留。个别有兴趣的读者可在书后索引找原文查看。见谅。

九、民国时期期刊管理较为混乱，故一稿数投，改变题目再投，几年后改变期刊、改变名称再投，或略改动论文再投的现像很常见，我们虽做了大量斟别，这种情况难免还会出现，但不会影响展现这些医家的学术思想及反映当时的医学氛围。

王咪咪

2009 年 10 月

《二十世纪初中医名家医学文集丛编》

序

20世纪前50年，中国社会剧烈变革，革命者在民主科学的旗帜下，反对旧道德，提倡新道德；反对旧文化，提倡新文化，形成了浩浩荡荡的反帝、反封建、反官僚大军，对旧民主主义革命、新民主主义革命取得成功曾发挥了重大的作用。但令人遗憾的是，出现了盲目搬套西方的现象，特别是以日本明治维新“废止汉方医学”的政策为师，视中华民族传统医学为旧医、旧文化，这种思潮和行动使中医学蒙受了残酷的打击，多次出现废止、取缔中医的方针政策。在当时，卫生教育官员要废止中医，在学术界，胡适反中医，鲁迅也反中医，在如此巨大的压力下，中医界有识之士，为了求真理，求生存，求进步，求发展，与之进行了生死存亡的抗争。反对废止，与废止派进行了长时期针锋相对的批判与反批判论战，从而诞生了一批维护中医继续发展的中坚力量。

王咪咪教授为了探索这段历史，以十数年的时间阅读了大量昔日的期刊文献，获得了许许多多启迪与感叹，下决心对参与这场斗争的代表人物进行一次有计划、有系统的疏理，并作了初步的分析研究，选其较有影响的一批近现代医家，除撰有传记性评述外，还力求附录其主要学术论文，再附索引，以备研究者探索参考，此工程名为《二十世纪初中医名家医学文集丛编》。

历史是一面镜子，学习历史，借鉴历史，可以使人聪明，有才智。学习医学历史，借鉴医学历史，特别是学习、借鉴中国近代医学发展的历史经验与教训，对当今与未来医学发展的方针与方向，都有着重要的参考价值。因此该书的撰写与出版，并非单纯的医史研究，也非单纯的文献整理，而是有着很现实的宝贵价值，为我们提供前人的智慧与可供借鉴的思想。

该书完成之际，作者希望我能为之作序。说实话，我虽从事医史文献研究、教学 50 多年，也阅读过许许多多的论著与论文，但如此巨大深刻的功夫使我感动，也很钦佩。医史文献研究必须有这种苦功夫，当今颇多适应某些急需而打短平快的写论著、作论文之风，实在应当少而再少为好。我为作者们的成功，发自内心的祝贺，特草此以为序，愿与作者共勉。

李经纬

2009 年 5 月于中国中医研究院

《二十世纪初中医名家医学文集丛编》

前　言

在中医发展史上，二十世纪前半叶是一个特殊而又十分重要的时期。在这期间中医承受着前所未有的巨大冲击，既有外来医学的强大影响，也有来自政治上的压力。中医队伍的抗争和自强取得了有目共睹的成就，涌现出了一大批有影响的医家，其中许多医家在 1949 年后还曾做了大量工作，可以讲是二十世纪五六十年代中医界的栋梁，这些医家对本时期及其后中医的发展、中西医结合理论的建设、中医教育体系的建立都发挥了中流砥柱的作用。这些医家在二十世纪前半叶各类中医及相关期刊上发表了许多对中医发展、中医学术研究具有独特见地的学术论文及临床诊疗医案，时至今日，对临床及各类医学问题的研究都有着重要参考和启迪作用。但是，这些论文由于时间远久及期刊保存的艰难，人们一般很难看到了。多年来我们通过各种途径收集到了大量该时期中医名家的医学论文，欲将他们经典的临床医案和医论汇集整理出版，以为读者提供一份难得的了解、研究、继承中医的宝贵资料，这就是《二十世纪上半叶中医名家医学文集丛编》编辑出版的目的。

这套医学论文集的特点是：真实地记录了二十世纪前半叶这一特殊年代中，一位位中医学家为了一个目标、一种事业所做的方方面面的努力。

二十世纪前半叶对中医来讲是很敏感的时期，从清末始，中医逐渐失去了延续数千年的主流医学地位，在许多最基本，也是最核心的问题上受到西医的冲击，加之政府的不支持，处境极为艰难。此时的中医大家，不仅要更满腔热忱地在临床上开辟一片新天地，而且要更加积极地创办各种报刊、团体，在社会上宣传自己的观点、想法，为中华民族的医疗卫生保健事业的发展与中医在社会上的一席之地奔走呐喊，在这些呐喊声中有几个论题是具有时代特点的，如：中医向何处去、中医如何改革、中西医能否汇通、如何汇通、中医教育应如何走等。

这不只是一个事件，一种学术思想，一次疾病诊疗技术的展示，它还包括了当时各种中医内容讨论的关注焦点，及这些医家在长期临床实践中积累的医案汇编、医话、医论等丰富资料，这些资料是当时中医学术发展的实录，它从一个侧面反映了一定历史时期的关注焦点；同时展现了这些医家为中医的生存和发展所做的不懈努力，也体现出这些医家积极进取不畏强权的人格魅力。

《二十世纪初中医名家医学文集丛编》所收入的资料是一批真正的历史见证，见证了最特殊的二十世纪前50年中，中医的有识之士在那个时期为维护自己的正当权利所做的种种努力，展现了在当时的条件下，为解除人们的疾病痛苦积极参与社会上的卫生保健事业，如何在养生健体诸方面发挥自己的一技之长。

《二十世纪初中医名家医学文集丛编》所收入的资料是一批还在流动的精神财富，虽然时间已经流逝了，但许多讨论课题百年来一直在延续，先哲们早期的许多观点，至今仍有重要的学术和现实意义。

由于二十世纪前半叶的期刊寻找和阅读的困难，所以论文的收集肯定不全，尽管不全，那也是一段历史。正因为如此，这次历经十数年之久搜集的大批论文必将成为宝贵的文献资料。

《二十世纪初中医名家医学文集丛编》的每一分册医家论文前均撰有医家生平，文章客观、公正、全面地记录了一代名医的生平事迹和学术思想。

愿这本论文集能为大家提供一段特殊历史时期的真实记录，以此了解中医发展的历史，及在这段历史中曾经叱咤风云的中医人物。

此文集在整个资料收集、编写过程中，得到了医史文献界前辈李经纬、余瀛鳌等的支持和鼓励，也得到了众多图书馆及对此感兴趣的诸同道们的大力支持，在此一并表示感谢，也期盼着各位同道能对文中各位医家提供更多的在民国间所发表的各类论文，以便有更多更翔实的资料来展示中医在这一历史时期所走的每一步路，发生的每一件事。

王咪咪

2009 年 5 月

目　录

内容提要

谢仲墨先生是一位中医文献学家。20 世纪 30 年代毕业于章次公、陆渊雷创办的上海国医学院，凭着其对中医的满腔热情、儒学的良好功底、个人才气与任劳任怨的工作态度，加之早期对中医疾病史、药史的研究兴趣，从 1930 年起在期刊上发表的第一篇中医论文至建国前 20 年的时间，就在中医十数种期刊上留下了数十万字的研究、考据性学术论文，在他不到 40 岁时就已在业内得到了广泛的好评和尊敬。

本文集所收集的谢先生的文章全部都是建国前期刊所载的论文，约 70 余种，上百篇（由于谢先生上世纪 50 年代才调到北京，因当时条件所限，未能将书稿出版。60 年代的“文化大革命”，又使其英年早逝）。虽然有的书稿曾有小范围内油印本，但均未能成书，如果通过此次论文集的搜集与出版，促成某些书稿成书，定当是中医文献专业的一大喜事。也由于上述特殊原因，谢先生的论文以考据研究者居多，涉及临床、尤其是讲述医案的论文几乎没有。

其中影响较为深远的论文有《国药的历史观与改进论》（连载三十四篇，十数万字，于 1934 至 1937 年发表于《神州国医学报》）。这是近现代较早的系统探讨本草历史的学术性文章，对建国后的本草学研究有很重要的借鉴作用。

再有一篇是《中医伪书考》，虽作为论文只收集到五篇，但如果将其全部整理出版，无疑对中医文献的整理会有深刻影响和意义。此论文首篇发表于1935年的《中医新生命》杂志，以后谢先生陆续从春秋战国时的《黄帝内经》始，到清末的诸家医书，对100余部长期流传于世的中医古籍进行了辨伪，且在辨伪的过程中有非常精僻的论述，指出“伪书非辨不可，但其假中常有真宝贝”。希望有心的读者将这些文章收集全，为中医文献的研究添砖加瓦。

第三篇大文章是《瘟疫研究》，在论文集中还有一个篇名《温病论衡》，这篇文章首先对温病相关病名作了考证，对今天的相类课题研究有重要借鉴作用。文章中谢先生收集了清代九位对温病、瘟疫有研究有著作的医家，进行了颇具特色的考据研究，为后人留下了具有重要的参阅价值的文献。

除了前面所说的三篇连载外，还有一些很好的学术论文，如《古代医学与宗教之关系考》、《神农本草经疾病之分析》、《内经中关于血液之学说》等，另有对医家的研究，如对徐灵胎、陈修园等的深入研究。除此之外的一些序文、通讯，尤其是随笔，多为一些读书笔记形式，有感而发的议论，内容包括古书介绍、人物故事、趣闻逸事，凡经史子集中与医学相关的内容都会成为谢先生笔下的有矢之的，至今读起来，都会有所收获而绝不乏味。如在《说文》中对“医”字的考证，对《本草纲目》中一些矿物药的认识，对“香药”、“虫鱼”、“草木”等的考证，为后学留下了宝贵的资料。

在临床性论文中，除关于药物、方剂的一些文献整理外，《传染病文献之搜集》一文的文献价值也非常之大，其中对中医继承、发扬的重要意义，在本书前郑教授所写的谢先生的生平中已说得很清楚，这里就不多说了。愿读者能从《谢仲墨医学论文集》中不只看到中医理论的深奥博大，更看到一位中医学家为继承和发扬中医学术的赤子之心。

医家生平

谦卑才子谢仲墨

为谢仲墨民国年间论文集写篇介绍，对我来说应该是义不容辞。因为谢先生生前乃是本人供职单位的老前辈，也因为自我进入该单位这30多年间，总是断断续续会遇到有些事来提醒我：本单位曾经有过这样一位不寻常的老学究。

1978年我就读医史文献研究室硕士研究生时，本室只有大白楼五楼几间办公室。一日，一位同事突然指着办公室的一扇窗户对我说：“‘文革’期间谢仲墨先生就是从这里跳下去的！”震惊之余，谢先生的名字从此印在了我的脑子里。

以后，在本单位资料室里陆续接触到谢先生所著《历代中医伪书丛考》（油印本）等书，也曾在整理旧资料时，发现谢先生撰写的疾病史等方面的手稿等遗物。谢先生那工整而颇有书法功底的钢笔字，一丝不苟的修改处，都曾经给我很深的印象。但直到我这次读完谢先生民国期间的论文集，又采访了几位老师，我才算是对谢先生有了一个比较完整的了解。

了解了先生的过去，又知道了先生的归宿，给我的总印象是：好人啊！太可惜！倘若先生能多活十几年，论他的文才、学识与资历，肯定是中国中医科学院屈指可数的大专家，他自然也会头衔众多、成果累累、子弟成群。倘若如此，自然也就有人替他树碑立传，也就有学生跟随着他，向他学习，做着他的学术传承研究……自然，也就无需让我来写以下肤浅的介绍了。但现实的情况是，谢先生不幸英年早逝，知道他的人少而又少，而谢先生的业绩又确实值得后人记取，因此我也只有竭尽绵薄之力，撰写如下肤浅的介绍。

一、谢氏简要生平

关于谢仲墨先生的生平，我只能从院史人物传里得到极为简单的材料，所以本节称之为“简要生平”——并非我刻意要写得“简要”。

谢仲墨，字诵穆（其撰文著述时多用其字），生于1912年，卒于1971年。浙江萧山人。他小的时候和当时许多人一样，读私塾，念古文或时文。后来他随父亲迁居安徽怀宁、广德等地，在学习古文的同时，开始自学中医。他为人勤谨努力，年纪轻轻，就打下了非常扎实的文字功底，写得一手好文章。

1930年，为衣食计，他投考了章次公、陆渊雷创办的上海国医学院。他对中医的热爱和刻苦用功，使他很快获得老师们的赏识。毕业后章次公先生推荐他到世界红十字会上海分会医院任职。书富五车、又写得一手好文章的他，在学医、行医的同时，开始用他的如椽之笔，来总结他的临床经验。从谢仲墨进入中医界伊始，他的医学文章就频频见诸学术刊物。最初的文章多为临证技术与医疗经验的介绍（见《腹诊》、《风满楼医话》等文）。不过他对疾病史的关注和研究已经从此时起步（见《瘟疫研究》等文）。那时的谢仲墨，才不过十八九岁，一个初出茅庐的青年学子而已。

1932 年，谢仲墨的老师陆渊雷举办中医“遥从部”（即函授部），创刊杂志《中医新生命》。陆氏诸事繁忙，打理不过来，于是在 1933 年，聘请谢仲墨来帮助编辑《中医新生命》杂志，并协助举办中医函授。谢仲墨先生一下子变得异常繁忙。他一生正式发表的中医学术论文，绝大多数集中在 1933～1937 年这几年之间。本论文集收载的谢氏论文，也主要是这段时间写成的。其时的谢仲墨，也才不过 22～26 岁。

谢仲墨的才气人品与任劳任怨的工作作风，很得陆渊雷赏识。陆氏曾经有些心疼又不无心爱地提到门人谢仲墨：

予懒废，本刊（指《中医新生命》——笔者注）编撰事，悉委之谢子诵穆。诵穆取予旧稿（如《流行病须知》等）充篇，不足则自撰焉。终日埋头，极劳苦！（陆渊雷《墨渖四则》）

从陆氏的介绍中，可以知道谢仲墨实际上担负着编辑《中医新生命》的重担。杂志文章不够凑数时，他就自己动手撰写。“终日埋头，极劳苦”，区区七个字，可以想见 20 多岁的谢仲墨，居然有如此的定力和耐心，终日伏案，劳作不已。

陆渊雷还曾经专门比较过他的两位在当时小有名气的门人，一位是谢仲墨（诵穆）、一位是范式（行准）。他说：

吾门擅文笔而长考据者，得二人焉：曰谢仲墨，曰范式。谢之著作，本刊常见。范之著作，昔载一出乍停之《国医评论》，今载《中西医药》，署名范天磬、范行准者是也。阅览之博，搜讨之精，谢不如范；取其大意，弃其饾饤，范亦不如谢。谢谦卑自牧，孜孜愿做良医。昔助次公，今居敝处，皆颇得教学相长之效……（陆渊雷《墨沖四则》）

此处字里行间，透着对谢仲墨的喜爱。其中提到谢的长处是文笔简洁，尤其是作考据文章时，能把握问题的实质，舍弃细枝末节，不作堆砌之文，这就是陆渊雷所说“取其大意，弃其饾饤”。

谢仲墨年轻有为、才气横溢，但为人却非常谦卑，一心只想做一个好医生。所以他的文章虽然在很多学术观点上师从陆渊雷，但行文风格却迥然不同于陆氏，更与范行准的锋芒毕露大不相同。他的文章敦厚谦逊，以谈学术为主，不斗气、不伤人，一位20多岁的初出道者，竟然如此老成持重，真令人难以置信。由于求学与工作的关系，谢仲墨受他老师陆渊雷的学术思想影响很深，但他并非“各承家技”、盲从自己的老师，在很多方面他有他的见解和主张。详见下文。

1933～1937年，是谢先生一生最为勤苦，也是最为辉煌的5年，他一生正式发表的论文多在这几年。从这些文著中，已经可以看出他治学与专攻的取向。在临床诊治研究方面，他下工夫最多的是温病。其治学方法最擅长的是文献考据，在本草文献、伪书考证等方面亦多建树。谢氏深厚的文史学功底，使之在中国医史文献研究、中医书籍刊订等方面游刃有余。约于1935年，谢先生编印了《金匮补充讲义》，今仅存石印本残卷。1936年，谢先生将其在《中医新生命》发表的温病考证连载文章，结集修订为《温病论衡》一书，由上海知行医学社出版铅印本，这是谢先生存世不多的正式出版物之一。

1937年，日寇侵华，战火已经蔓延到了上海。谢仲墨结束了在上海操办《中医新生命》及函授的工作，返回老家浙江，在杭州浙江中医专门学校担任教授，在这段时间内，他还协助裘吉生先生编辑《珍本医书集成》的医书提要。后因时局动荡，谢氏又迁徙到福建顺昌，先后担任福建顺昌、晋江、集美及浙江诸暨、杭州等地的中学文史教员。整个抗战期间，谢先生似乎已经脱离医学界，专门致力于文史教育，所以这段时间他的医学文著缺如。他所遗的《新文史列传索引》、《元史艺文志十识》等文史方面的文稿，也许就是在这段时间内完成的。直到抗战胜利以后的1947年，谢先生的零星文章才在《华西医药杂志》、《医史杂志》上发表，其内容仍是旧日所做的医学伪书考，并没有开拓新的研究领域。

1949年建国以后，大概是因为谢先生长期在浙江从事文史教学，因而被调到浙江省人民政府教育厅工作。然而不久谢先生就复操旧业，回到原籍，担任浙江萧山师范语文教师。谢先生的《鲁迅与儿童文学》（1955年）大约就是在萧山任教时完成的。

1955年，卫生部所属中医研究院成立，谢先生在这一年的7月，由浙江调至中医研究院学术秘书处编审室，从事中医文献整理研究工作。该室后来辗转与医史研究室合并而为医史文献研究室，此即1982年成立的中国医史文献研究所的前身。谢先生在编审室从事中医文献研究，可以说是如鱼入水，得其所哉！他又开始陆续在医药杂志发表论著，并埋头完成了《温病要义》（1956年）、《历代医书丛考》

（1963年）。但是，由于20世纪50年代至60年代间，适逢所谓“三年自然灾害”时期，所以谢氏写下的这些书籍都没有机会铅印出版，仅以油印本的形式内部交流。1966年进入“文革”时期，直到1971年谢先生撒手尘寰，他的著作就再也找不到出版的机会了。谢先生的《历代医书丛考》2卷，是其毕生力作。该书考证了古代医学伪书近百种，其中谢先生对诸多医学伪书的价值表达了他自己的见解。该书浸透了谢先生考证文献的心血，内有许多考证文献的方法，很值得后人参考。可惜此书存世甚少，所以影响不大。

建国后的谢先生，已经进入了不惑之年。抗战期间的坎坷经历，使谢先生不再像当年在上海打理《中医新生命》时那样风华正茂，但他热爱中医事业的一颗赤诚的心却始终没有变。他依然热心传授着整理研究中医文献的心得与经验，终日埋头著述，孜孜不倦。这段时间内，他参加了中国农工民主党。据与他长期共事的前辈们回忆，谢先生为人忠厚坦率，严于律己，处世小心谨慎，对待工作勤勤恳恳，一丝不苟，保持了他一贯严谨的治学风格。“文革”期间的惊涛骇浪，对他究竟有多大的刺激，笔者已不得其详。只知道经过“文革”最初几年的他，虽然并没有伤筋动骨，但精神上已然忧郁恍惚。1971年，大约是运动中又有什么消息刺激了他脆弱的神经，想不开的他，从中医研究院大白楼上纵身一跳，永别尘世，时年虚龄六十。

一代中医文献大家，难得的中医界一位才子，从此永远放下了他陪伴终身的笔。他给后人留下的除了一些已经散失或正濒临散失的书稿之外，就只有一些在杂志上发表的论文了。本论文集收录的谢先生民国期间的论文，虽然只是谢先生辛勤写作的一小部分，但也足以窥豹一斑。以下根据该论文集所收文章，对谢先生的学术取向与成就作一粗浅的探讨。

二、满腔热血，追求国医新生命

谢先生步入中医领域之时，正好遇到中医的多事之秋。身处中医遭受挤兑，以及中医界奋起抗争的漩涡之中，年仅十八九岁、血气方刚的谢先生自然也满腔热情地投入了护卫中医、发展中医的行列。

1931 年，中央国医馆成立，这是中医自古以来的第一个学术组织。在当时许多中医看来，这意味着千百年来一盘散沙的中医从今以后有了自己的“家”。谢先生对国医馆的成立更是寄予了很大的希望，为此他写下了《对于国医馆的欢呼和讴歌》一文。该文用流畅的白话，欢欣鼓舞地为国医馆创办而欢呼。他认为“国医馆的创办，是我们国医界的福音；国医馆的成立，是国医学改进的先声”。谢先生热血沸腾地写道：

二十年来，我们受了不少的压迫，无量的排挤，重重的非难。那过去的创痛，一件件浮上了脑海。第一桩公案，是在民国三年的时候，北平的医学会竟不准立案。第二桩公案，是十八年的废止国医，这都是最沉痛的往事……自命为新医的西医，掮起科学的招牌，不断底向国医的阵线进攻，事事给我们以妨害，处处给我们以袭击。“旧医”，是他们送来的尊号；“不合科学”，是他们送来的勋章；“误人”，是他们送来的奖状。在日报上，在杂志上，吹毛求疵，无孔不入……虽然我们着了许多创痛，可是这许多创痛，只平添我们的愤怒，激起我们的精神，增加我们大奋斗的力量。我们国医界，尤其是我们国医界的青年，个个都应当卧薪尝胆，绞出的脑汁，来追求国医的新生命，分泌沸腾热血，去涤尽国医的耻辱，积极的努力，积极的奋斗！

读着如此激昂慷慨的文章，可以想见当年的谢先生是如何热爱自己选择的中医事业，是如何立志要为振兴中医卧薪尝胆，披肝沥胆地追求中医新生命。

1932 年，谢先生得到了一个机会，跟随陆渊雷等先生学习中医并参加中医工作。受陆渊雷的影响，谢先生也曾经对中央国医馆寄予了很大的希望。1933 年，他写下了《上中央国医馆学术委员会书》，专门讨论整理国医药学术标准大纲，提出了他的 10 点主张。其中批评了国医馆“整理国医药学术标准”中重医而轻药，建议“荟萃国内药学专家，将生药之种植、辨识、产地、形态等等之固有学术，详为整理，另成生药学专书。似于将来增殖药科专门人才，不无小补”。在中药分类方面，主张采用自然科学之分类法。可见谢先生对药物学确实情有独钟，而且有一定的研究。

谢先生对大纲把伤寒作为近世传染病之总名一说提出了批评。他认为“麻疹、痘疮、丹毒、鼠疫、急性全身粟粒结核等，皆非伤寒所得包含”。所以他指出：“今谓伤寒为急性传染病，则名实尚未颠倒。若谓急性传染病之总名含于伤寒，则语病兹巨”。谢先生对中医温病素有兴趣，他的上述见地确实无可辩驳。

谢氏 10 点主张中，以涉及解剖生理学的内容最多。他对大纲中“以心脾肝肺肾为整理纂述之纲领，则利弊俱有”。他指出中医的五脏，其生理学说有指作用而言者，并非都是解剖意义的脏腑。他比较了中医脏象与西医解剖生理的异同，最后提出的解决方案是“以近世解剖生理学之分系为纲领，而将中国固有之学说，一一分统”。这一主张可能是受陆渊雷“理法则远西”的影响。

在诊断方面，谢先生提醒应该注意到“腹诊”，并指出《金匮要略》中已经多处涉及“腹诊”。此外，谢先生还对卫生学、麻醉法等提出了自己的主张。

谢先生当时不过20岁，刚学医不久，就能提出如此具有深度的建议，确实难能可贵。但其时他毕竟阅历尚浅，而且因时代局限，在整理中医生理等方面的建议也未必切合实际。然而谢先生对整理中医表现出来的热情和认真，即便在数十年之后再读其文，依然令人动容不已。

20世纪30年代，许多中医前辈积极投入中西医论争，发表了许多论争文章。相比之下，谢先生这方面文章并不太多。在他不多的此类文章中，以《中医往何处去》一文最能反映他对当时中西医论争的学术见解。

民国年间的中医被当时以“新医”自居的某些西医人士斥为“不科学”，为了自卫自强，当时某些中医祭起了“气化”的大旗，以示中医自有与科学完全不同的体系及优势。中医内部对中医今后如何发展，也存在两种意见，这就是谢先生在“中医往何处去”一文所说的：“中医是否宜气化，抑宜科学化，久为近代争执之焦点，聚讼纷纭。”

但是，何谓“气化”？何谓“科学化”？其实当时也是纠缠不清。谢仲墨的老师陆渊雷主张“废气化，用科学”。陆氏把“气化”定位为五运六气学说，认为中医不能根据六十周年之气化，来推定疾病及治法。而陆氏所谓“科学化”，是指“远西科学”，也就是西洋科学。作为陆氏弟子的谢仲墨，既同意他老师“废气化，用科学”的主张，但对科学的理解，对“气化”弊病的认识，却迥然不同于其老师。

谢先生认为，古代盛谈气化的张洁古，虽然有其玄虚之处，但他“治疗上亦有独得之创获”。他认为：“所谓气化者，附丽于切实之治术，则言之成文；若舍治术而独立，则惝恍迷离，空洞无一物，安得不成为攻击之鹄的？”也就是说，中医的一些关于气化的理论，一定要附丽于切实有效的治疗方术才能言之成文，反之就空洞无物，容易招致攻击。因此他认为中医切实有效的治术才是精华，不能侈谈气化而废弃中医最重要的治疗技术。

谢氏所谈的“科学”，也不全是西洋科学，而是科学原理、科学方法，二者兼而有之。他不像他老师那样，极力主张用远西科学理论来解释中医，而是侧重在用科学方法来归纳整理中医。用谢氏的原话来说，就是：“愚所谓科学之方法，指切实之方法。凡切实之方法，皆得归纳于科学之范围以内。”而切实的方法，包括“逻辑”，谢氏谓“逻辑为科学中之科学”。

具体来说，谢氏把科学方法归结为二：考据、统计。“考据之方法，略带演绎性；统计之方法，纯为归纳性。”

其中考据方法本来就是汉学家之特长，例如字义之训诂，章句之校勘与疏证，都是汉学家的考据方法。谢氏认为，“中国医学最大之弊病，在乎庞杂，在乎凌乱而笼统”。而“所谓庞杂，所谓凌乱，所谓笼统，皆名实之淆乱耳。

名实淆乱，为中医征结之所在”。如果采用科学的考据方法，“综核名实”，使“庞杂凌乱笼统者，皆条分缕析”，就能使中医成为“有系统有程序之学问”。

谢氏毕生沉湎于中医名实、文献的考据。考据法固然不能代替全部的中医科学化，但必须承认的是，若不使用考据之法，首先解决中医术语、名词的名实淆乱问题，使中医理论、经验成为“有系统有程序之学问”，则任何希望借助西洋科学来使中医“现代化”、“科学化”的梦想，都将是无的放矢。因此，谢先生将传统的考据作为“科学”的内容之一，即便在今天，也仍然有其积极意义。

和陆渊雷一样，谢先生在治学方面，也受到一些日本汉方医学的影响。日本江户时期的吉益东洞等，已经开始使用统计法来研究张仲景的用药规律。谢先生认为，“统计调查，已成专门之学问。统计所得之答案，有归纳之性质，有比较之研究”。他列举日本吉益东洞《药征》中的“厚朴”为例，看该书是如何得出“厚朴：主治胸腹胀满也，旁治腹痛”这条结论的。其方法是将仲景医书中所有用上了厚朴一药的诸方主治一一加以统计比较，最后才得出结论。谢氏认为，此方法“由所列药效统计之，则知厚朴能治胸腹胀满及腹痛——此所谓归纳的性质。由方剂应用之数量统计之，则治腹胀满者最多，治腹痛者次之，胸满及炙脔又次之。由此可知仲景之意，在病证方面，以厚朴治腹胀满为最重要，腹痛等次之；在病之部位方面，厚朴着重于腹部，治胸部则寥寥——此所谓比较的性质”。

谢先生的《中医往何处去》一文，观点明确而不骑墙，但行文立意却别具一格，态度诚挚，语言平和，充分地体现了他为人厚道的一面。民国间部分中西医互相攻讦，报纸杂志上的文章火药味往往很重，但在谢先生具体操办的《中医新生命》杂志上，即便对批评性质的文章，也要求“措辞是客观的，和平的，不挖苦，不吹求，以免引起原著者无谓的误会”（见谢诵穆《中医浅说之批评》），这也是他厚道的一面。

综上所述，谢先生的“用科学”，不是照搬西洋科学或医学的理论与技术来“改造”中医，而是将考据、统计等科学的方法运用来归纳整理中医擅长的、切实有效的治疗方术。他坚决主张，“研究中医之学术，而不采科学之所长，则歧途徘徊，必无建树”！而这科学，在于科学之原理与方法，谢先生更注重的科学方法是考据与统计比较。了解谢先生这一思想，就更能理解他在治学方面为什么如此重视考据。谢先生对科学的理解是别具一格的，这种理解既能为当时的中医所接受，同时也确实对整理中医学术发挥一定的作用。

以下介绍的谢氏在国药与温病方面的研究，也无不体现他擅长考据的治学方法。

三、国药之历史观与改进论

《国药之历史观与改进论》是谢仲墨先生于 1934 ~ 1937 年发表在《神州国医学报》的一篇连载的文题，本文借用来作为本节标题。这篇文章连载了 34 篇，发表时间持续三四年，洋洋近 10 万字，在谢先生发表论文中篇幅最长，若结集出版，实际上就是一本小书。本文前面提到谢先生

《上中央国医馆学术委员会书》一文，已经可知谢先生对中药的关注和建议。在《国药之历史观与改进论》一文中，谢先生对中药（“国药”）的历史与发展前途的关注更是殷切。

笔者从1978年考取硕士研究生起，即以本草研究为终生主攻方向。但那时的我，还没有见过谢先生这篇长文。当时我以为国内近现代研究本草的先驱人物，当属赵燏黄先生以及我的两位老师马继兴、尚志钧。待我得见谢先生的大作，始知在20世纪30年代，谢先生已经对中国本草史有了比较深的研究。其时赵燏黄先生忙于生药调查，并无本草史系统专论问世；马、尚二师当时还很年轻，尚未步入中医药之门。因此《国药之历史观与改进论》可以说是我国近现代最早的系统本草历史探讨。

谢先生为什么要撰写国药历史？用谢先生自己的话来说，就是“时势之所急须”。在民国初期，某些西医一边指责“国医之学理荒诞”，但一边又承认“国药之功效确实”。这种废医存药的论调为谢先生所不齿。谢先生认为：“吾中国之药学，有广漠无涯之历史。吾中国之药学，经千万亿人之实验。发挥之，光大之，吾侪之责。”正是出于发扬光大的责任，谢先生写下了这篇中国药学史的长文。在此文之初，谢先生就指出：“史学之志切求真，亦正与其他科学之精神无异。”也就是说，他把为中国药学撰史，作为科学整理的一个方面。其目的在于：

拟以史学之方法，作一鸟瞰式之观察，以研究药学发达变迁之沿革。于古来药学界之文献，就所知者，网罗排比，参稽互察，冀能予以新意义，予以新价值，以求其会通因仍之道，以求其盛衰张弛之故。

在进行史学的纵向研究之后，再进而横向观察社会研究药学之状况。析其利弊，促其改进，这就是谢先生撰写此文的深刻用意之所在。

大半个世纪过去了，今天再来审视这篇文章，可以说是瑕瑜互见。该文在后世本草文献的研究方面不免显得粗浅，具体表现在对多数本草著作的介绍不过是罗列序言和梗概，并没有触及其特色及学术源流。但不可否定的是，该文已经勾画出了整个中国药学史的主要脉络，其中尤其是对药学发展早期历史探讨更为深入。

关于“药物之起源”，自古以“神农尝百草”始有医药的观点最为盛行，也最为权威。针对此说，谢先生详尽地罗列了古代关于神农尝药的各种历史记载，以及清末以来诸家对此说的考订，指出神农尝百草的神话传说，原本是说明先民寻求食物的过程，并非为发明医药而尝草。神农是一个神话人物，单凭一人尝百草而发明医药是不可信的，何况药物也不限于只有可尝味的植物。神农时代文字还没有造出来，自然不会有《本草经》之类的书。

谢先生认为，“一种事物的发现，决不是从天空里掉下来的”。既然中国的药物学不是神农尝出来的，那它总会有个源头。谢先生把药物的起源，还是归结为找寻食料的过程，并把这过程分为迷惘、怀疑、认识、应用、研究。从无意识地为寻求食物，到意外发现药性，引起怀疑注意，并有意识地进行试验和应用，最后加以研究，并用文字记录下来。因此药物学是“牺牲了不少先民的生命，经过了千百次的试验，结合了无量数无名药物学家的心血成功的”。其起源时代可以推溯到有史以前，早于神农时代。

关于方、药发明的先后，谢先生同意章太炎的说法，单方在先，药书在后。药物的性能，并非都是因为寻求食物而发现，也有时是在病人自我抗击疾病过程中发现的。药物起源方式多样，大致以碰彩（偶然机遇）、食饵疗法、毒药之认识3种最为常见。为此，谢仲墨先生引述了许多中国古代食疗法与食疗书产生的历史，也大量引用了中日学者关于毒物发现与运用的研究所得。值得一提的是，谢先生在谈到毒药及瞑眩意义的时候，还引用了余云岫的研究结果。他认为“余氏吹求中医处，诚失之苛刻，惟所论毒药，固自可诵。吾侪不以人废言”。不以人废言，以学术为重，足见谢先生的宽厚与明智。在谈毒物之后，谢先生顺便引述了日本医家对蒙汗药的考证进展。这些药物的发明历史经谢先生综合引述，娓娓道来，颇为生动。

谢先生探讨药学史的视野非常广阔。他在70多年前，就能注意到宗教与药学的关系，尤其是早期中国医药与巫觋之间的某些渊源纠葛，确属难能可贵。谢先生的史学视野受当时西洋、日本学者的影响比较大，因此他治史并不拘于中国传统的旧史学套路。

在探讨中国药物学早期发展史时，谢先生特别注意引用日本学者的考证结果。例如中尾万三认为“本草以前之药，其最可参考之书为《山海经》”，此书为“战国时代人追记从前时代之思想而成者也”。据他统计，《山海经》已知动、植、矿等物近500种，其中动物约有270余种，矿物约60余种，植物约150余种。这些物质依据其作用可分5项：食有药效、佩或服而药效、有药效或有其他效用、有显吉凶之效、有害于人。日本学者小川家治还指出：《山海经》关于药物使用的方法，间有用“服之”字样者。现代常说“服药”，实际上在《山海经》中，“服”并没有“饮用”的意义，而与“佩”字同义，或即由“佩”字原始的意义变化而来的。对这一考证意见，谢仲墨先生十分钦佩，要“为之浮一太白”！并深感“宗教留于药物学上之痕迹，若细为推寻，尚可得多量之史料”。

此外，谢先生也注意将中国药学发展与西洋古代药学发展相比较。例如其中谈到“药物学上之表征说、形象说”时，谢先生就引用了《英文医学辞典》。所谓“表征说”、“形象说”，即“从药物之外表形态上，推求其功效”。过去某些西医曾经“以此讥国医为无稽，为荒唐，然西洋古代亦有此种学说”。在引述了大量的西方早期或民间药物的“表征说”、“形象说”例证之后，谢先生加了一个按语：

西洋药学史上所谓表征说、形象说，多与迷信相关联，故以此附本节之末，为他山之错。抑中国后世之疏说药效，多以形色气味为经纬。此与表征形象之说，殊途而同归。今西医不自咎其古代之表征形象，而日责国医之虚无缥缈，是岂明见舆薪而不自见其睫耶？虽然，空穴来风，君子则自修以塞谤。然则形色气味之取舍从违，亦可以深长思矣。

这里谢先生将中药理论中的气味说也等同于“表征形象”说，恐怕是智者千虑了。中药的气味，或有物质基础为依凭（如五味），或从临床治疗效果反馈而来（如四气），与形色之象形药理不能等同。

在史料方面，谢先生与其他民国时期前辈学者一样，善于从文史资料中发掘药物史料，对先秦时代药物史料发掘更是细致入微。今人研究古代药物史，多得益于前辈学者发掘之功。例如关于“本草”二字的来历，早在民国间已经比较清楚，至今没有发现更新的史料。《神农本草经》被视为中国本草的源头，对此书的研究向来为本草学者所重视。谢先生也不例外，他广采博集有关的研究成果，加上自己的研究心得，对神农之名字沿革及托名神农之书、《神农食禁》是否即《神农本草》、《博物志》所引之《神农经》等《神农本草经》佚文，《神农本草经》之辑本以及该书成书年代、内容与体例等，均有比较详细的论述。

谢先生大约是因为事务繁忙，从《神农本草经》以下的本草史研究，已愈来愈显出仓促的痕迹，其表现为多引述而少研究。例如将“十剂”作为徐之才所出，本是李时珍的误解，谢先生只顾引述，而未能详考原文，辨其是非。但在本草书籍的考证方面，因为谢先生还有另一个“中医伪书考”的研究专题，所以仍然颇见功力。例如谢先生对《雷公炮炙论》的成书年代，考据入微，认为该书不可能是刘宋时书，只能成于隋唐或其以后。但《雷公炮炙论》究竟是何时之书，谢先生并未继续深考，只是同意“吴去疾意见，以为是赵宋时遗作”。

笔者揣测，谢先生《国药之历史观与改进论》一文，在连载之初，并无周密的全盘设计，因此结构欠严谨，时而插入新的主题，时而按时代为序介绍历代本草，并无一定之规。所以从系统介绍中国药物学历史角度来看，采用连载文章方式，不免会受到作者事务的干扰，无法澄心静气进行研究。但谢先生在该文穿插了许多新颖的主题，对后世学者有很多启示。例如该文设计了“道家与药学”、“佛教与药学”、“外来药物之输入”、“医与药之分途”、“理学与药学之关系”等主题，都非常有意思，很值得后人继续拓展研究。对药物史上受道家影响的服食、烧炼，乃至烧炼与化学之关系等，谢先生都有一些初步的论述。谢先生还提示：“同治甲子（三年）刊行之《都市汇纂·会馆各行之部》，有药材会馆……此种会馆制度，现在依然存在。此等史料，在中国商业史上，亦极有价值者也。”

《国药之历史观与改进论》尚未全部完成，就戛然而止，这大概是其时已至1937年，抗日战争爆发，谢先生只有被迫停笔，此后谢先生再也没有与药学史相关的续作。从学术研究角度来看，谢先生所撰国药历史，综述多于研究，但他在此文中涉及的药物学史诸多主题，至今没有一部药物学史著作能对这些主题进行全面深入的研究。从这一角度来看，谢先生在中国药学史研究领域的筚路蓝缕之功不没。

四、温病研究

谢仲墨先生对温病的研究始于1930年。其时他发表了论文《瘟疫研究》（连载）。他之所以用“瘟疫”为文名，也经过一番考证。他认为“所谓瘟疫，是有传染性的疾病。直捷地说，就是传染病”。之所以不用“温”字，是因为用温字容易引起误解。1930年，谢先生才只有18岁。谢先生刚接触中医学不久，就敢于接触这样一个大研究题目，真可谓初生之犊不怕虎了。但从他的研究思路来看，却绝对是一条正道。

在《瘟疫研究》一文中，谢先生设立了“释名”一项，举凡与传染病相关的名称都在其考证之列。当时谢先生已经把“瘟疫史”作为其《瘟疫研究》的篇目，并从历代正史中搜集了部分瘟疫流行史料。谢先生还进而探讨“瘟疫所包含之疾病”，试图将古代的瘟疫与现代西医的疾病名作一考证对照。谢先生《瘟疫研究》一文中的内容，以现在的眼光来看，确实显得很肤浅。但他设计的研究框架，却已经像模像样。到 1935 年，经过数年的锻炼，谢先生完成了《温病论衡》，该书的考据结果已令人对他的学识刮目相看。

在《温病论衡》中，谢先生将清代著名温病大家的重要观点逐一评述，其中包括 27 位医家。本论文集所收之文仅 9 位：叶天士、薛生白、吴鞠通、章虚谷、王孟英、陈祖恭、柳宝诒、戴天章、陆九芝。谢先生分别研究他们的温热观，采用的研究法则是他极力倡导的考据法。所以他的老师陆渊雷评价说：“《温病论衡》，及门谢仲墨著，曾载本刊，以考据法论定温热家之是非。”

在研究温病学说之变迁之后，谢先生得出的结论是：

其最可注意者为王安道、叶天士、陆九芝三人。温病学说之剧变，王安道启其端。温病名实之淆乱，叶天士为祸首（虽不止天士一人，而天士之过最大）。处叶、吴学说积威之下，作大举之驳击，则陆九芝殿其后。

这样的结论显然与当今温病研究结果大不相同。谢先生将温病分为胃系、肺系两大类，认为叶天士确定的“温邪上受，首先犯肺，逆传心包”12 字纲领，产生了掩盖胃系温病诊治的流弊。因此在文章中，谢先生对叶天士《温热论》的批评非常激烈，但其批评都经过严格的考据，而且局限于学术，不像他老师陆渊雷那样对叶天士无端地谩骂与挖苦。不过对于现代读者来说，要接受谢先生的观点，还真不容易。因为谢先生认为：

“温邪上受、首先犯肺”之温病，考其证状，在叶天士以前，并未称为温病。人谓叶天士所发明，吾谓叶天士所杜撰；人谓叶天士所特创，吾谓叶天士所混称。

按谢仲墨的考据，所谓“温邪上受、首先犯肺”之温病，属于节外生枝，与温病“漠不相关”，“不应承认其为温病。当摒于温病范围之外。”他还认为：“特以犯肺之病，本非温病。摒之温病范围之外，无损于犯肺之病之治疗，而有利于温病学说之整理。所以缩小温病之范围，核其名实之是否相符，俾易于整理耳，非有所好恶于间也。”

谢先生对温病的整理，侧重在温病病名的名实考订。他不仅考订了湿温、风温、温毒、温疟、冬温等病名的异同，也进而考订了伏气、外感两种温病病因的发展源流。此外，对伤寒、温病与时行之间的争论与纠葛，也进行了分析归纳。经过一番考订之后，谢先生的意见是：“伤寒、温病、时行，皆疾病之集团也”。用现在的话来说，“疾病之集团”，即一个总病名下，包括数种疾病。当伤寒、温病、时行各自包括的疾病中出现交叉重复，则三者之间的关系就开始出现问题了。

例如谢先生认为，“湿温”证状表明，该病就是西医的“肠窒扶斯”（肠伤寒），有人将此病归于温病，有人却归于伤寒，于是导致“伤寒、湿温、肠窒扶斯者，一病而三名也”。类似这样的考订，在《温病论衡》中比比皆是。若非专门研究温病、伤寒者，未必能有耐心去细读此文。现代的温病研究者们读过谢仲墨此文者恐怕不多，因此该文集的出版，可以为当今研究伤寒、温病之类的疾病提供参考。众所周知，温病的名实确实存在很多似是而非的问题。这些问题古人纠缠不清，即便在今日，也还有许多见仁见智之处。因此谢先生从考据角度进行的研究，似乎可以提供当代研究者参考。是耶？非耶？还是留待对此有兴趣的读者们去评判。

五、中医文献及伪书的研究

综观谢仲墨先生的一生，虽然出身于医学校，但从1937年以后，基本脱离了医学界，致力于文史教学与研究。他出道之初，曾经发表过一些关于温病及某些疾病治疗方面的文章，但比较而言，他最大的成就还是对中医文献的研究。尤其是1955年进入中医研究院之后，谢先生就已经完全将研究重心转移到中医文献方面。

谢先生在中医文献的整理研究方面，除本文集收载的几篇文章之外，还做了一些与文献整理相关的事情。例如陆渊雷在“太炎先生论医集序”中提到：“先生论医之文若干篇，及门谢仲墨尝汇集，谋梓行，请于先生。先生汰去太半，仅存若干篇，将自点定，百六遘否，遽归道山，已失原稿所在。”由此可知，谢仲墨先生曾经下过很大工夫整理出章太炎先生的医学论文集，可惜这番工夫最后化为乌有。

1935至1936年，裘吉生拟刊行《珍本医书集成》。但裘氏诸事繁忙，遂请沈仲圭、谢仲墨襄助校理。所以谢先生在该丛书的校订方面也投入了很大的工夫。谢先生的文史功底，对保证该书的质量发挥了很大的作用。陆渊雷在“珍本医书集成序文之公案”中，记载了一件小事，也足见谢仲墨先生的才学。

《素问校议》原书署“绩溪胡澍学”。“胡”姓，“澍”名，“学”谓为此一门学问。犹言“撰”、言“著”耳。经学家自有此一种体例。乃该局最初编列目录时误以为人名“澍学”，而题为“胡澍学著”。适谢仲墨见而教之，方得改去。

谢先生从1934年到1936年，相继发表了数篇中医文献的考证文章。另外在国药史中，也对若干本草文献有所考证。谢先生在中医文献考证方面慧眼独具，常能发人之所未发。例如《病机气宜保命集》一书，《四库全书》馆臣沿袭李时珍之说，将此书定为张洁古之书。谢先生不以为然：

时珍之说，不知所本。《四库提要》遽以此为的据，鲁莽甚矣。考河间尝自制双解通圣散，以为于仲景之外别开生面，查《保命集》卷四，有以下数语：“余自制双解通圣辛凉之剂，不遵仲景法桂枝、麻黄发表之药，非余自衒，理在其中矣。”自称曰“余”，复曰“双解通圣辛凉之剂”，皆为河间口吻。且书中议论方药，亦似出河间之手，则时珍谓为洁古之作，殆有疑问！

日本丹波元胤《医籍考》亦有此疑，然所出证据各异。此足见中、日两国之文献学家对此书的考订意见是不谋而合。

谢仲墨先生文献考订最显功力的文著，当推中医伪书考证。1935年，谢氏首次以《中医伪书考》为名，开启了他考证中医伪书的研究。他在该文之前，先条理了中国伪书考证的历史，其中提到：“明初宋濂著《诸子辨》，晚明胡麟著《四书辨伪》，辨伪之学始专。清代姚立方际恒，著有

《尚书通论》、辨伪古文；有《礼经通论》，辨《周礼》与《礼记》之一部分；有《诗经通论》，辨毛序。其专为辨伪作者，有《古今伪书考》，列书九十一部。虽体例凌杂，篇帙简单，要亦绝有价值之作也。”

谢先生认为中医伪书亦复不少，“如叶天士之书，多为伪托。读者不察，遽信为叶氏手泽，以为叶氏之主张当如是，则流毒难尽矣。因仿姚际恒《古今伪书考》之例，辑为本篇。然医书之价值，往往与真伪无关。若以为伪者必一无足观，遽废弃不读，则非作者之初意也。”

在谢先生列举的伪书中，有《神农本草经》、《内经》等经典名著，也有清代的《叶天士遗书》十余种、《徐灵胎遗书》等。对叶天士的著作，谢先生在引述诸家评论之后指出：“盖叶天士书除《指南》、《存真》、《温热论》、《幼科要略》外，其余皆后人伪造也。”

1935 年谢仲墨就已经提到：“鄙人所搜集之伪医书达三百种，拟多集参考材料，再行执笔。”可见当时的《中医伪书考》不过是小试锋芒而已。据谢氏《中国历代医学伪书考》1937 年 11 月写就的自序，可知其时谢氏已经完成了《中国历代医学伪书考》一书。该书分为三卷，辨医书 140 余种，分为本草、方剂、诊法、伤寒、杂病、女科、医经、医史、医论等 22 类。但因时局动荡，此书的自序和例言一直到抗战胜利后的 1947 年才发表于《医史杂志》。其全文在建国后有油印本内部交流，从未正式出版。

在《中国历代医学伪书考》的自序中，谢先生系统讲述了古代书籍辨伪的历史沿革、成就与意义。他认为清儒在辨伪方面之成绩殊为可观，但对医家之书，“仅略辨一二，未尽其类。盖考据家多不知医，知之或未暇专攻也”。谢氏因为素喜阅读中医之书，“医书之外，亦喜考据。于辨伪之业，略涉藩篱。恒思以辨伪之方法，衡鉴旧有医书”。中医伪书可以“使学者有模糊、无所适从之憾”。若无鉴别能力，笃信伪书，“日记览而懵然不知，且施之于治疗，则影响尤鉅，其害尤甚矣”。因此，“辨明古代医书之真伪，足以甄汰陋劣之伪书，廓清学者之头脑，发古人之虚妄，解后学之大惑，诚为切要之图，固不仅考正医学进化之历程，求医学史上记载之真实而已”。这就是谢仲墨先生为什么要潜心辨别中医伪书的原因。

在《中国历代医学伪书考》中，涉及多种不同的情况。该书例言介绍：

本书所列医书，有书不伪，后人误疑其伪者，如孙思邈之《千金翼方》是也。有书虽出于伪托，而其言不可废者，如依附褚澄之《褚氏遗书》是也。有书既出于伪托，而其说亦不足取者，如依附叶天士之《医效秘传》是也。良窳不齐，当分别观之矣。

谢先生引用梁任公之言，声明“伪书非辨别不可”，但又指出“假中常有真宝贝”，伪书并不意味着都是无用的书，可以取其中保留的古代资料，可以透过伪书去考察历史、制度、思想等。辨伪的目的是“给他脱下假面具，还他的真面目”，其实伪书也有很多是有用之书。由此可知，谢先生从事的这项研究是十分有意义的。

谢先生的《中国历代医学伪书考》在1963年油印时更名《历代医书丛考》2卷。该书流布很少，但所幸在建国以后，中医文献研究者日多，对常用中医文献的研究取得了长足的进步。谢先生当年考订的许多伪书，现在的中医界也大多能有正确的认识。若天假谢先生以年，也许能有许多学子跟随先生学习医书辨伪的方法，将其多年研究的心得发扬光大。可惜时光不能逆转，惟愿谢先生遗留的《历代医书丛考》有朝一日能正式出版，使后来者能从中得到裨益。

六、其他

本文列举的谢仲墨先生以上几方面的学术成就，只是笔者个人浅见。谢先生的文章甚多，有不少立意甚佳的文章，虽然不过是辑录前人之言，但对读者也是颇有裨益的。

例如谢先生的《医家座右铭》一文，介绍了古今许多医学名家的言论心得，发人深省。该文分为学医、医范、修养、临症四类，摘取前人的一些警句名言，其中有些言谈看似琐屑，实则为医家最为实在的心得体会。今略摘数例：

裴执中云："医者常须爱养自家精力。精力不足则倦，倦生厌，厌生躁，厌躁相乘，则审脉辨证处方，皆苟率而无精意矣。思欲救死全生，庸可期乎？今之医者，鲜不以奔竞为专务，徒劳苦而不自知，大戒也！"（《言医选评》）

又云："医之误人有六：有学无识一也，有识无胆二也，知常不知变三也，意有他属四也，心烦冗沓时五也，偶值精神疲倦六也。"

陆以恬云："做事宜从容详慎，为医尤甚。不特审病为然，即立方亦不可欲速，以致贻误。杭州某医治热病，用犀角七分，误书七钱；某医治暑症用六一散，又用滑石，大为病家所诟病——此皆由疏忽致咎也"。（《冷庐医话》）

谢仲墨先生操办《中医新生命》杂志时，正值身强力壮之时。他为人勤谨，所以在短短几年的时间内，发表了许多文章。有的文章就是为了使杂志内容更加丰富有趣而撰，因此其文不拘一格。例如《读书随笔》连载了多期，其内容是谢先生在读书之余的笔记。谢先生读书面非常广泛，举凡经史子集，凡与医学相关的内容，都曾涉猎。因此这些笔记囊括的内容十分广泛，有书籍、人物、故事、新闻、方剂、药物、治疗经验、医学趣闻等，很受读者欢迎。即便是今日来读这些笔记，依然令人兴趣盎然。由此也可知谢先生读书之广，用功之勤，足可为后学之楷模。

笔者从得知谢先生之名到现在，已经30余年。只是为了撰写这篇介绍，我才得以仔细阅读王咪咪研究员辛苦收得的先生文著。谢先生广博的兴趣，活泼清新的文字，敏锐而开放的思想，深厚的文史功底，字里行间透出的厚道与诚实，都给我留下了深刻的印象。尤其是当我意识到先生所撰的这些文著，才不过是一位二三十岁的小青年几年之内的作品时，心里便顿生敬意。难得的人才，难得的文才，更难得的是他的为人品行，真是令人钦佩感叹！也只有读过了谢先生的这些文著，才更能体会到陆渊雷先生对他爱徒的夸奖确实是恰如其分。陆先生称赞谢仲墨"擅文笔而长考据"、"谦卑自牧，孜孜愿做良医"，相信读过谢先生此文集的读者，都会认同这一评价。而本文集收录的谢先生部分作品，也足以映证谢先生确实是"终日埋头，极劳苦"的一位学者。

我可以肯定地说，谢先生留存下来的文著数量，绝对超过这本文集许多倍。因此，我期盼有后来的学者，能将谢先生的遗著尽量收罗齐全，加以研究。倘若有那么一天，我相信对谢先生的业绩认识，会来得更加系统全面。

余生也晚，不能面聆谢仲墨先生的教诲，殊为憾事。但能在谢先生生前所在单位供职，也算是与先生有某种缘分。通过本文集的出版，我深为谢先生坎坷但又不曾虚度的一生而感慨。今有幸应邀为先生的民国年间论文集写下以上的介绍，谨以此文作为晚辈对谢先生的纪念吧！

郑金生*

2009年5月

---

* 郑金生 中国中医科学院研究员，中国医史与中医文献学专家，著名的本草学专家。曾主持编写了《中华大典·药物学分册》、《中国本草全书》、《中药文献精华》、《清史》中医药部分等一大批影响深远的本草学著作，并在“海外回归中医古籍善本医书的收集研究”等多项国家、科技部科技课题中担任课题组长，学科带头人。

研究性论文

1. 中医往何处去

（一）气化与科学化之讨论

（二）中医学之庞杂与科学化具体之条目

（三）以科学原理理解中医科学之梯阶　中医之名论与方法

（四）以科学方法整理之

例一——章太炎先生之王叔和考　例二——吉益东洞之药征

现代中医界，有一最切要之问题急待解决，此切要之问题，即所谓往何处？换言之，即在此时代潮流激扬中，今后之中医应取何种途径，以求进展而自存。愚意今后之中医，不出气化、科学之两途，不返于气化，则进于科学。中医是否宜气化，抑宜科学化，久为近代争执之焦点，聚讼纷纭，尚未论定。尤有进者，所谓气化，究有若干之价值；所谓科学化，有如具体之条目，孰长孰短，何去何从，著者将以诚恳之态度，作公允之评判。

外界之讥弹中医者，无不以气化为惟一之目标，宋元之际，太极玄谈之精神，渗入于医学。洁古、河间、东垣、丹溪之说，风靡一世，流风所及，蔚为今日之气化。然洁占等生平之著作，治疗上亦有独得之创获，惟盛谈气化者，师洁古玄虚之故智，而遗洁古创获之良法，故精粹之良法晦，而糟粕之气化著。外界攻击气化者，遂以洁古为罪魁，嗟呼，洁古，美德付诸流水，恶名著乎千秋，非为汝咏耶。抑所谓气化者，附丽于切实之治术，则言之成文，若舍治术而独立，则惝恍迷离，空洞无一物，安得不成为攻击之鹄的。去其鹄的而自新，虽有巧辩，不能为之辞，吾侪何爱于气化。而日日甘受无妄之攻击，吾爱气化，吾尤爱中医，吾不忍以无稽之气化，易一线之中医也。

虽然，倡言气化者，皆笃信中医者也，皆爱护中医者也。惟其笃信之至，惟其爱护之至，故无时无刻，不思为己身辩护，然认中医者不深，故辩护中医之文字出，而气化即随之以行。故吾于气化诸君，原其心，略其迹，吾敬之，吾爱之，非敬爱其所挟之气化，乃敬爱其笃信中医、爱护中医也。韩非有言，良药苦口，智者劝而饮之。忠言拂耳，而明主听之。愚望气化诸君，迷而知反，味此激咽之药石。

气化之路，既荆棘丛生，一望无际，则中医之宜科学化，已毫无疑义。中医科学化，为今后中医必循之途径，为今后中医正直平坦之大道，中国医学最大之弊病，在乎庞杂，在乎淩乱而笼统，渊雷夫子尝曰。

“中国医学，北宋以前现存之书，尚无显明之歧异，歧异乃起于金元以后。莫不自以为根本《内》、《难》，而其所以说《内》、《难》者，则相去不可以道里计，今姑不论《内》、《难》之是非，《内》、《难》只有一部，而说之者如此其违异。若干种违异之说，不能同时俱是，此不待辩而后知也。故医学上古今中外种种不同之理解，当从实验证明，定其一是，去其众非，然事实上如此者不多，多数皆名同实异，名异实同耳”。——节《陆氏论医集》二卷一页。

所谓庞杂，所谓凌乱，所谓笼统，皆名实之淆乱耳。名实淆乱，为中医症结之所在。所谓气化，为庞杂凌乱笼统中之尤者，夫自身庞杂凌乱笼统之气化，其不能整理庞杂凌乱笼统之中医学，举而廓清之，可以断言。若采取科学整理之，则综核名实，发蒙振落，庞杂凌乱笼统者，皆条分缕析，转而为有系统有程序之学问。科学化之具体条目约有两端：一曰以科学原理理解之，二曰以科学方法整理之，请先言其前者。

渊雷夫子曰，科学之根本，为自然界之对象，此乃天地间所公有，非一社会、一国家之私物，尤非西医所独有。今日国医药之整理，乃欲于经验已效之方法中，求得科学之理解耳。经验已效之方法，亦是一种自然界之对象。用已知之科学原理，理解此种对象之所以然，而产生前此未知之科学智识，乃今日学者所应有事。——节《陆氏论医集》二卷三页。

以科学原理，理解此经验已效之方法，使此经验方法之所以然，由理解而显豁，由理解而大白。此种理解工作之第一步。当施之基本医学，如生理、解剖、病理，以及一切学术语，以为中医科学之梯阶。

渊雷夫子曰，解剖、生理、病理，及西法诊断中之名词意义，往往与国医旧说不合。生理之大脑，乃国医旧说之心与心包，生理之运动神经，乃国医旧说之所谓肝，此其最显者。其他名实乖异极多，近人颇有论撰，仍多附会错误，若不一一疏证明白，则科学终不得连用于国医学也。至国医常用之学术语，如阳盛阳虚、阴亏阴盛，痞硬动悸，心肾不交，热入血室，以及瘀血湿邪、痰饮肝气之等，自科学头脑者视之，莫不突兀难晓。然国医学之特长，往往在此等处，若不用科学原理详释之，则国医终不得世界学者之信仰也，此皆须编纂专书者也。——节《陆氏论医集》二卷八页。

初步之工作就绪，然后进而整理一切之名论。

渊雷夫子曰，医药学可分为两部：曰名论，曰方法。今之整理，于名论之部，宜大有更张。于方法之部，不过审定其孰确孰速，详开其用此方法之证候而已。

又曰，以横的方面分，则有内科、外科、针灸、按摩科、妇人科、小儿科等，以纵的方面分，不过名论、方法二部而已。凡《内经》一类之书，属名论；凡经方、本草一类之书属方法；凡生理、病原细菌、生理等科属名论；凡诊断、治疗等科属方法。名论与方法之分，医家所未言。今为便于说明计，臆创之。（中略）故国医学名论之部，若不根据科学，加以明确之界说，则不能取信于世界之学者。而不能自存于今后之世也。——节《陆氏论医集》二卷四页。

渊雷夫子别名论与方法为两部，使学者对于中医之学术，得一清楚之概念，从此着手，中医学始有廓清之一日。

复次，愚所谓科学之方法，指切实之方法，凡切实之方法，皆得归纳于科学之范围以内。治医学之方法，与治病之方法，其范围不同，质言之，治医学之方法，即研究“治病名论、治病方法”之方法。犹逻辑为科学中之科学。研究科学之方法，有一定之原则，即所谓逻辑。研究医学，亦有种种切实方法，与逻辑相默契之方法，作为工具，犹开矿之有器械，此即愚所举之科学方法，此即愚所举之治学方法，综言之，则曰科学的研究医学之方法。

愚所举之方法，略分两种：一曰考据之方法，一曰统计之方法。考据之方法，略带演绎性，统计之方法，纯为归纳性。考据方法，为汉学家之特长，渊雷夫子之《伤寒今释》与《金匮今释》，其中字义之训诂，章句之校勘与疏证，皆汉学家之考据方法也。而所引丹波氏、山田氏之说，又皆东邦医学中之顾亭林钱竹汀也。然渊雷夫子书，有考据而不拘于考据。考据之方法，特其一端而已。其中科学原理理解创获，诊断治疗经验方法之心得，精深博大，皆非徒事考据之山田所及见。若徒羡其考据之典博，则管窥蠡测而已矣。兹录章太炎先生之王叔和考如下。

王叔和考——见《葑汉微言》

张仲景名机，见林亿所引《名医录》。而王叔和之名，则世所不知。余案《御览》七百二十，引“高湛养生论”曰：王叔和，高平人也，博好经方，洞识摄生之道。尝谓人曰：食不欲杂，杂则或有所犯，当时或无灾患，积久为人作疾，寻常饮食，每令得所。多餐令人彭亨短气，或至暴疾。夏至秋分，少食肥腻饼臛之属，此物与酒食瓜果相妨，当时不必即病，入秋节变，阳消阴息，寒气总至，多至暴卒，良由涉夏取冷太过，饮食不节故也。《千金方》二十六食治篇，录河东卫泛记云：高平王熙，称食不欲杂，杂则或有所犯者，或有所伤，或当时虽无灾苦，积久为人作患。又食啖鲑肴，务令简少，鱼肉果实，取益人者而之。凡常饮食，每令节俭，若贪味多餐，临盘大饱，食讫觉腹中彭亨短气，或致暴疾，仍为霍乱。又夏至以后，讫至秋分，必须慎肥习臛酥油之属，此物与酒浆瓜果，理极相妨，夫在身所以多疾者，皆由春夏取冷太过，饮食不节过也。此与高湛所引王叔和说，文义大同，辞有详略，则知高平王熙，即高平王叔和也，叔和名熙，乃赖此一见耳。

录此一则，以见考据方法之种种，尚未能包括考据方法之全体。推而广之，应用考据方法于治疗，则可以知治疗方法之发展，可以知治疗方法之种种，可以开以已隐晦之治疗方法，可以广大治疗方法之范围。是在善用之而已。

统计之方法，风行于欧美，土地之生产，则有统计，户口之多寡，则有统计，文化之消长，则有统计，由此种种之统计，凡一切事业之盛衰，无不于统计窥其微，无不于统计见其大，故统计调查，已成专门之学问，统计所得之答案，有归纳之性质，有比较之研究，兹举吉益东洞之《药征》为例。——以下《药征》原文。

厚朴　主治胸腹胀满也，旁治腹痛。

大承气汤证曰，腹胀满；又曰，腹中满痛。

厚朴三物汤证曰，痛而闭。

厚朴七物汤证曰，腹痛。

厚朴生姜甘草半夏人参汤证曰，腹胀满。

以上四方，厚朴皆半斤。

枳实薤白桂枝汤证曰，胸满。

栀子厚朴汤证曰，腹满。

以上二方，厚朴皆四两。

半夏厚朴汤证曰，咽中如有炙脔。

以上一方，厚朴三两。

小承气汤证曰，腹大满不通。

以上一方，厚朴二两。

上历观此诸方，厚朴主治胀满也，明矣。

诵穆案：以上腹满一方（即栀子厚朴汤），腹胀满二方（即大承气汤、朴姜草半汤），腹大满不通一方（小承气汤），腹中满痛一方（大承气汤），痛而闭一方（厚朴三物汤），腹痛一方（厚朴七物汤），胸满一方（枳实薤白桂枝汤），咽中如有炙脔一方（半夏厚朴汤）。由所列药效统计之，则知厚朴能治胸腹胀满及腹痛，此所谓归纳的性质。由方剂应用之数量统计之，则治腹胀满者最多，治腹痛者次之，胸满及炙脔又次之，由此可知仲景之意。在病证方面，以厚朴治腹胀满为最重要，腹痛等次之。在病之部位方面，厚朴着重于腹部，治胸部则寥寥，此所谓比较的性质。吾友沈警凡君，尝有应用统计学以治国药之说，则其范围尤大，而应用亦广。愚以统计之说，虽其先已读东洞之书，然沈君实予我深刻之影响，法所从来，何可自讳。吾友赵锡庠君，则尝以考据方法，推寻药效，其稿前半尝登于《自强医刊》。后半因“自强”停顿，已不知所之，杰作沦佚，为之三叹。然前期连翘之印象一篇，谓连翘心壳之分用，起于有清雍乾之后，则其考据之方法，亦可想见其一斑。

要之，研究中医之学术，而不采科学之所长，则歧途徘徊，必无建树。研究中医学而无科学之原理与方法，则犹有丰富之矿苗，而无犀利之器械，然徒知方法，而不充实其学力，则犹有犀利之器械，而无运用之膂力，且不知矿苗之所在，亦委货于地耳。苟充之以学力，益之以方法，则无之而不得，无之而不利矣。愚学识浅陋，无知妄论，既无以对读者之热望，尤谨待大雅之批评。

（见《中医新生命》1934年）

2. 古代医学与宗教之关系考

在昔宗教之势力，弥漫于全世界。东方古国皈依大雄，远西碧眼，崇奉上帝，埃及开罗之伦，膜拜穆罕默德，下至非澳土人，或拜火，或弄蛇，亦皆有其信仰之宗教。宗教之与学术，曾有悠久之关系，故古代僧侣，多为宿学，寺院刹宇，转成学术之渊薮，而欧洲文化之传扬，实为宗教之功绩。此戴在史乘，斑斑可考者也。今就医学之立场，作历史之观察，则宗教之与医学，其离合之迹，亦可得而详焉。

第一节　中国之巫医

许慎《说文》云，医治疾工也，古医字从巫，是为医出于巫之明证，而医学与宗教发生关系之始也。医字又从酉，酉为酒字之省形。刘师培先生，古代之时，以巫为酉，即以巫为医。巫之作酒者也，医也者。巫之以酒疗人疾者也，故周礼酒官，系于医官之后，此即医字从酉之微意也。

巫医二字，常相衔接。《论语》曰，南人有言，人而无恒，不可以作巫医。《吕览尽数》篇曰，巫毒药，逐除治之。《说苑修文》篇曰，以巫医匍匐救之，是皆医巫二字衔接之例也。屈原《天问》曰，化为黄熊，巫医何活焉。王逸注曰，鲧化为熊，岂巫医所能复生也。俞曲园曰，称医为巫，古之遗语也。世本云，巫咸尧臣也，以鸿术为帝尧之医。王充《论衡》云，巫咸能以祝延人之疾。说文巫部云，巫咸初作医，案世本《论衡》、《说文》之记巫咸同，而意义之广狭不同，《说文》之巫咸，仅具巫咸。《论衡》则能以视术延人之疾。世本之巫咸，则具医之鸿术，此其异也。

《说文》云，巫彭初作医，医诂引世本，亦谓巫彭初作医。今《太平御览》、《玉海》引世本，并作巫咸。北海郑文焯，据《说文》巫咸作之说，断御览《玉海》之巫咸，为巫彭之误。然无论其为彭为咸，要之皆与医学有关系也。

《山海经》《海内西经》云，开明东有巫彭、巫抵、巫阳、巫履、巫凡、巫相。郭璞注，皆神医也。足证上古之医，多以巫名也。又《大荒西经》云，大荒之中有灵山，巫咸、巫即、巫肦、巫彭、巫姑、巫真、巫礼、巫抵、巫谢、巫罗十巫，从此升降，百药爰在。郭璞注云，群巫上下此山采之也。使巫而仅为祈祷之事，则安所用药。今上下采药，非疗疾而何，是此十巫者，皆神医也。且巫咸为帝尧之医，而侧于十巫之列，则此十巫者，当亦在帝尧之时代也。《周书·大聚解》云，武王既胜殷，乡立巫医，具百药以备疾灾，是以药治疾，周巫医之事也。又淮南子说山训云，病者寝疾，医之用石针，巫之用糈藉，所救钧也。高诱注，医师在女曰巫，在男曰觋，石针糈藉，皆所以疗病求福祚，故曰救钧，此亦巫觋属于医官之证也。

然左传晋公疾，召桑田巫以占验，又召医于秦，是春秋时医之与巫，盖已分道而驰矣。《史记·扁鹊传》谓病有六不治，其六曰信巫不信医，是巫在当时，已乏疗病之技术，又可知也。

第二节 日本僧侣及印度耆婆

一千五百廿一年至一千五百三十六年，即日本足利时代。当时之有学问者，概为禅宗之僧侣，禅僧留中国修佛教，同时兼修医学，归去以之传于日本，日本之医学，由是而盛，此佛教与日本医学之关系也。

《维摩诘经》有为大医王一语。盖世尊固亦能疗众生之疾也。时印度有大医耆者，梵音呼为持活苛，译为活命、同活、活童子、无畏王子等。耆婆在纪元前六世纪，生于中印度摩揭陀国，为宾秘萨拉王家之长子，系阿阇世王子之兄，夙探医学之秘奥，而为佛教之信徒。耆婆之母，名曰梨姬，当世尊游化摩揭陀国之都府舍时，与一千二百五十人之阿罗汉等，共列其座，谛听说法者也。梨姬尝受梹秘萨拉王子之精胤，一举得男，是即大医耆婆也。世传耆婆诞生之时，手提药囊，乃母见之，即谓此子日后，必为良医。然在拉利耶国之风俗上，谓未结婚而生子者，为不吉之儿。若男当弃之道旁，若女当为娼女之贱业也。梨姬之子，虽为王子之血胤，然亦不能违背固有之风俗，故生后即裹以白布，弃之道旁。时适拉利耶国王御跸过其侧，收养宫中，王察儿容貌庄妙，知非当品，深加钟爱，赐名耆婆也。未几，知此儿为梨姬之女，而梹秘萨拉王子之血胤也。乃还诸其母，耆婆年八龄，即发愿往揶瓦利波城，见其父梹秘萨王，王遂立耆婆为太子，后二年，王妃举一弟，即阿阇世王尔。于是耆婆让位于其弟，立志从德叉户罗国阿提黎宾迦罗习医，七年卒业，尽得其传。其师尝曰，予为阎浮洲中第一医人，汝则为予灭后之第一人矣。由是耆婆之名，如春雷之动，印度医界之视耆婆，虽吾国之视扁鹊，亦无以复加，其影响于印度之医学，为何如也。(未完)

3. 古代医学与宗教之关系考（续）

第三节　基督教与回教

英国大文学家司各得者，以小说雄一时，其名作《劫后英雄略》，尤脍炙人口，称道不衰。余爱而读之，见有吕贝珈者，为犹太教女子，精医术，为勇士挨梵词治疮。吕挨之有无，虽不可考，然犹太教人之精医，已成为原则矣

远西基督教徒，以医术为传教之工具。唐太宗时，即有耶教之传入，时称景教，或称（赐乐业教）赐乐业者，即旧约全书中之以色列也。元始祖时，基督教徒称为也里可温人，关于也里可温人之医术，一见于《山居新话》，再见于《辍耕录》。

杨瑀《山居新话》云，元统甲戌三月二十九日，瑀在内署，退食余暇，广惠司卿聋只儿（也里可温人）言去岁在上都，有刚哈剌咱庆王，今上皇姊之驸马也。忽得一症，偶坠马扶起，则两眼黑睛俱无，而舌出至胸，诸医束手。惟司卿曰，我识此症，因以剪刀剪之，剪下之舌，尚存，亦异事也。

陶宗仪《辍耕录》，卷九奇疾条下，亦载此事。曰，长

公主之驸马，因坠马得一奇疾，诸医罔知所指，广惠司卿聂只儿（也里可温人），尝识此症，涂以药而愈，时元统癸酉也。

案《山居新语》，与《辍耕录》，颇有出入，然基督教徒假医术以传教，则亦成为原则矣。

西洋人初至日本，为天文十二年，即西历一千五百四十三年，葡萄牙商船抵九州种子岛，通辨为中国人，名曰五峰。当时以其毛色有异，故称为南蛮人，即北上至九州北部。在丰内府，即今日本之大分县，设立救济院，收容患者，而治疗之。富士川游博士，谓彼等以宣传耶教为主，而兼营救济事业者也。然日本之医学界，受此辈之侵袭，遂生莫大之变化，是岂宣教者初愿之所及耶。

元世祖时，京师置广惠司，广惠司者，即医药院也。

当时之广惠司，舍（也里可温人）以外，多为回教所主持，则知回回教中，亦不乏知医之士也。

结论

由上述三节观之，则医学与宗教之关系，已如掌上观文，罗罗清迹。然中国之医巫，春秋时即已分化。洎汉武巫蛊之狱起，而巫益为世所诟病。自是以来，巫废而医孤行。故就其初而言，则巫与医，皆圣人为之者也。极其末流，则巫堕而医贵，始合而终离也。日本医学初受禅宗之赐，继即蝉蜕而独立。其后受基督教之影响，旋即脱离而独立。此与吾国医巫之分化无以异也。回族至今，人人犹尊奉可兰宝典，以医为业者，亦皆教民。印度之佛教，自玄奘游学而后，外道盛行，佛教反见衰微。故回教与医学，今犹杂糅不分。佛教则以自身之衰落，而无形与医学脱离矣。

至基督教徒，则迄今犹自建医院，为传道之业。盖犹需医学为传道之工具，而未入完全脱离宗教之域也。(完)

（以上二篇见《国医杂志》1933 年）

4. 病机气宜保命集

《四库提要》云，金张元素撰，元素字洁古，易州人，八岁应童子举，二十七试进士，以犯庙讳下第，乃去而学医，精通其术。因所心得，述为此书，凡分三十二门，首原道原脉摄生阴阳诸论，次及处方用药，次第加减君臣佐使之法，于医理精蕴，阐发极为深至。其书初罕传播，金末扬威，始得其本刊行，而题为河间刘完素所著，明初宁王权重刊，亦沿其误，并伪撰完素序文词调于卷首，以附会之。至李时珍作《本草纲目》，始纠其缪，而定为出于元素之手，于序例中辨之甚明。考《李濂医史》，称完素尝病伤寒八日，头痛脉紧，呕逆不食，元素往候，令服某药，完素大服，如其言遂愈，元素自此显名，是其造诣深远，足以自成一家。原不必托完素以为重，今特为改正，其伪托之序，亦并从删削焉。

诵穆案：四库以此书为洁古所作，其说本于李时珍纲目序例上，录之如下。

“又著《病机气宜保命集》四卷，一名《沽法机要》，后人误作河间刘完素所著，伪撰序文词调于卷首以附会之，其他洁古诸书，多是后人依托，故驳杂不伦。”

时珍之说，不知所本，《四库提要》遽以此为的据，鲁莽甚矣。考河间尝自制双解通圣散，以为于仲景之外别开生面，查《保命集》卷四，有以下数语。

“余自制双解通圣辛凉之剂，不遵仲景法桂枝麻黄发表之药，非余自炫，理在其中矣。”

自称曰余，复曰双解通圣辛凉之剂，皆为河间口吻。且书中议论方药，亦似出河间之手，则时珍谓为洁古之作，殆有疑问。若谓后人以洁古伪完素之书，故意掺入河间语气，以装点而欺人，亦未始不可为时珍张目。惟《保命集》卷中，论内伤且列枳实丸（枳实白术），则时珍之说，固亦有所自来也。

金元四家，河间为之首，此书即非河间之作，而就书论书，亦多可议。

一曰引经义以自重，然不得《内经》之真义。

《内经》本身，瑕瑜互见，《保命集》引经语为饰，袭皮毛而遗精义，买椟还珠，语无破的。

二曰不知病理药理之所以然，但以渺茫之说传会之。

汉唐医书，尚多朴实，不失忠实记载之态度，但皆说其当然，而不说其所以然，此书颇欲明其所以然，而凭空结撰，不着边际。

三曰方药之凌杂。

此书多自制之方，金元以后，制方之风日盛，故药之增加缓，而方之增加速，虽配伍之妙，亦多发明，而凌杂浅薄者，亦不在少数。

以上三条，杂采徐灵胎、邹润安之意，实为金元四家之通病，特假此书以发之。

（见《神州国医学报》1934年）

5. 神农本草经疾病之分析

日本鹤见佑辅，尝著思想山水人物一书。中述一英国宿学，读书七万余卷，物化而后，无一字之著述，酷类雨降沙漠，有渗漏而无涌出，并一泓清泉，亦不可见。此七万余卷之读者，于全世界之人类，竟不遗一丝一毫之影响。鹤见氏于此宿学，深为惋惜。以愚观之，则清初之学者，与此老相差无几。故史学大家章学诚先生，谓当时学者，征实太多，发挥太少，如蚕食叶而不能抽丝，此正切中清初儒者之病根。盖多拘于辨伪校勘考证三者，而无系统之整理也。今国医界之著作，虽已有若干其系统之书籍，而愚犹望其继续努力，作精密之探讨，探讨之方法，在吾爱友赵锡庠君，曾提出以治史方法，作系统之整理。然清代史学大家之治史方法，其一部分虽为赵君所吸收，而其他可供吾侪之利用者，正复不少。颇愿国医同仁，持治史方法为利器，作哲学思想之结束，导科学研究之先河，是则愚所馨香以祝者也。

取治史方法，以整理国医，就其浅显可行者言之，一曰图表式之整理，二曰索引式之整理，三曰总账式之整理，四曰专史式之整理。图表式者，纳千头万绪之名物，于一图一表中，眉目清晰，若指诸掌。“彼此间之因果关系，亦于具间见之。自《史记》创立十表，已开著作家无量法门。宋之郑樵，益推阐其价值。清顾栋高取全部左传事迹，重新组织，悉以表体行之，成春秋大事表一书，学者称便。”本篇之作，效颦于图表式。读者诸君，或以为平淡无味，然诸君而欲作中国疾病史，则此篇或不无些微之贡献也。

神农本草经三卷，见梁《七录》，其言郡县，皆合汉名，而以吴郡为大吴。是其书出于仲景元化同时无疑也。关于《本经》之真伪问题，愚别有文以辨之。本篇则取《本经》各药之主治，割裂而整齐之。以诊余少暇，故叙述各病，粗分先后。至《本经》所载之疾病，多为证候，是以本篇不云病名之分析，而题为疾病之分析者，盖有微意存也。

（一）

伤寒——见续断、鸡肶胵、牡蛎、麻黄、贝母、葱实、半夏、恒山、荛花、巴豆、楝实、厚朴。

温疾——见楝实。

疟——见蜀漆、白马茎。温疟——见徐长卿、麝香、牡蛎、当归、麻黄、白薇、防己、恒山、白蔹、荛花、白头翁、女青、巴豆、蜈蚣。痎疟——见龟甲、猪苓、腐婢。鬼疟——见芫华。

毒疫——见木香。疫疾邪恶气——见徐长卿。

霍乱——见女菀。

肠澼——见青赤黄白黑石脂、云实、干姜、黄芩、藜芦。肠澼脓血——见青赤黄白黑石脂。泄澼——见滑石。泄利脓血——见蜜蜡。下赤白——见禹余粮（《御览》下字下有痫字）。肠中血气——见天鼠屎。

大风——见天雄、巴戟天、姑活。大风在皮肤中如麻豆苦痒——见枳实。大风癞疾——见黄芪。恶风——见木兰、乌头、钩吻。贼风——见薇衔、代赭、白及。贼风在皮肤中淫淫痛痒——见踯躅。恶疾——见梅实。

（二）

中风——见麻黄、牡丹、葱实、乌头、大戟、厚朴。中风寒热如在车船上——见云母。中风暴热不能动摇——见女萎。中风入脑——见芎䓖、杜若。暴中风身热肢满忽忽不知人——见白薇。中风项强——见衣鱼。中风余疾——见泽兰。祸僻——见蟹。痱缓不收——见白及。贼风祸僻软筋——见蛞蝓。

惊痫——见龙胆草、款冬花、女菀、白马茎、鹿茸、铅丹、蛇含、白蔹、豚卵、六畜毛蹄甲、龙骨、牡丹。小儿百日二十种惊痫——见蛇蜕。惊痫吐舌——见薇衔。蛇痫——见蛇蜕。瘨疾——见木兰、露蜂房、铅丹、蚤休、豚卵、龙齿。癫痫——见防葵。瘨痫——见蛇床子。小儿背强——桑上寄生。惊气——见藤芜、沙参。惊恐——见桔梗。惊邪——见茯苓。惊邪狂走——见防葵。惊悸——见柏实、厚朴、羖羊角、天鼠屎、旋覆花、莨草。狂易——见白头翁。痫痓——见石胆、丹雄鸡、石蜜、独活。痫痓——见发髲、麝香。瘨痓狂走——见六畜毛蹄甲。痓——见术。风痓——见竹叶、贝母。

痹——见葛根、蛇床子、石斛、莫实。阴痹——见屈草。内痹——见王瓜、莨菪子。血痹——见干地黄、吴茱萸、厚朴。寒痹——芎䓖、秦奈。胃痹——苦菜。风痹——见熊脂、曾青、王不留行、矾石、皂荚、石南。周痹——见枸杞、磁石、葈耳、狗脊。风湿痹——见紫菀。暴风痉偏痹——见天门冬。筋骨间寒热痹——见蔓荆实。骨节诸痹——见陆英。风寒湿痹——见别羁、干漆、菖蒲、术、泽泻、蠡实、青蘘、石龙芮、秦皮、蔓椒、麋脂。风湿——见石龙刍、茵陈。

历节痛——见别羁、白薇、天雄、曼椒。

死肌——见云母、络石、白及、蔄茹、麋脂、班猫、术、细辛、白鲜、雄黄、代赭、厚朴、鮀鱼甲、青琅玕。躄——见五加皮。

（三）

咳逆——见禹余粮、白石英、防葵、远志、细辛、蘼芜、白鲜、吴茱萸、附子、半夏、藜芦、蜀漆、蜀菜、黄环、蠮螉。咳逆上气——见石钟乳、太一余粮、菖蒲、白芝、五味子、干姜、当归、麻黄、紫菀、竹叶、乌头、钩吻、狼毒、牡桂、芫华、海蛤。心腹咳逆——见紫石英。久咳上气——见淮木。咳逆上气雷鸣——见杏核仁。久咳上气喘逆——见荩草。喘息——见海蛤。惊喘口干舌焦不能息——见石膏。

留饮——见甘遂。留饮痰澼——见巴豆。胸中痰结吐逆——见恒山。坚痰——见蜚虻。

烦满——见禹余粮、防风、茯苓、海蛤、磁石、凝水石、栝蒌根、石龙芮、酸酱、梅实。结气——见牡桂。气聚——见酸枣。胸满——见干姜。心腹结气——见苦参。心腹邪气——见紫草。狂烦——见卤盐。胸张——见半夏。胸中结——见赤芝。心腹张满痛——见蜂子。胸胁下逆气——见杜若。胸肋逆气——见茯苓。心下结气不能喘息——见龙齿。心下逆气——见石膏。心下结痛——见茯苓。腹胀心腹痛——见百合。

关格——见发髲、瞿麦。胃反——见铅丹。呕吐——见葛根。吐逆——见大戟。哽噎——见蝼蛄。宿食——见甘遂、大黄。

疸——见术。黄疸——见青赤黄白黑石脂、茜根、茵陈、檗木、苦参、白鲜。黄疸面热黑——见柳花。五疸——见紫草。

泄利——见矾石、青赤黄白黑芝、云实、檗木、鸡肶胵、殷蘖、黄芩、女菀、藜芦、腐婢。寒泄——见羖羊角。下利——见黄连、干姜、枳实。热利——见雷丸。

消渴——见白石英、白英、枸杞、鸡肶胵、葛根、知母、水萍、王瓜、粟米。

（四）

癥瘕——见禹余粮、太一余粮、卷柏、龟甲、殷蘖、苦参、海藻、紫葳、乌贼骨、蜚虻、粉锡、白垩、鸢尾、大黄、葶苈、藋菌、白头翁、巴豆、地胆。癥坚——见曾青、牡丹、蜚廉、附子、蜀漆、甘遂、虾蟆。癥结——见蒺藜子。心腹癥瘕——见鳖甲、蛇鱼甲。妇人癥瘕——见肉苁蓉。破子脏中血癥瘕——见阳起石。血瘕——见附子、水蛭、鼠妇、天名精、桃毛。疝瘕——见防葵、独活、芍药、贝母、藁本、芫华、莽草、衣鱼。大腹疝瘕——见甘遂。心腹疝气——见五加皮。乳瘕——槐实。子脏急痛——槐实。蛇瘕、胸中瘕——橘柚。癥邪——桃核仁。

积聚——见扁青、干地黄、柴胡、蒺藜子、丹参、理石、苦参、麻黄、元参、天鼠屎、鮀鱼甲、蜚虻、白垩、附子、天雄、虎掌、鸢尾、大黄、葶苈、蜀漆、甘遂、大戟、荛花、狼毒、白头翁、羊桃、石南实、水蛭、马陆、朴硝。血积——见蜚虻。坚积——见鳖甲。痞——见鳖甲。痞结——见蜀漆。结聚——见巴豆。伏坚——见鮀鱼甲。伏梁——见虎掌。伏肠——见粉锡。腹中大坚——见马陆。心腹积聚——见紫参。腹中积聚——见凝水石。心腹结气——见麦门冬。留癖——见朴硝、荛花。瘿气——见白头翁。瘿瘤气颈下核——见海藻。

（五）

耳聋——见空青、白青、紫芝、丹雄鸡、磁石、王瓜。久聋——见蠮螉。

目痛——见矾石、石胆、曾青、白青、析蓂子、戎盐。目痛眦伤泣出——见黄连。目痛泪出伤眦——见栾华。目赤痛伤泪出——见蕤核。肿痛目欲脱——见菊花。青盲——见苋实、空青、羖羊角。风邪目盲无所伤——见防风。目中青翳白膜——见秦皮。目中淫肤青皮白膜——见蛴螬。目翳——见贝子。目热赤痛青盲——见鲤鱼。翳眇——见伏翼。

喉痹——见蒺藜子、牡桂、贝母、款冬花、杏核仁、射干。喉咽痹——见蜚廉。咽痛——见射干。喉鸣喘咽肿——见芫华。喉咽肿痛——见半夏。唇口青——见青葙子。

齿痛出虫——见莨菪子。齿龈肿、龋齿——见郁李仁、蜀羊泉。

（六）

阴蚀——见涅石、淮木、五加皮、龟甲、石硫黄、猬皮、鳖甲、羊蹄、蚤休。阴蚀痛——见石胆。阴蚀肿痛——见乌贼骨。阴蚀下血——见青赤黄白黑石脂。阴阳蚀疮——见檗木。恶蚀创著阴皮——见桐叶。阴中肿痛——见黄连、蛇床子、白鲜、白蔹。阴中寒肿痛——见藁本。阴寒肿痛——见松罗。阴肿痛引腰背——见猬皮。阴创——见虾蟆。

白沃——见涅石。女子赤沃——见水靳、代赭石。赤白沃——见淮木、丹雄鸡。

带下赤白——见牡蛎。女人带下血髓——见牛角鳃。女人带下十二疾——见牡狗阴茎。女人带下病无子——见马先蒿。

阴痿——见白英、巴戟天、蛇床子、桑螵蛸、阳起石、淫羊藿、牡狗阴茎、陆英。阴不起——见白马茎、腐婢。阴疡病——见白僵蚕。阴下痒湿——见杜仲、木兰。阴茎中寒痛——见肉苁蓉。

五淋——见桑螵蛸。石淋——见厂胆、石龙刍、马刀、石蚕。淋闭——见石龙刍。淋露——见木香。淋沥——见贝母、白鲜。癃闭——见滑石。癃——见黑芝、瞿麦。五癃——见冬葵子。气癃——见车前子。遗溺——见丹雄鸡。

（七）

乳难——见滑石、泽泻、贝母、白马悬蹄。乳痓痛——见地榆。

产难——见蝼蛄。产乳余疾——见元参、紫葳。

崩中——见丹雄鸡、阳起石、当归、紫葳。崩中下血——见石胆、卫矛。崩中下血五色——见蛇鱼甲。

漏下——见太一余粮、淮木、龙骨、丹雄鸡、阳起石、当归、代赭。漏下赤白——见景天、檗木、龟甲、白茝、马刀。漏下赤白汁——见桑耳。漏下赤白经汁——见乌贼骨。

血闭——见禹余粮、太一余粮、卷柏、芎䓖、白阿胶、桑螵蛸、白茝、黄芩、茅根、紫葳、乌贼骨、粉锡、大黄、木虻。闭血——见瞿麦、牛角。月闭——见王瓜、鼠妇、水蛭。恶闭在阴中——见鹿茸。血积——见沙参。恶血——见蒺藜子、羚羊角、蛴螬、水蛭。瘀血——见蒲黄、天名精、茅根、王瓜、牛角、木虻、蜚虻、大黄、水蛭、桃核仁。五脏瘀血——见 蔄子。下血赤白五色血汁不止——见猬皮。破折血——见蛴螬。乳妇内衄——见泽泻。

（八）

痈肿——见青赤黄白黑芝、扁青、桑上寄生、蜂子、苦参、瞿麦、海藻、泽兰、白棘、鹿角、天鼠屎、大豆黄卷、赤小豆、白蔹、白皮、商陆、连翘、芫华、莽草、蝼蛄、薇衔。痈伤——见络石、续断。痈疽——见黄芪、营实、积雪草。疽——见松脂石、流黄、蛇含、漏芦、孔公孽、铁精、败酱石、灰蛇含、萹蓄。疽蚀——见黄芩、冬灰、班猫。疽创——见五加皮。恶疡——见竹叶、牙子、羊桃。败疽——见白及。败疮——见蔺茹。溃痈——见柳实。乳痈——见莽草。肠痈——见鹿藿。结肉——见营实。恶毒——见石龙刍。头疡——见青赤黄白黑石脂、藜芦、蛇含。头疮——见松脂。头秃——见石硫黄、雌黄、蜀羊泉、羊蹄。白秃——见水银、莨草、松脂。息肉——见鳖甲。恶肉——见兰茹。

疥——见雌黄、水银、铁精、败酱、鮀鱼甲、石灰、冬灰、青琅玕、草蒿、藜芦、牙子、羊蹄、莨草、楝子实、莽草、松脂、熊脂。疥虫——见羚羊角、蒽茹。痂疡——见水银。痂癣虫——见蜀羊泉。浸淫赤熛——见积雪草、萹蓄。

瘰疬——见假苏、连翘、鹿藿、夏枯草、鼠李。

瘿瘤——见连翘。瘿结气——见夏枯草。

痔——见石硫黄、青黄赤白黑石脂、孔公蘗、败酱、鳖甲、蛇含、牙子、萹蓄。五痔——见黄芪、槐实、龟甲、文蛤、猬皮、桐叶。痔虫——见石灰。肠痔——见檗木、露蜂房、蛇蜕。脱肛——见海蛤。

金创——见独活、石胆、扁青。

（九）

寒热——见涅石、朴硝、石胆、禹余粮、甘草、地黄、薯蓣、白英、丹参。

风水——见柳花、羊桃。十二水肿——见海藻、大戟。大腹水肿——见泽漆。腹中水气——见海藻、大戟。面目浮肿——见蓼实。面目肿——见葱实。水肿——见钩吻。水胀——见商陆。足肿——见陆英。脚肿——见夏枯草。

腹痛——见五加皮、阳起石、贝子。心痛——见虎掌、藿菌。腰痛——见桑上寄生。腹满——见卫矛、白马茎、桔梗、甘遂。心腹邪气——见丹参。胸胁下痛——见屈草。腰脊痛——见杜仲。心腹痛——见白棘。腹中坚——见矾石。肠鸣——见半夏。胸胁痛如刀刺——见桔梗。胁下满——见旋覆花。女子腰腹痛——见鹿藿。腹胀——见蜣螂。贲豚——见豚卵、杏核仁。

伤中——见薯蓣、远志、石斛、白胶、桑螵蛸、白马茎、牡狗阴茎、淮木、桑根白皮。续决伤——见龙胆草、栝蒌根。折跌——见续断、扁青、干地黄。跌筋——见营实。绝伤——见干漆。劳绝——见白胶。绝筋——见干地黄。羸瘦——见白胶、麦门冬、石斛、熊脂、紫葳、桑根白皮。胃络脉绝——见麦门冬。

虚劳——见石斛。虚羸——见淮木、茅根。五劳七伤——见肉苁蓉、麻黄。劳极沥沥如疟状——见阿胶。劳热——见石韦。五劳六极——见桑根白皮。

瘾疹——见茺蔚子。面皯——见旋华、辛夷、熊脂。赤疱——见木兰。面赤、酒泡、皶鼻、白赖、赤赖——见卮。黑皯——见白僵蚕。青黑志——见梅实。黑子——见石灰、冬灰。皮肤中热——见青箱子。皮肤疼痛——见大戟。皮肤热——见泽漆。

头痛——见麻黄、白鲜皮、厚朴、腐婢。头脑痛——见辛夷。头眩痛——见防风。风头眩——见菊花。头肿痛多涕泪出——见杜若。风头寒痛——见干姜。头风——见白鲜、松罗。头眩——见半夏。

如右之排列，次序凌乱，固不待言。他日有暇，当重行编伍也。《本经》所有之疾病，有与《内经》同者，有与仲景同者，有为《内经》所无者，有为仲景所无者，有为《内经》仲景所同有者，有为《内经》仲景所同无者，其有无同异之关系，参互错综，亟待整理。三书（《内经》、《本经》、仲景）之先后，大抵以《内经》为较早（指《素问》，王冰伪撰者在外）。《本经》之完成时代，与仲景当不相远。苟以三书之病名，互相参校，度必有新原则，可以发现。然则三书病名异同之故，亦可深长思也。

附注 参校之工作，愚已着手，俟小有所得，即当贡诸读者。 六月十五日夜十一时

（见《神州国医学报》1933年）

6. 雷公炮炙论

《雷公炮炙论》三卷，散见《证类本草》，别有《雷公炮制药性解》，旧题云间李中梓仕材辑，吴门王子接晋三重订。凡六卷，《内经》屡称引雷公旧说，谓为黄帝之臣。从黄帝受医术，见《素问·著至教论》、《灵枢·禁服篇》等。又《雷公药对》二卷。掌禹锡云，北齐徐之才撰。以众药名品君臣性毒相反，及所主疾病，分类记之。时珍谓陶氏前已有此书，吴氏本草所引雷公是也。盖黄帝时雷公所著，之才增饬之尔。

时珍又云：《雷公炮炙论》，刘宋雷敩所著，非黄帝时雷公也，自称内究守国安正公，或是官名也。胡洽居士重加定述，药凡三百种，为上中下三卷。其性味炮炙熬煮修事之

法多古奥，文亦古质，别是一家。多本于乾宁晏先生，其序首论述物理，亦甚幽玄，录载于后。乾宁晏先生，名晏封，著制服草石论六卷，盖丹石家书也。由时珍之说，则知雷公有二，其一为黄帝时之雷公。凡吴普、之才所征引者皆属之。其一为刘宋时之雷公，实时珍所引之雷斅也。药性解所引之雷公，文字略同。证类所援引，盖亦时珍所谓刘宋时之雷公也。

《隋书经籍志》载《神农本草》四卷，雷公集注，今无考。时珍谓胡洽于炮炙论重加定述。考《经籍志》有胡洽方二卷。《医说》引宋书云，胡洽道士，不知何许人，性尚虚静，心栖至道，以拯救为事，医术知名。

（二）雷公炮炙论之序

序曰，若夫世人使药，岂知自有君臣，既辨君臣，宁分相制。只如抆毛（今盐草也）沾溺，立消斑肿之毒。象胆挥黏，乃知药有情异，鲑鱼插树，立便干枯，用狗胆涂（以犬胆灌之，插鱼处立如故也），却当荣盛。无名（无名异形如玉仰面又如石灰味别）止楚，截指而似去甲毛，圣石开盲，明目而如云离日。当归止血破血，头尾效各不同（头止血尾破血）。蕤子熟生足睡，不眠立据。弊箄淡卤（常使者甑中箄能淡盐味），如酒沾交（今蜜枳缴枝，又云交加枝）。铁遇神砂，如泥似粉。石经鹤粪，化作尘飞。枕见橘花似髓，断弦折剑。遇鸾血而如初（以鸾血炼作胶黏折处，铁物永不断）。海竭江枯，投游波（鹭子是也）而立泛。令铅拒火，须仗修天（今呼为补天石）。如要形坚，岂忘紫背（有紫背天葵，如常食葵菜只是背紫面青能坚铅形）。留砒住鼎，全赖宗心（别有宗心草今呼石竹）。雌得芹花（其草名为立起，其形如芍药花，色青可长三尺，已来叶上黄斑，色味苦涩，堪用煮雄黄立住火），硇遇赤须（其草名须，今呼为虎须草，是用煮硇砂即生火）。木留金鼎，水中生火，非猾髓而莫能（海中有兽名曰猾，以髓入在油中黏水，水中火生不可救之，用酒喷之，即止勿于屋下收）。齿长生牙，赖雄鼠之骨末（其齿若年多不生者，取雄鼠脊骨作末，揩折处齿立生如故）。须眉堕落，涂半夏而立生（眉发脱落者以生半夏茎杵之，取涎涂发落处立生）。目辟眼瞴，有五叶而自正（五加皮其叶有雌雄，三叶为雄，五叶为雌，须使五叶者作末，酒浸饮之。其目瞴者立正）。脚生肉枤，裩系菪根（脚有肉枤者取莨菪根，于裩带上系之感应永不痛），囊皱旋多，夜煎竹木（多小便者，夜煎萆薢一件，服之永不夜起也）。体寒腹大，全赖鸬鹚（若患腹大如鼓，米饮调鸬鹚末服，立枯如故也）。血泛经过，饮调瓜子（甜瓜子内仁捣作末，去油饮调服之立绝）。咳逆数数，酒服熟雄（天雄泡过酒，调一钱服立定也）。遍体疹风，冷调生侧（附手旁生者为侧子，作末冷酒服立瘥也）。阳虚泻痢，须假草零（捣五倍子作末，以熟水下之立止也）。久渴心烦，宜投竹沥。除癥去块，全仗硝、硇（硝硇即硇砂、硝石二味于乳钵中研作粉同煅，酒服神效也）。益食加觞，须煎芦朴（不食者并饮酒，少者煎逆水芦根，并厚朴二味汤服）。强筋健骨，须是苁鳝（苁蓉并鳝鱼两味作末，以黄精汁丸服之，可力倍常也。出《乾宁记》中）。驻色延年，精蒸神锦（黄精自然汁拌细研神锦于柳木甑中，蒸七日了，以水蜜丸服，颜貌可如幼女之容色也）。知疮所在，口点阴胶（阴胶即是甑中气垢少许于口中可知脏腑所起直知住处知痛乃可医也）。产后肌浮，甘皮酒服。口疮舌折，立愈黄苏（口疮舌折以根黄涂苏，炙作末，含之立瘥）。脑痛欲亡，鼻投硝末（头痛者以硝石作末，内鼻中立止）。心痛欲死，速觅延胡（以炙胡索作散，酒服之立愈）。如斯百种，是药之功。某忝遇明时，谬看医理，虽寻圣法，难可穷微，略陈药饵之功能，岂溺仙人之要术。其制药炮熬煮炙，不能记年月哉。欲审元由，须看海集，某不量短见，《直录》炮熬煮炙，例药制方，分为上中下三卷，有三百件名，具陈于后。

上原序一首，文气卑陋，辞句格磔，时珍乃誉为古奥，诚难索解。然正因此序含有多数药名，遂为吾侪增些许考证之资料，所含药名，摘录如下：

杦毛	象胆	鲑鱼	狗胆	无名	圣石
当归	蕤子	弊萆	铁	硇砂	鹤粪
橘花	鸾血	游波	铅	修天	紫背
砒	宗心	芹花	雌	硇	赤须
猾髓	雄鼠	半夏	五花	若根	竹木
鸬鹚	瓜子	熟雄	生侧	草零	竹沥
硝	芦	朴	茯	鳝	神锦
阴胶	甘皮	黄苏	延胡		

上述诸药，如无名与砒，皆见于《宋开宝》。硇砂见于《唐本草》。象胆见于《日华子》。余药或互见于后，兹弗详考。

（三）雷公炮炙论之内容

此书自元以来，无专行之本，惟《证类本草》，时时征引，时珍因证类之旧，载之差详，兹从纲目中逐条刺取，列其名如下。

《本经》上品——云母、丹砂、滑石、五色石脂、石钟乳、太一余粮、曾青、硝石、矾石、甘草、黄芪、人参、葳蕤、肉苁蓉、赤箭、巴戟天、远志、黄连、柴胡、独活、升麻、细辛、蛇床、白芷、木香、杜若兰、续断、漏芦、飞廉、干地黄、蛇含、蒺藜、防葵、云实、菟丝子、天门冬、茜草、络石、泽泻、菖蒲、香蒲、石斛、薏苡仁、橘、瓜蒂、柏实、檗木、厚朴、杜仲、槐实、蕤核、五加皮、枸杞、茯苓、雷丸、桑上寄生、蜂蜜、露蜂、桑螵蛸、龙骨、牡蛎、海蛤、伏翼、阿胶、牛黄、熊脂、麝香。

《本经》中品——水银、雄黄、雌黄、磁石、凝水石、石硫黄、知母、狗脊、淫羊藿、玄参、紫草、秦艽、苦参、贝母、龙胆、白薇、当归、芍药、牡丹、泽兰、葈耳、紫菀、款冬花、瞿麦、栝蒌、防己、海藻、蜀椒、吴茱萸、皂荚、栀子、山茱萸、卫矛、猪苓、白僵蚕、鳖甲、白马茎、羚羊角、鹿茸、白胶、发须、犀角、乌贼骨、石膏

《本经》下品——白垩、代赭石、大盐、徐长卿、旋覆花、青葙、大黄、商陆、大戟、甘遂、莨菪、常山、藜芦、附子、天雄、乌头、半夏、射干、莽草、钩吻、五味子、桃核仁、巴豆、斑蝥、地胆、虾蟆、蜈蚣、马陆、麋角、桔梗、葶苈、麋角

李当之——女萎

《别录》上品——黄精、豆蔻、王不留行、胡麻、楮瓜子仁、琥珀、石决明、柏叶

《别录》中品——前胡、莎草、香薷、恶实、蘘荷、百部、防己、昆布、木瓜、枇杷叶、槟榔

《别录》下品——伏龙肝、芦根、牵牛子、酸榴皮、榉、芫青、葛上亭长

《日华》——象胆

《唐本草》——梁上尘、石中黄子、硇砂、蒟酱、赤车使者、薄荷、刘寄奴草、麻赤地利、橡实、阿魏、麒麟竭、椿樗、无食子、诃黎勒、白杨、苏方木、密陀僧、阿魏。

甄权《药性本草》——桂心

《本草拾遗》——腽肭脐

《宋开宝》——自然铜、无名异、砒石、仙茅、荜茇、肉豆蔻、补骨脂、蓬莪茂、马兜铃、骨碎补、胡葱、荜澄茄、丁香、蛤蚧、真珠

上药计《本经》上品六十八种，《本经》中品四十四种，《本经》下品三十二种，李当之一种。《别录》上品九种，《别录》中品十一种，《别录》下品七种。《日华》一种，《唐本草》二十种，甄权《拾遗》各一种，《宋开宝》十五种，共二百十种（此数与炮炙论自序三百件之数相距颇远，或为作者失查之故）。大抵皆叙述炮炙之法度，其辨明真伪，剖析药性者，不过三数种而已。

又《纲目·兽部》。有猾兽一种，见前序中，亦出于炮炙论，然序中所载药品，如狗胆、鳝鱼、雄鼠等，其炮炙方法，《纲目》概未提及，其为原书所本无，抑《纲目》所失载，则无由知之矣。

（四）《炮炙论》是否出于刘宋

《纲目·序例》谓《炮炙论》出于刘宋之雷敩，其说本于陈振孙书录解题，自宋以来无异辞。惟以愚度之，绝非刘宋时代之作品。谓予不信，请先提出强有力之例证。

《素问》一书，相传出于黄帝。然禁服篇中歃血而受，歃血盛行于春秋战国，疑非黄帝所得知。又姚际恒谓此书有失侯失王之语，秦灭六国，汉诸侯王国除，始有失侯王者。予按其中言黔首。又"脏气法时"：曰夜半，曰平旦，曰日出，曰日中，曰日昳，曰下晡，不言十二支，当是秦人作。又有言岁甲子，言寅时，则又汉后人所作。故因歃血黔首等，既非黄帝所及知，即足证《素问》为伪书。辨《素问》为伪书证据，虽不仅此，然即此一斑，已足为辩明《炮炙论》是伪书之例证。

盖某时代之人，仅能知某时代以前之事，而不能预知某时代以后之事。故晋人能知汉魏以前事，而不能知齐梁以后事。五代人能知隋唐以前事，而不能知宋元以后事，此事理之固然者也。

准斯以谈，则刘宋时代之雷公，绝不能知刘宋以后，故见于刘宋以后记载之药品，雷敩恐无由知之。然本草所载之《炮炙论》，乃及于《别录》后诸本草之药品。如：

唐本草二十种

甄权药性本草一种

本草拾遗一种

日华本草一种

宋开宝十五种

考《唐本草》初为徐绩等所纂修，世谓之英公《唐本草》，又《开宝本草》，于宋太祖六年，命尚药奉御刘翰、道士马志等九人，取唐蜀本草详校。仍取陈藏器拾遗诸书相参，刊正别名，增药一百十三种。七年复位，广颁天下。自唐至宋之本草，其新增之药品，大部分恐非刘宋时代所有，亦非雷敩所得知。今《炮炙论》所述之药品，乃有《别录》所无而出于唐宋本草者，则《炮炙论》出于刘宋之说，已不足恃矣。

或谓诸药不见于《别录》，而详载于唐宋者，安知非《别录》之疏漏失载，而唐宋之搜索独勤耶。譬《炮炙论》载刘寄奴之炮炙方法，此药之功效，因刘宋高祖而发现。陶弘景在宋末，为诸王侍读，宜有所知，乃竟不载于《别录》，反见收于《唐本草》。即不得因寄奴见收于《唐本草》，而议《炮炙论》为伪书也。

然此说虽辨，仍难逃前述例证之原理。盖刘寄奴一药，既可收载于刘宋时完成之著作，亦可收载于刘宋后完成之著作。《炮炙论》究为刘宋时之著作，抑为刘宋后之著作，仍不能恃两歧之刘寄奴而确定。仅刘寄奴一药，绝不能证明《炮炙论》之成于刘宋。且《炮炙论》中，尚有何首乌一药，足为吾说之佐证。

《纲目》卷九，“水银”条下雷敩云，若先以紫背天葵及夜交藤自然汁，二味同煎一伏时，其毒自退。按夜交藤即何首乌之藤，何首乌一药，发现于唐。《大明本草》曰：其药本草无名，因何首乌见藤夜交，可即采食，有人因以采人为名尔。唐元和七年，僧文象遇茅山老人，遂传此事。李文公乃著《何首乌传》云。

是以在唐以前，本草无何首乌，更无夜交藤，时珍谓马肝石即首乌之说，荒唐难信。故雷敩纵能知同时之刘寄奴，绝不知唐代之夜交藤也。

又时珍谓雷敩自称内究守国安正公，此种官名，始于隋唐，是亦《炮炙论》不出于刘宋之一证也。

（五）药性解与炮炙论之比较

《雷公炮制药性解》，凡金石三十二种，果部十八种，谷部十一种，草部九十六种，木部五十七种，人部十种，禽兽部十八种，虫鱼部二十六种。卷首有署云间李中梓者一序，谓辨阴阳之所属，五行之所宜，著药性解二卷。然扫叶山房群玉山房合刻本，其目分列为六卷，卷数与序文有异，全书引雷公炮制之法，凡百数十品，文字与纲目所引者，同异不一。又有《药性解》所引雷公之炮制法，为《纲目》所不载者，如芦荟是也。郑文焯《医诂》，谓药性解采敩论未备，考江南通志，中梓所著，独无是书。或浅人捃摭，依附其名尔。

（见《医报》1933年）

7. 国药之历史观与改进论

导 言

谓国医之学理荒诞者，西医之常语也。谓国药之功效确实者，西医之恒言也。学理何罪而遭诟病？国药何故而受赞美？两者同录于国医之门，而毁誉之迥异如此。夫诟病之至，固无庸自馁。赞美之来，亦无足轻重。此西医偏激之谬论，别有用心，不足为平章之典要。然国药之价值，即无西医之代劳鼓吹，吾侪已知其不容忽视，吾中国之药学，有广漠无涯之历史，吾中国之药学，经千万亿人之实验，发挥之，光大之。吾侪之责，然则取古药学而整理之，固时势之所急须。濡笔伸纸，一一介绍之，亦岂得已。

运斤成风，剖樟楠而纵视之，以察其文理，是为纵剖面。操锯入山，断豫章而横视之，以观其年轮，是为横断面。研究学问之方法，不出此纵横之范围。历史者，纵剖面之观察也。何炳松曰，史学之观察点及方法，虽与其他科学不同，然其为有条理之智识，初无二致。史学之声切求真，亦正与其他科学之精神无异。吾人为社会组织之一人，社会又为已往生活之产品，吾人如欲有所贡献于所处之社会，则不特对当代状况，亦应洞晓。视现代社会上之问题，为人类演化中之一部分。深悉演化之陈迹，始有解决方法，此历史知识之所以可贵也。

诵穆之为此文，其一则拟以史学之方法，作一鸟瞰式之观察，以研究药学发达变迁之沿革。于古来药学界之文献，就所知者网罗排比，参稽互察，冀能予以新意义，予以新价值，以求其会通因仍之道，以求其盛衰张弛之故，此纵剖面之观察也。

药学之历史既明，然后药学将来之趋势，可以逆料，更进而横观现社会研究药学之状况，析其利弊，促其改进，此横断面之观察也。顾以诵穆之浅陋，于四库著录，百弗睹一，吹竽已涩，汲绠不修，岂复敢以斯文自诡。虽然吾爱吾中国之药学，吾自忘其陋，吾不能自已，吾姑就吾所见及之一二，杂写之，以为吾将来研究斯学之息壤，流布之，以为吾将来研究斯学之筚路蓝缕。世之鸿达，傥能芟削繁芜，增广阙略，矜其仰屋之勤，而俾免于覆车之愧。(未完)

8. 国药之历史观与改进论（初续）

第一节　药物之起源

古今医书，于神农之尝药，莫不津津乐道，以为药物之起源，自神农始。此种错误之观念，横亘于学术界者，迄数千年而不更。自吾观之，为此说者，自有其根据之理由。

《史记·三皇本纪》补曰，神农氏以赭鞭草木，始尝百草，始有医药。

淮南修务篇曰，古者民茹毛饮血，采树木之实，食蠃龙之肉，时多疾病毒伤之害。于是神农乃教民播种五谷，相土地宜燥湿肥硗高下，尝百草之滋味，水泉之甘苦，令民知所避就，当此之时，一日遇七十毒。

《帝王世纪》曰，炎帝神农氏，尝百草木，宣药疗疾，救夭伤人命，百姓日用而不知。

《搜神记》曰，神农以赭鞭鞭百草，尽知其平毒寒温之性，臭味所生，以播百谷，故号神农黄帝。

《通志·三皇纪》曰，炎帝神农，尝百药之时，一日百死生，其所得三百六十物，以应周天之数，后世取传为书，谓之神农本草。

《通鉴外纪》曰，古者民有疾病，未知药石。炎帝始味草木之滋，察其寒温之性，辨其君臣佐使之宜。尝一日而遇十二毒，神而化之，遂作方书以疗民疾。

有此诸说，故神农尝药，遂成故实。然古书所载，尝药者不止神农一人。

孔丛子曰，伏羲尝味百药。

《帝王世纪》又曰，黄帝使岐伯尝味草木，定本草经，造医方以疗众疾。

伏羲、岐伯与神农，有显著之差异，是古人已自相凿枘，然伏羲、岐伯之尝药，隐没不彰，而神农之尝药，乃独著于世。虽然神农尝药之错误，前人已有议之者。

《医賸》云，孟子载为神农者言许行，而不言及医药，神农尝百草，制医药，世多引淮南子为证。余尝考淮南文，殊不然矣。曰古者民茹草饮水，采树木之实，食蠃龙之肉，时多疾病毒伤之害，于是神农乃教民播种五谷，相土地宜燥湿肥硗高下，尝百草之滋味，水泉之甘苦，令民知所避就，当此之时，一日而遇七十毒。此其尝百草，为别民之可食者，而非定医药也，乃神农之所以称神农也。陆贾新语曰，民人食肉饮血衣皮毛，至神农已为行虫走兽，难以养民，乃求可食之物，尝百草之实，察酸苦之味，教民食五谷，亦可以证矣。而其云神农定百药者，昉见世本（《太平御览》引）。而郑玄《周礼注》，神农子仪之术，盖其说之由来尚矣。——栎荫杶《医賸》

《废医论·原医篇》云，世传神农尝百草药，其后黄帝因之，乃与鬼臾区之徒，著为医书，今之《内经》是已。然考之《汉·艺文志》，无本草之名。平帝纪元始五年，征天下通知方术本草者，召诣京师。《楼护传》亦云，诵医经本草方术十万言，则汉世固有本草矣，而不云出于神农。按陆贾《新语·道基篇》曰，神农尝百草之实，教人食五谷，然所谓百草者，非尝药也。陆贾在汉初，所言当得其实，因有此说，后人著本草者，遂以属之神农，此非实矣。——俞曲园《废医论》

栎氏俞氏之说，深切而明辨，曲园《废医论》，虽多偏激不可训，然此则洞见癥结，汉学家之切实处，亦不可废也。然栎荫甦远在日本，俞氏之说见之者寡，亦不贻多大之影响，吾师陆渊雷、章次公两先生，奋其犀利之词锋，直揭其谬误之所在。而神农尝药之说，乃无从存在于医坛。渊雷先生云。

神农尝百草以疗民疾，古史相传，都是这样说法，古史上的话，靠不住的很多，若要细细说明，写上几千字也写不了。如今简单地说说罢，神农知道植物中的五谷，教百姓耕田而食，把游牧时代，渐渐进化为农业时代，单论这桩功劳，已够得上称一辈子圣人了，不过要晓得神农也一般是吃饭出恭的人，并没多生着一个脑袋。他生平发明过几种药品，也许是有的，定要说他遍尝百草，吃下去能自见脏腑的变化，一日中遇七十二毒，这话就迷信过分。《本草经》这部书，相传出于神农，但在神农时代，文字还没有造出来，那里会有书？况且《本草经》上有几地名，是东汉以后的新地名，可知至少也有东汉文字在内，绝不是神农大手笔。——《陆氏论医集》三卷八页《改造中医之商榷》

次公先生在其药物起源之论文中，亦有警僻之名论，录之如下。

从前研究中医的老先生，多半是迷信“圣人”这两个字的，以为“圣人”“天亶聪明”、“杰出群众”。他——圣人——可以创造宇宙，包办文化，甚者神奇古怪，无所不能，所以历史上是“圣人”所讲的话，所行的事，谁都是抱着“等因”“奉此”的态度，绝对不敢说半个“不”字的。现在中医退化到这步田地，原因虽然很多，我想那“圣人”两字，至少也要负点责任罢。说起中国药物的起源，谁都说是神农氏尝出来的，要问起神农生理的构造，也和人们一样，这万有不齐的药物，如何尝得，他们——中医界腐化的保守派——没有话说，只好“神农是圣人”给我们一个答复。我们要注意，神农是圣人，所以能尝百草。同时我们也可说神农是个妖魔，怎么说？神农如不是妖魔，这百草如何能尝——衡之按：名医图谱载神农宏身牛头，龙颜大唇，此非妖魔而何。

况且药物之产地，不是聚拢在一处，和现在的药店一样，可以信手拈来，假使到山西去尝党参，到四川去尝附子，神农早就疲于奔命了。况且当神农的时代，有许多地方荒烟蔓草，渺无人迹，神农便是有心尝药，也是限于环境，亦无办法。

药物的组织不止一类，我们就是承认神农能够尝药，也不过植物一类，矿质是尝不出什么来的，毒物是不能尝的，试问闹洋花、砒霜、巴豆这些东西，是可以随便尝试的吗？

根据世界人类进化的步骤说，一部上古史，绝不是三皇五帝几个什么的人所能撑持得下的，就中的神农氏，也不过代表一个时代——耕稼时代——并不是真有其人，所以神农尝药，也等于"女娲补天"、"黄帝乘龙"同为神话资料而已。

神农尝百草这句语，在考据上也有些来历的，淮南子"……古者民茹毛饮血，采树木之实，食蠃龙之肉，时多疾病毒伤之害，于是神农乃教民播种五谷，相土地，宜燥湿肥硗高下，尝百草之滋味，水泉之甘苦，令民知所避就，当此之时，一日而七十毒……"——《淮南修务篇》

这尝百草之滋味一句，便是后世神农尝药的出处，但细玩淮南子原文，并不是一定说神农尝药，不过说神农尝药辨百草。什么可以做民众的食料，什么是不可以吃的，后世误会神农的意思，以为神农尝辨百药，真是"数典忘祖"。陆贾的《新语》也有几句可以证明神农尝辨百草是为民择食料，而不是为民尝药的。他说"……民人食肉饮血衣皮，至于神农以为行虫走兽，难以养民，乃求可食之物。尝百草之实，察酸苦之味，教民食五谷……"陆贾《新语·道基篇》，此外还有后世的书籍，知道神农尝药，有些站立不住，他们便改变论调，说神农尝草，并不是神农自已尝的，类如干宝《搜神记》说"神农以赭鞭鞭有百草药，知其毒"。又任昉《述异记》说大和——江西和县——神釜岗，有神农药鼎，咸阳山中有神农鞭草原，"芸忽小志又说，神农时有一神兽，人有疾，炎帝授意于兽，兽辄如里外衔一草，捣汁服之即愈。"衡之按《史记·三皇本纪》亦有赭鞭鞭百草始尝百草，始有医药之说。

照以上看来，神农尝百草这句话，哪有存在的余地，中国药物起源的研究，于是以神农尝药，为药物起源之说，已摧毁无遗，虽起公孙龙子于地下，恐亦无所用其辩，然则药物之起源，果何如耶。次公先生于此，亦有深刻之讨论，其说云。

一种事物的发现，绝不是从天空里掉下来的，我们仔细研究，总有它的“前因后果。”中国的药物学，既不是神农尝出来的，那么，药物的发现和药物的成功，究竟是怎样的一回事呢？要解决这个问题，是要根据古代的历史，推寻探讨的。

有史以前的人类，在新石器时代，蹎蹎瞑瞑，浑浑噩噩，知识方固，然极其简单。生活资料，也万分缺乏，如饮食一端，陆居的吃草木之实，山居的吃鸟兽之肉，旁近水滨的吃鱼鳖螺蛤，这些东西不够服食，树皮草根也是掘剥干净，用它充饥，谁知我们中国光明灿烂雄视全球的药物学，就在这无意识剥树皮掘草根的时候产生了。这层理由，并不难了解，因为药物的多数材料，大都以植物为大宗，当时的民众，树皮草根，是他们日常的食料，药用植物，在那时也不过和我们现在吃的青菜萝卜一样，应用在生活上，并不是怎样稀奇的一回事。

他们这样的生活着，巴豆也吃，闹羊花、附子等无所不吃，但是他们并不长久这样的——及至药性发作的时候，生理上起了突然的不可思议的变化，这时对于他吃下去的东西，开始怀疑来，但是还不能十分断定是食物的变化，及至一再地遇着同样的事——腹泻麻醉——他们开始觉察，并且认识了怎样形状的东西，它的变化——功用——怎样，由此可以得到个普遍的共同认识。

在上古的时候，吃的是树皮草根等不易消化的食料，那么在他们的生理上必定发生“膜胀”等病。又为居处不定，受风寒的侵袭，生活上不免有病的征象，不过那时幸亏他们抵抗疾病的能力很强，不大觉得痛苦，有时也竟会好了。但是药物有时吃下去，竟会不知不觉中，发生疗疾的功能。譬如“膜胀”的人吃下大黄、巴豆，肚泻下了一会儿，觉得舒畅了许多，再吃竟会好了。这是他们对于攻下药、麻醉药最初的认识。

复次天天尝试攻下药、麻醉药，身体当然是“枯槁瘦瘠”。那天天尝试人参、地黄的人们，他的身体当然是“脑满肠肥”起来。有一天这两种人聚拢在一起，彼此交换知识，于是他们俩对于大黄、附子、人参、地黄都得了一个很深的印象。

他们像这样千百次的试验，亿万人的传说，药物当然是一天天地进步，所以我说，中国有史以前，药物早就‘根蒂完固’，自后政治上的组织也继续进步，社会上的生活也逐渐完备，那药物学倒反入于停顿时期了。

本来一种事物的创始，大都是偶然的触发，而后逐渐演进的结果，邃古先民，为找寻食料，竟会产生“光明灿烂”、“雄视全球”的药物学，这虽然得之于“偶然发现”，但是也不知牺牲了几多生命，绞了几多人的脑汁，才有今天这种洋洋大观的《神农本经》。我们研究药物学的人们，坐享其成，这是应当如何感念的啊。

由此我们可以追溯药物的起源，大概经过下列的五个步骤。

（一）迷惘　就是人们在茹毛饮血的时代，将药物当做日常的食料看待，与树皮草根一样的看法，根本的使用。

（二）怀疑　就是吃下药物以后，药性发现，引起他们的怀疑和注意，但有时也能引起试验的好奇心。

（三）认识　他们既然经过突然的教训，怀疑注意和试验，再加朋侪们经验的结果，其总和就是对于药物知识的了解和认识。

（四）应用　先民对于药物，既得了相当了解和认识，便本着他们的智慧根据他们的经验，应用药物的效能到疾病上去。腹胀的就知道吃大黄、枳实，感冒的便知道吃麻黄、桂枝，“铢积寸累”都成为民间治疗的公例。

（五）研究　医药是切于民生日用一个很紧要的事，古代先民对衣食居等等，生活上需要问题，都次第解决，他们当然要注意到医病上面，于是便从很丰富的经验做进一步的研究。譬如同一泻肚药，有一种腹胀病，是大黄很灵效的，有一种病，却非芫花、大戟不可了。同一退热药，有一种发热病，石膏是很灵效的，有一种病，却非黄芩不可了。先民药物的知识，照这样天天的进化，他们到了有文字的时候，便很忠实地记载下来，“某药治某病”。现今流行的《神农本经》虽经后人修饰篡改，但大部分是先民的手笔，这是无可疑虑的呢。

由此看来，“神农尝百草”为药物学的创始者，那是顶天大错的——药物学——是牺牲了不少先民的生命，经过了千百次的试验，结合了无量数无名药物学家的心血成功的，并不是一个独裁的‘圣人’尝出来的。

赵相如按：据地质学家调查，中国北部，在冰川时代已有人迹，而冰川时代，距今至少为五万余年——见《学衡杂志》陆懋德中国文化史绪论——考中国有史以后，仅得四千数百年，则有史之前悠远之年岁，人民药物学上所得之经验，可以推见。近人之反驳西医者，动言中医肇自神农、黄帝，此语一出，既减低中医由实验而得之真价值，又缩短中医创始年岁，医不悦学，常识简陋，此中医之所以日就衰颓与，中国药物起源之研究。

次公先生谓先民因觅食而发现药物，其立说之精湛，诚非吾人所能梦想。然药物起源，犹有外于此者。章氏太炎，谓药之初兴，单方而已，皆人类本能所发明。渊雷先生在其改造中医之商榷中，对于人类之治病本能发挥剀彻，而庄谐杂陈，妙绪风生，尤使读者忘其倦。

渊雷先生曰：记得章太炎先生说过，医药的第一步是单方，单方都是病人自己发明的。单方渐渐多起来，汇齐记录，便成一部本草。太炎先生的话，委实极有道理，不过病人自己发明单方，似乎不大说得通，不佞特引几桩事实出来，读者诸君就恍然大悟了。

一人害病，浑身大热，烦躁口渴，常常出汗，这病若照仲景伤寒论，就叫做白虎证，只消吃石膏、知母，病就好了。无如请一位医生，始终是清水豆卷、淡豆豉，敷衍着，这也是普通医生的祖传秘诀，叫做不求有功，但求无过。这医生既抱定了但求无过的宗旨，病只管重，他用的药只管轻，病人想吃些冷东西，问问医生，医生只管说吃不得，病家呢，既然请了医生，对于医生的话，自然惟命是听。病人实在热得受不住了，观看护人不在的时候，自己爬起来偷喝了一大碗水，明日病就好了，这样说来，病人的想吃冷东西，就是自己医病的一种本能。

又有一人害病，究竟是什么病，他没有仔细说明，不佞也无从悬揣。他睡着了，梦中吃到几个柿子，觉得十分香甜可口，醒来还是口角流涎，刚好门外有叫卖柿子的声音，他就买了几个，大啖一顿，这病也不知不觉地好了。这样说来，病人吃柿子一梦，也就是自己医病的一种本能。

病人自己想吃东西，为什么能够医好病，这个问题，须得研究一下。口之于味，能够辨别美恶；鼻之于嗅，能够辨别香臭。究竟怎样的味道是恶，怎样叫香，怎样叫臭，那是没有绝对标准的。同是这一种食物，张三吃了说它味道好，李四吃了说它味道不好。同是一种气味，大哥哥闻了觉得香，小妹妹闻了觉得臭，爽性说明白些，吾的鼻子所欢迎的，吾就说它香，吾的口舌所欢迎的，吾就说它美，鼻子何以欢迎它，就因为肺里头需要这种气，口舌何以欢迎它，就因为肠胃里头需要这种食物。肺与肠的需要，因体质上关系，不能人人相同。所以美恶香臭的品评，也就不能人人相同。就是一个人肺胃，也因时候环境的变迁，有时需要，有时不需要。所以同一人，对于同一物，竟有今天说它香美，明天说它臭恶的。只看饥饿的时候，吃了大饼油条，也觉得津津有味，肚子饱的时候，或是起食积的时候，见了山珍海味，也觉得不能下咽，这就是胃肠里需要不需要的明证。不过这种抉择食物的本能，有个限度，天然的食物，鼻舌胃肠能够抉择，需要时觉得香美，不需要时不觉得香美，经不起厨子大司务加一番煎熬燔炙的烹饪工作，添上些味精、观音粉等的调味品，那鼻舌肠胃的本能就靠不住了，就是不需要的时候，也能把鼻舌肠胃哄过一时，便生生地吃喝下去，这就是物质文明战胜了天然力，也就是古人说人定胜天。可是吃喝之后，万一生出病来，那些厨子大司务，与制造调味的工程师，却早已置身事外，庶不负责了。所以讲究修养的人，宁可蔬食饮水，不吃甘腻肥浓，并不是不会享福，其实是利用身体上抉择食物的本能，保养自己身体罢了。闲话休提，言归正传，鼻舌肠胃既有这种本能，到了患病时候，对于能够治疗这种病的食物，肠胃里表示十分需要，鼻舌上自然感觉到十分香美。上面所说喝冷水吃柿子的两个病人，并没有什么深奥的道理，也没有什么神鬼默祐他，推源起来，还要归功于生成他这种本能的好爹娘哩。

古时候没有什么医生药品，病人患病的时候偶然想吃一样不常吃的东西，吃了之后，病随即好了。于是推求病好的缘故，自然会想到所吃的那样东西，再遇到他人患了同样的病，自然会怂恿他也吃那样东西，那个人觉得那样东西果然香甜可口，自然也很高兴地吃了，吃了病愈，自然也会传播出去。这样试过了三五人或数十人之后，人人有效，那样东西就成了专治那种病的特效药，这并不是完全出于不佞的理想，现在西医常用的疟疾特效药奎宁（即金鸡纳霜）就是一个老患疟疾的印度人发明的。可知病人自己发明单方，是的确无疑了。

归纳言之，所谓单方，即人类最初之简单经验。此种经验之发明，为人类之本能，是说也，可与因觅食而获药之说，相辅以行。日本野村瑞城，在其所著之民间药中，亦有精辟之论列，录之如下。

盖自人类生存地上，迄于今日，已不知发现多少之药草，试观于原始时代之人，或患疾病，或受伤痍之时，亦有治愈其病与脱却其痛苦之希望，与现代之人无异。其欲避免疾病也如是之切，自必向其周围之天然物，有所试验，以冀服之有效而治其病，此无他，因当时尚无医术，又无药品故也。

吾侪人类，固有天赋的医药本能，故原始人类，即能采取药草药木以应用。观夫犬猫负伤时，常以舌舐患部，或掘穴以全身埋土中，而未开化人类，亦与此有同样之疗法。又有犬猫误食中毒之时，则自啮一种草而吐出腹中之毒素，故原始时代吾人之先祖，亦能由其天赋医药之本能，应用药草药木，以治疗疾病，尔后不知经过几千百年之岁月，渐渐诱导吾人以研究此药草药木之功用焉。

富川游博士，在日本内科全书第二卷中，有如下面之论列，征之历史，可知人类在太古蒙昧之时代，已有一定之药品，毋庸置疑。即现今之世亦然，各国民间，现在仍有其原始的药品之存在，即吾日本药局方中，亦存有不少之有益药物，实乃得之于野蛮人所常用者，其例颇多。野蛮人不仅发明适于治疗为目的之药品，且能知其种种毒物，以供渔猎之用，又能发明嗜好品。凡此，岂可谓为偶然之事哉。或问此等发明，是否以犀利之自然观察而知其生理作用乎。兹以年湮代远，无从证明，但此绝非偶然之事，则可断言。观夫互相隔离，且无一点关系之两个国民，而有发明同一作用之药品故也。

博士既论之如上，并列举各种事例于下。

有互相隔离之异国国民，素未交涉，而发现同一种类之药品及毒物，此等理由，将如何说明之耶。医史学家施配林革氏与派斯金氏，曾谓生活于各地之野蛮人，因其卫生程度同等，得以同一或类似之方法见识归结之，即各地方之野蛮人，对其痛苦，要求其一定之治疗药品，所以对于周围之自然界，俱欲得到精密之知识。其所以然者，以野蛮人欲除其病苦，或欲觅其嗜好品，因向自然界作深切之注意，以期达到其目的。譬如，茶、咖啡、可可等，皆世界中之嗜好品也，然而已尽被野蛮人所发现矣，据此，则足为有力之证明也，云云。

民族，对于疾病，常欲寻觅药物以治愈之思想，故关于自然界，因而有非常精密之知识，既于自然界具有深切之注意，其结果，故有发现种种之药草药木，其根本原因，实基于人类之各有医药本能也。

由陆师野村富士之说，吾侪于人类之有医药本能，已有确切之认识。然野村谓犬猫负外伤时，常以舌舐患部，或掘穴以全身埋土中，又有犬猫误食中毒之时，则自啮一种草而吐出腹中之毒素，则生物固亦有医药之本能。人类由生物进化而来，当其为生物时，固已有医药之本能，及其成为人类，则承受生物之本能而发挥之，又无待言矣。赵相如氏，谓冰川时代，已有人类，然在人类以前之生物，已有医药之本能，则药物起源之悠久，又岂得以五千余年自限耶。(未完)

9. 国药之历史观与改进论（续二）

第二节　续申前论

一、碰彩

二、食饵疗法

三、毒药之认识

药物起源之情形，前已言之，而犹未尽也。前节所论，可缕缕引申者，约有三点：一曰碰彩，二曰食饵疗法，三曰毒药之认识。蕲阳田桐，尝谓科学云者，物与物相值，有特别征候，智者见之而加行修明，以贡献于社会者之谓也。简单言之，则曰碰彩。吾友马君武恒道之，譬之瓦特发明蒸汽，以病中见火炉煎水而起；牛顿发明吸力，无意见苹果落地，势作弧形。华人发明火药，乃入厕中以石击壁为乐，得暴裂征候，因思取硝。诸凡此类，不可胜计，语见田民中华民族医药兴废论中。愚按田氏之释科学，虽不中绳墨，而所举碰彩之事实，皆为偶然的发明，药物中亦不少此类事实。陶弘景《名医别录》所载，多采自单方，其序例中所谓"藕皮散血，起自庖人。牵牛逐水，近出野老"者也。考唐慎微《证类本草》藕实下，引陶隐居曰，"宋帝时，太官作血衃，庖人削藕皮，误落血中，遂皆散不凝。医乃用藕疗血，多效也。"观乎此，则知药物用途之发展，多由此等偶然发明而来。盖《本经》之藕实，只谓主补中养气益气力除百疾，至《别录》则始有散血之用，实因庖人而始知。前乎此者，其智曾不宋时庖人若也。又牵牛子下引陶隐居云，"比来服之以疗脚满气急，得小便利，无不差，此药始出田野人牵牛易药，故以名之。"观乎此，则知药物品类之增加，亦多由此等偶然发明而来。盖《本经》不收牵牛子，至《别录》而始增加，实因田夫而显，前乎此者，其智曾不出夫若也，故此等碰彩之事实，有相当之价值，可以补前节之不及。

复次，因求食而获药物，已详前节。后世有以食饵疗病之一派，实为人类原类情形之遗留，药学博士中尾万三，统计《山海经》内包罗之药物，其“食有药效者，共六十七种”。此等食物即称为药，故食物当做药用，无论何人，俱有此想，实为最自然疗法也。故其时食物的思想，与今日同一单纯，惟今则含有实验与学理，古代无有也。而当时之单纯思想，含有特别治疗方法，又有以食物为治病之药，此事于《周礼》中早有记载。如食医之职，专掌饮食之事，其目的在王之健康，而医者亦有“以五谷、五味、五药养其病”之语。又《千金方》引扁鹊言，医须先洞悉病源，因病源失计以食治愈，此而不愈，然后用药。如上观之，或者战国以前，已知食饵疗法。此派之发达，结果有食疗本草之产生，如食物禁忌，即其遗意。中尾万三汉药与食疗本草的研究。

按所引《千金方》，出《千金方》二十六卷，以五谷、五味、五药养其病一语，出《周礼》疾医条下。《周礼》之食医，仅司膳食之宜，去食饵疗法尚远。后世之食疗本草，则纯乎食饵疗法矣。《甲乙经》尝谓仲景广伊尹汤液，以为仲景之治疗学，出于伊尹之汤液，近人孙永祚氏，论之如下。

今考伤寒方首列桂枝汤，凡用桂枝、芍药、甘草、生姜、大枣五物，大抵日用调和所需，此殆古人所谓姜桂之滋，芍药之和，以辛甘发散，遂用之治伤寒耳。其他大论《金匮要略》所取之药，有若粳米、小麦，饔飧之常也；有若白酒、苦酒，饮啜之须也；有葱椒盐豆，调和之美也；有若羊肉、猪膏、鸡子，庶馐之品也；有若百合、薯蓣、葛根，点心之具也；有若胶饴、白蜜、杏子仁、瓜子仁，寒具之佐也；有若梅实、橘实，燕食之果也，而皆合之药剂，则汤液之用，本于膳馐，亦已明矣。夫疾病而求药剂，饥渴而求饮食，其情不殊也。良庖以滋味厌人之口，良医以药剂疗人之疾，其道亦不殊也。咨惟伊尹，穷五味之变，而嗜欲以宣，作汤液之法，而治病以起，此其所以为圣人欤。——上海《国医学院院刊》第一期

按孙氏论食药之关系，的当不易，惟伊尹之撰汤液；颇有疑问。日本栎荫桕先生曾曰，皇甫谧《甲乙经》序云，伊尹以元圣之才，撰用神农本草，以为汤液。盖伊尹负鼎，言负才也，乃谓庖人遂用汤液，原出于卮寓，而后人取附会耳。《素问》有“汤液醪醴论”，俞跗治病，不以汤液醪醴，并非汤药之谓。而《汉书·艺文志·汤液经法》十六卷，岂伊尹所作耶。《活人书》桂枝加葛根汤方后云，伊尹汤液桂枝汤中加葛根，今监本用麻黄，误矣。又《卫生宝鉴》伊尹汤液论云，大黄黄连泻心汤三味，今监本无黄芩，脱落之也。所谓汤液，虽今无传，其出于后人依托明矣。——《医剩》

以食物治病之例，著者亦可援引一二为点缀。《建殊录》曰：“东垣先生曾遇浪华士人某，患痛疾三年，患者素喜好食茄子，然多食辄腹痛。求治于先生，先生谓食茄子得病者，仍宜食茄子治之。时正夏季，乃熟煮茄子数个而强食之，食后腹大鸣动，腹痛倍于前日，吐泻交作渐始缓和，如是者三次，嗣后每食茄子，不复腹痛。”是乃以普通食物作药物之一例也。——和田启十郎《医界铁椎》

其在西洋之古代，亦有如此之事实。希腊时代，凡药物之供内服者，大率皆用葱、蒜、蜂蜜、面粉、酒等，制成酒液而服之。关于摄生治疗所用之饮食物，种类甚多，当时极

为人所欢迎者，如各种香料或果实制成酒类，供外用之未熟葡萄汁蜜醋合液，其最常服者，为加香料之大麦浆，至于欲泄时，则多食蔬菜生菜水果等物。——黄鸣驹《希腊医药史》

中国关于食疗之书籍，有本草食禁，见丹波康赖《医心方》引。其余则有孙真人之《千金食治》，孟诜之《食疗本草》，昝殷之《食医心鉴》，陈士良之《食性本草》，明汪颖、卢和之《食物本草》，京口宁原之《食鉴本草》等，皆食疗之遗意也。食疗书之伪托者，如东垣之《食物本草》等。

望三英云，凡食物之书，自古数多，东璧论列详审。其所谓《崔浩食经》九卷者，恐倭名类聚所引崔禹锡食经耶，今已亡佚，可惜也。近有东垣《食物本草》，及李时珍食物本草纲目者，尤可疑。余以为钱允治所伪作也，——医官玄稿。诵穆案，《医剩》谓东垣《食物本草》即汪颖之《食物本草》。

食疗之书，大抵如上述，关于本草食禁，可翻阅顾实之重考古今伪书考。关于食疗本草，大东书局有铅印本昝殷之《食医心鉴》。中土无传本，上虞罗振玉，有东洋刊本，惟流行亦绝少，兹不复引。食饵疗法之叙述，至此乃告一段落，以下当进而讨论毒物。

有毒药物之播布天地间，出于自然，人类因求食而遇毒物，亦为不可避免之事实。由遇毒而知利用毒物，其间必经过几个阶段，其经过之时间必较长。人类由遇毒而知利用治病，多为偶然的。其间利用之程度，亦有深浅之别。其他有用以杀人者，有用以争斗者，有用于宗教方面者，有利用以狩猎者。如现今的时代，阿伊奴人和马来人，在狩猎之际，所用的箭上，涂着的毒物，大概是用草根煎成的浓液，看了

这种毒箭，便可见古时的遗风了。——日用《新本草》

有用于宗教方面者。如希腊于上古时代，一切托言神圣赐谕或显示之类，其实无不先用数种茄科植物，使祝告者麻醉，以坚其迷信。——黄鸣驹《茄科蒙药史》

至利用毒物以治病，则大抵已在有智慧时期。

书曰，若药弗瞑眩，厥疾弗瘳。——《说命》

所谓瞑眩，为毒药之一种作用，知有此种作用，而以有此种作用之药物治病，则利用毒物治病之知识，已达成熟之时期。说命本属伪书，然楚语一引之，孟子再引之，王符三引之，则为古尚书之文明矣。语见尾台逸士超医余中。毒药及瞑眩之意义，近人余云岫言之甚详。余氏吹求中医处，诚失之苛刻，惟所论毒药，固自可诵。吾侪不以人废言，则录之如下。

《周礼》医师“聚毒药以供医事”。郑注，“毒药药之辛苦者，药之物恒多毒。”孟子曰：“若药不瞑眩，厥疾无瘳。”贾疏曰：“细辛、苦参，虽辛苦而无毒，但有毒者，多辛苦，故云毒药药之辛苦者。”又曰：药之无毒者，亦聚之，直言聚毒药者，以毒为主。故郑云：“物恒多毒。”又引赵邠卿孟子注云，“药使人瞑眩闷乱，乃得瘳愈”，其说甚允。而孙仲容正义乃曰：《说文·草部》云，毒厚也。《广雅·释诂》云，毒苦也。凡辛苦之药味，必厚烈而不适口，故谓之毒药。月令孟夏聚蓄百药。郑注云曰，蕃芜之时，毒气盛。《素问·脏气法时篇》云，毒药攻邪。又“移精变气论”，毒药治其内，针石治其外。“五常政大论”云，能毒者以厚药，不能毒者以薄药。王冰注云，药厚薄，谓气味厚薄者也。鹖冠子“环流篇”云，味之害人者，谓之毒，积药成毒工以为医，是毒药者，气性酷烈之谓。与《本草经》所云，有毒无毒者异。又云，方言云，又饮药敷药而毒，东齐海岱之间谓之瞑，或谓之眩。又云，南楚余毒药懑，谓之顿悯，犹中齐言眠眩也。《国语书注》云，瞑眩顿瞀，攻己之急也。据此，是瞑眩亦谓药气味辛苦酷烈，饮之敷之，使人顿闷苦痛，即所谓毒也。故郑引以为证，非证药中有毒也。余按孙义实非，其所引据，均不足以难贾。《周礼》所谓毒药，实与本草有毒无毒同义，非仅谓味之辛苦也。《说文·毒下》曰："厚也，害人之草，往往而生。"孙只引其厚也二字。而害人之草云云。则弃而不取，于其说有不便故也。又毒之古文作蔛，从刀䇭。段氏注曰："从刀者，刀所以害人也。然其毒药害人，其义明甚。"《说文》又云："药治病草。"然则害人之草，即为毒药，其义又明甚，而所以训毒为厚者，非谓味之厚薄。盖毒之害人，必厚乃见，所谓厚其毒也。僖三十年，晋侯使医衍酖卫侯，宁俞货医，使薄其酖，不死，是知酖毒不厚，不能杀人。故厚其毒乃能害人也，引申之为笃厚之义。易曰："圣人以此毒天下。"书曰："天毒降灾。"皆以毒为笃厚也。《广雅》云，谆憎诶毒病恀，患㔐瘴苦也，此皆有伤害憎恶之义，非谓气味酷烈也。又孙所引《内经》毒药云云，皆不足以证气味之苦，所引薄药厚药，即大方小方之谓，乃药量轻重也。若夫气味厚薄不同，其性能亦必大异。药之治病，各有专功，安可以能毒不能毒，而异其治乎。王冰之说已谬，孙氏引之非也。

孙氏引鹖冠子，"味之害人者，谓之毒。"益可以证毒药为能伤害人矣。郑所云药之物恒多毒，即《说文》所云害人之草，往往而生也。郑氏又恐毒之义不明，故又引孟子以证之。而孙氏乃谓瞑眩亦谓药气味辛苦酷烈，非证药中有毒，可谓诬矣。考方言曰："凡饮药敷药而毒，南楚之外谓之瘌，北燕朝鲜之间谓之痨。东齐海岱之间谓之瞑，或谓之眩。自关而西谓之毒。"又曰"瘌痛也"。《广雅》曰"瘌痛也"，又曰"伤也"。郭璞方言注曰："痨瘌皆辛螫也。"钱辛楣疏云："说文螫虫行毒。《史记·龟筴传》，草无毒螫，是辛螫亦为毒也"。瞑眩者，韦昭国语注，以为顿瞀。赵岐孟子注，以为瞶乱。倒言之则为眩瞑。《史记·司马相如传》云："视眩瞑而无见。"据此，是《方言》瘌、痨、瞑、眩、毒五字同义，谓痛也，辛螫也，顿瞀也，瞶乱也，无所见也，皆谓害人之意，岂谓味之苦辛乎。且《方言》饮药敷药并举，若但以药之苦味为毒，此可于饮药辨之耳，岂能辨之于敷药乎。《金匮·痉湿暍篇》白术附子汤方后曰："分温三服，一服觉身痹半日许，再服三服都尽，其人如冒状勿怪。"焦理堂以为"如冒状即顿瞀也，一服、再服、三服，药乃充满而得此状"，此即瞑眩之说也，即厚其毒之说也。《本草》曰："上药一百二十种为君，主养命以应天，无毒，中药一百二十种为臣，主养性以应人，无毒有毒。下药一百二十种为佐使，主治病以应地，多毒"，是治病之药多毒。故医师聚之以供医事，而治万民疾苦，盖古义然也。——《新医药刊》第一卷第六期《毒药辨》

有用毒药以杀人者，此在野蛮人常见之，后世亦数见不鲜。

春秋左氏传曰，六日公至，毒而献之，公祭之地，地坟，与犬犬毙，与小臣，小臣亦毙。左氏传中尚有数则，以不及翻检，故略之。其在后世，则有所谓蒙汗药者，实皆为麻醉剂，良医用之以治人，巨盗用之以越货，存心既异，操术亦殊也。

蒙汗药考

蒙汗字见《本草纲目》、七修类稿、《水浒传》等书，其义未审。山田图南云，蒙汗隐语，以其害人，不直指其名也。说见《败鼓录》中。山田宗俊云，蒙汗即闷之反切，犹秀之为唧溜，团之为突栾之类。

《十便良方》引《鸡峰方》云，解中毒蒙翰，昏闷不省，盖蒙翰即蒙汗也。王翊《万全备急方》云，蒙汗俗名麻汗，是蒙汗又不止一名也。

《齐东野语》云，草乌末同一草食之即死，三日后亦活。

《桂海虞衡志》云，曼陀罗花，盗采花为末，置人饮食中即当醉。

梅元实《药性会元》云，同陀罗花、川乌草合末，即蒙汗药。

郎仁宝《七修类稿》云，小说家尝言蒙汗药，人食之昏腾麻死后，复有药解活，予则以为妄也。

《周草窗杂识》云，回回国有草，名押不卢者，土人采之，每以少许磨酒饮人，则通身麻痹而死。至三日少以别药投之，即活。御药院中亦储之，以备不虞。

《志雅堂杂钞》云，回回国之西，产一物极毒，全似人形，如人参之状，其名谓之押不卢，生于地中，深数尺。取之者若伤其皮，则毒气著人即死。取之之法，先开大坑，令四旁可容人，然后轻手以皮条络之，系皮条于大犬之足，继而用杖打犬，犬奔逸，则此物拔起，犬感其气即毙。然后别埋土中，经岁取出曝干。别用药以制之。若以少许磨洒饮之，人即遍身麻痹而死。虽加之刀斧，亦不知也。

张介宾《资蒙医经》云，蒙汗一名铁布衫，少服止痛，多服则蒙汗，其方闹羊花、川乌、瓦龙子、自然铜、乳没、熊胆、朱砂、麝香，凡九味，可为绝细末，作一服，用热酒调服，乘饮醉一，不片时浑身麻痹。

陈士铎《石室秘录》碎治法门云，先用忘形酒，使其饮醉，忽忽不知人事，任人劈破，绝不知痒痛，取出虫物，然后以神膏异药，缝其破处，后以膏药贴敷，一昼夜即全好。徐以解生汤药饮之，如梦初觉而前症顿失矣。

《玉堂闲话》称高骈时有术士善医大风，置患者于隙室中饮以乳香酒数升，则懵然无知，以利刀开其脑缝，挑出虫可盈掬，长仅二寸，然后以膏药封其疮口，别与药服之，而更节其饮食动息之候，旬余疮尽，余才一月，眉发已生，肌肉光净，如不患者。

汪机云，茉莉花根，以酒磨一寸服，则昏迷一日乃醒，二寸二日，三寸三日。凡跌损骨节脱臼接骨者，用此则不知痛也。按《阅微草堂笔记》，有闽女服茉莉根潜逃事。

时珍曰，莨菪之功，未见如所说，而其毒有甚焉者。一二日而芽方生，其为物可知矣。莨菪、云实、防葵、赤商陆，皆能令人狂惑见鬼者，昔人未有发其义，盖此类皆有毒。能使痰迷心窍，蔽其神明，以乱其视听故耳。唐安禄山诱契丹，饮以莨菪酒，醉而坑之。又嘉靖四十三年二月，陕西游僧武如香，挟妖术，至昌黎县民张柱家，见其妻美，设饭间呼其全家同坐，将红散入饭内食之，少顷举家昏迷，任其奸污。复将魇法吹入柱耳中，柱发狂惑，见举家皆是妖鬼，尽行杀死，凡一十六人，并无血迹，官司执柱囚之十余日，柱吐痰二碗许，问其故，乃知所杀者，皆其父母兄嫂妻子姊侄也，柱与如香皆论死。世宗肃皇帝，命榜示天下。观此妖药，亦是莨菪之类耳。方其迷惑之时，视人皆鬼矣，解之之法，可不知乎。

时珍曰，相传此花（曼陀罗花）笑采酿酒饮，令人笑。舞采酿酒饮，令人舞。予尝试之，饮须半酣，更令一人或笑或舞，引之乃验也。八月采此花，七月采火麻子花，阴干等分为末，热酒调服三钱，少顷昏昏如醉，割疮炙火，宜先服此，则不觉苦也。

羊踯躅条下弘景云，羊食其叶，踯躅而死，故名。闹羊尝作脑乱也。

以上所述，皆为有麻醉性之药。《魏志》称“华佗精于方药，处剂不过数种，针灸不过数处。若疾发结于内，针灸所不能及者，乃先令以酒服麻沸散，既醉无所觉，因刳破腹背抽割积聚，若在肠胃，则断截湔洗，除去疾秽，既而缝合，敷以神膏，四五日创愈，一月之间皆平复”。盖麻醉剂之应用，至华佗而始著。日本华冈青州，神于外科，亦有麻沸散一方。录之如下：

曼陀罗花八分　草乌头二分　白芷二分　当归二分　川芎二分　炒南星一分，不用亦可。

上六味细剉，投于热汤内煮一二沸后，频加搅拌，去滓乘温内服。——郭云霄译述，《中医新论》转载。

华冈氏疗乳岩结毒，便毒附骨疽，及跌损脱臼，制此药饮之，俟其醉割肉刮骨刳膜断筋。凡系重患笃癃者，一切用

之。华冈氏尝曰，服麻沸散，瞳子散大，脉弦数者，是为瞑眩之候。见浅田宗伯《先哲医话》。（未完）

10. 国药之历史观与改进论（续三）

第三节 宗教与药学之离合

一、宗教之构成

二、宗教与医药之关系

三、药物学上宗教气息之遗留

四、药物学上宗教表征说形象说

宗教之构成 金兆銮曰："草昧之民，常觉己外有物，其权力为己所不及者，而致其敬畏，则鬼神尚矣"（见《华国月刊》二卷四期）。金氏所谓敬畏，盖为人类性灵中所有之恐怖，此种恐怖之情绪，弥漫于草昧之民。法国孟德斯鸠亦曰："太始之人，所急者在保生，而其生之所由来，不暇计也。如是之人，彼所自见者，至弱极儳而已，故其怖畏之情，亦过吾人远。此观于山林野人，可以证也。一树之摇，为之战栗。一影之见，为之狂奔"（见严复译法意卷一）。此种战栗狂奔之笑柄，即现代习闻鬼神为厉之成人，亦往往有之，更何有于太始之人。凡此敬畏恐怖之种种，皆为精神的观念，此种精神的观念，为构成宗教之原素，谓予不信，请更引日本永井潜氏之说论，以为吾说之佐证。

永井潜曰："然吾人于此极幼稚之人类思想中，可见有不能不充分加以注意者，无也，即在太古人类，早有所谓精神观念之胚胎。抑所谓精神观念，必与宗教的观念相随，故宗教的观念之存否，而精神观念之存否可以据以推定之。"见汤尔和译《医学与哲学，宗教与医药之关系》。中国古代，有宗教之事业，而无宗教之名称，有宗教之形式，而无宗教之教义。现代最流行之佛教，传自印度，非中国所固有。其为中国所固有者，厥为道教，道教之始，为方士为巫觋。故论道教，必及巫觋。作中国宗教史者，必以巫觋为道教之星宿海。本节所论，止及巫觋。其离合之迹亦针对巫觋说法，至秦汉方士与隋唐佛学，在不久之将来详之，兹先进而论巫觋（狭义言之，谓本节巫觋与药学之离合，亦无不可）。

巫觋之兴，左邱明述之甚详。国语、楚语观射父曰："古者民神不杂，民之精爽不携贰者，而又能齐肃衷正，其智能上下比义，其圣能光远宣郎，其明能光照之，其聪能听彻之，如是则明神降之。在男曰觋，在女曰巫，及少皞之衰也，九黎乱德，民神杂糅，不可方物，夫人作享，家为巫史。"

左氏所记之巫觋，其义尚狭。关于医药与巫之关系，愚曾作《古代医学与宗教之关系考》一文以阐之，文凡四节：第一节曰中国之巫医，第二节曰日本僧侣及印度耆婆，第三节曰基督教与回教，第四节为结论。今录其第一节如下。

许慎《说文》云，医，治疾工也。古医字从巫，是为医出于巫之明证。而医学与宗教发生关系之始也。医字又从酉，酉为酒字之省形。刘师培先生云，古代之时，以巫为酉，即以巫为医。酉也者，巫之作酒者也，医也，巫之以酒疗人疾者也。故周礼酒官，系于医官之后，此即医字从酉之微意也。

巫、医二字，常相衔接。《论语》曰，南人有言：人而无恒，不可以作巫医。“吕览尽数篇”曰：巫医毒药，逐除治之。《说苑·修文篇》曰，以巫医匍匐救之。是皆医巫二字衔接之例也。屈原《天问》曰：化为黄熊，巫何活焉。王逸注曰，鲧化为熊，岂巫医所能复生也。俞曲园曰，称医为巫，古之遗语也。世本云，巫咸，尧臣也，以鸿术为帝尧之医。王充《论衡》云：巫咸能以祝术延人之疾。世本之巫咸，则具医之鸿术。此其异也。

《说文》云，巫彭初作医。《医诂》引世本，亦谓巫彭初作医。今《太平御览》、《玉海》，引世本，并作巫咸。北海郑文焯，据说文巫咸作之说，断《御览》、《玉海》之巫咸，为巫彭之误。然无论其为彭为咸，要之皆与医药有关系也。

《山海经·海内西经》云，开明东有巫彭、巫抵、巫阳、巫履、巫凡、巫相。郭璞注，皆神医也。足证上古之医，多以巫名也。又《大荒西经》云，大荒之中有灵山。巫咸、巫即、巫肦、巫彭、巫姑、巫真、巫礼、巫抵、巫谢、巫罗十巫，从此升降，百药爰在。郭璞注云，群巫上下此山采之也。使巫而仅为祈祷之事，则安所用药。今上下采药，非疗疾而何。是此十巫者，皆神医也。且巫咸为帝尧之医，而侧于十巫之列，则此十巫者，当亦在帝尧之时代也。

《周书·大聚解》云，武王既胜殷，乡立巫医，具百药以备疾灾，是以药治疾，固巫医之事也。由《山海经》等所说，则巫可医事，而药物操于巫手，药物与巫觋之关系于此可见。《左传》晋景公有疾，召桑田巫以测疾之吉凶，而召医缓于秦。是巫之与医，已歧而为二。医既与巫脱离，则药物自亦与巫无涉。然春秋之时，医尚扼于巫。国君有疾，史视实司之。泛观春秋之世，凡有疾病，祷禳之词实先于医药，故扁鹊有信巫不信医之叹。则当时术困道穷，可不言辨矣（见《医药》三卷六期黄鸣鹄《医学通论》）。案论语有“子疾病，子路请祷”亦可见一斑。

综言之，上古之巫，实司医事，故药物为彼等所运用。春秋以后，巫医分途，药物亦随医而离巫，药物与巫觋之关系，亦告一段落。在西洋医学史上，亦有此相类之事实，摘录如下，以资比较。

富士川游曰，希腊之医学，始于纪元前凡一千年。其第一期为信仰神及魔之时代，其时均信疾病神及魔之所为。有医圣司克雷批屋司者，后世尊之为神。其第二期在纪元前第六六世纪时开始。医学始渐次立于宗教信仰之外，更渐受自然哲学之影响。其时之哲学者，而同时为医学者，为批他葛拉司（纪元前五八四至五〇四）、恩配度雷颗司（纪元前五〇四年生）。医家之地位渐次独立，脱离宗教迷信之支配。——富士川游内科史张克成译

黄鸣驹曰，希腊上古时代，其医疗学已不可考。至于中古“亚孩俄”时代，则何贾氏所著神鬼论中述之颇详。如彼谓医疗学为神圣显示于民众之一种现象。又谓亚普卢为发明，能识别无花果树之性质。又谓亚儿治迷氏为产婆女神，亚藤为护眼神。凡此迷信之记述，不胜悉载，自何贾氏时代以后，“亚斯客来氏”遂为惟一之医神亚氏之教，初行于斯客来比地方，渐次敷蔓至于亚丁，其常施之治疗法，系令病

者卧于供祭之兽皮上，然后牧师旁立，宣读患者之梦境，并及于治疗之法。此等治疗除斋戒沐浴及供祭等事外，即为药物之治疗。故当时凡庙宇之中，无不有医士工作于其中。此外又有所谓亚氏教徒，及道人助手等，与医士主教等组成一团体。对于医疗等事，皆先有盟约，共守秘密，其治疗法则书之手册，藏之庙中，非局外人所可探悉。故当此时，其医药学不过为庙宇或宗教式学校中之秘密而已。——《希腊医药史》

野村瑞成曰，至于西洋，亦有其自说之始祖神话。依药用植物学所载，有云，曩者有一小国，国人奉祀一神，其神有不可思议之术。有一女名芳草妹子，世人有称此女为法麦格司，或称其信徒为法麦格屯者。若辈之制造药草，为专司神术。——《民间药》

陈邦贤曰，考巴比伦尼亚医学记载，可为当时迷信盛行之征。彼谓恶魔能降灾于吾人，天神则能治吾人感受之疾病。巴比伦尼亚之医书中，多为药方与符咒，并用之怪色。僧侣常研究牺牲之肝色，以预测天神之思想。——《解剖术之研究》。盖即因而鼓励者也。又按古代诸邦之国学，均为希腊之医学，而后世之医学，莫不渊源于希腊。希腊之医药，始于纪元前一千年，其第一期为信仰神魔之时代，此时代之疾病，深信为神魔之所为。

尊重医圣亚斯倔，后目之为神而祭之，此可见西洋医学于上古时，医与巫亦相混淆也。——《医史丛话》

药物学上宗教气息之遗留，中尾万三曰，余思关于人类生命之与疾病，殊有关于药的联想者。例如初民惧病，疑其神鬼降罚乎，抑恶魔扰乱乎，因此往往有祈神暗示适当之药的思想发生。但此种思想不问古今东西，皆有共同之辙。希腊古代，病者求神，要求神的暗示而服其药，故当时医者，巫觋兼之。以言现代，亦有用之者。如求签服药，在中国到处行之。此古代疾病与神佛结合关系之遗意也（案：原文神佛二字，为代表宗教，不可拘泥）。要之研究此事，须知本草以前之药，其最可参考之书，为《山海经》。查此书为汉哀帝建平元年（西前六年）刘歆校正而史迁亦有记载，其为古书无疑。以不佞之推想，或为战国时代人追纪从前时代之思想而成者也。《山海记》载何事？（原注，《山经》、《海经》，合之名为《山海经》。但《山海经》著者时代不同，故此特名《山经》）亦存而不论，惟计当时已知动、植、矿等物，近五百种之多。其中动物约居二百七十余种，矿物约六十余种，植物约百五十余种。此中有药效与其他之用者。特析出记之。

一、食有药效

二、佩或服而有药效

三、有药效或有其他效用

四、有显吉凶之效

五、有害于人者

上第“四”、“五”二项，与药无直接关系，其他三项则与汉药大有关系，兹特概括说明之。案原文说明一、食有药效，已见前节食饵疗法内。二、佩或服而有药效。佩或服之概括意义，为以物附于衣服，而发生功效者。以严格言，佩者以物挂于身上，服者以物缝于衣内，或以物熏衣。恰如今人佩挂香袋相同，香袋不独爱其香气也，而实含有治疗疾病，与预防疾病之意义。后世每逢重九登高，辄插吴萸。又现在中国端午，插艾于门，此皆由附会古人而生。其实正可推见古代医疗法中之遗风。就一般而言，汉药中以香烈之药居多，今日验之，皆含有挥发油精。但此等用法，亦有其发展之历程，最初为佩服，其次则为饮用，此予个人之推论也。——《汉药与食疗本草的研究》徐衡之先生译

又小川塚治氏曰，其中（指《山海经》）关于药物使用的方法，除所谓食之一法外，所谓佩之字样也很多，间有用服之字样者。如《西山经》翼望之山，有兽名讙，服之已瘅，有鸟名鵸余，服之使人不厌之类。即药物的效用，有可以为厌胜之用，如后世用咒符是已。吾人今日有一熟语曰“服药”，实则“服”字与“佩”字同义，或即由“佩”字原始的意义变化而来的。——《本草学的起源及神农本草经》

诵穆案：方忆之服字，由今观之，皆以为是饮用之义，盖习用而知耳。氏乃轻轻道破，为之浮一太白。宗教留于药物学上之痕迹，若细为推寻，尚可得多量之史料，惟头绪纷繁，而时间局促，一部十七史，不知从何说起，姑俟诸全稿杀青之日。

药物学上之表征说、形象说，从药物之外表形态上，推求其功效，此谓之表征说或形象说。在国药书籍中，此等学说，不一而足，西医尝以此讥国医为无稽，为荒唐。然西洋古代，亦有此种学说，若整理文饰，直可与张志聪等乱楮叶，亦可谓无独有偶矣。录之如下。——《英文医学辞典》一三二七页至二八页云

表征说：彼植物或矿物之外表（数，形，纹）与其所或能治的病之相类似点上着眼，以发现其药的功能之一种说

数，循此则而求之，遂谓紫草能治砂淋，山萝卜之鳞状冠毛，征其为麻风症之特效药，岩石间所生之虎耳草，必能消膀胱中之石质 Tunreriegn 与 lanlino，因色黄被推为黄症之妙药，Euphrasy 上有眼形，当然能愈红眼。（下略）许多植物，至今保有此说所赋予的本名。例如：

背脊草　膀胱草　瘤草　明目草　疔草　黄疸树　爪甲草　脐草　头颈草　脾草　癣果　喉咙草　齿草　小舌草（节录。以上各植物原书皆缀有四名，概略去）

在英国民俗学杂志上，有人记载，并解释巴列斯坦犹太人之两种治病法：

治黄疸法——用水洗琥珀项圈（犹太妇女，皆以此为饰），以之饮病者，这又像是以同治同，以黄治黄。

治哮喘法——悬一骨于颈间，从我个人的经验看来，是限于狼骨。但我也看见过人因狼骨难得，而用豹或甚至于用狗骨，余所藏的一根狼骨，精巧的镶有银，并有链条，以备人悬在胸前。肺症或喉症亦用之，阿拉伯人俗云，艰于呼吸或哮喘者的呼吸声，宛于狼叫也，这又是以同治同。

此种以同治同之原则，亦在表征说形象说范围内。“以同治同”者，因某植物矿物或动物全部，或部分之形色数声，或其他特点有似于某器官，于是用以治某病，或某器官之病之谓也。——以上节某君致丙寅医学社友人函

又德乐根道夫氏曰，凡人类皆有敬畏及信仰造物之心，常以为上天有不可思议之权力，以大宗药物赐人类，必赋此等药用植物以特别性质或形色。俾人类得即其外观之特色而求之。譬如八角茴香以其果状如星，故特以之入药。此外或因植物与人身器官形状相似，而用以为治该器官之药者，或

以其与致病之源相关合，而用之入药，譬如蜘蛛草之根，有特别形状，宛如蜘蛛，故以治蜘蛛咬毒。植物之花实茎叶，有特别颜色者，即名以其色之相似而入药，譬如有若干黄色花，为胆经药，治黄疸等症。又有多数红色花，治血症。又有先以形似，继因名称相类而入药者，如肝草之叶似肝，即名肝草，因为肝经要药，垂数百年。亦有植物割裂之后，流出汁液，因其白色似乳，而用为催乳药，黄色似胆汁，而用为胆经药之类。由此等推想所及，乃有利用植物之味之臭，以及其病形之类者。是皆前人试用药物之途径，可以推想者也。——黄胜白译外国的本草序。

以上所录，于表征说、形象说，已得其梗概。西人对于国药形色气味之学说，亦有用以人文者，惟观察粗疏，所说殊简单。兹录其片段如下：

以同属同形之物，以治同病，为中国治疗最奇之一点，其同样之点，不为形（原注豇豆疗肾）则为其地位（原注，用花或果愈身体上中部之病，根则下部）。肝之疾，则例用猪肝，鸟类之筋肉砂囊则治胃。——最奇者，莫若今日西方之疗法，亦有同于中国古法。如蛊胀，以某种久曝于日中之土治之。此土今日分析之，知其甚富利小便之行化物。多服米糠，以治生机不足。陶土治赤痢，大枫子之治癞，尤为新旧医之相符点矣。——原著《中国医学》周镕清译

原译者周镕清氏云，原著司氏旅中国有年，对中国文字学术，尚有研究，对中国社会之观察尚有相当明了，非如普通一般西来之牧师、商贾，一切妄以物质文明自豪，视中国为文化落后之国可比。实不多觏云云。

诵穆案：西洋药学史上，所谓表征说、形象说，多与迷

信相关联，故以此附本节之末，为他山之错。抑中国后世之疏说药效，多以形色气味为经纬，此与表征形象之说，殊途而同归。今西医不自咎其古代之表征形象，而日责国医之虚无缥缈，是岂明见舆薪，而不自见其睫耶。虽然空穴来风，君子则自修以塞谤，然则形色气味之取舍从违，亦可以深长思矣。（未完）

11. 国药之历史观与改进论（续四）

第四节　药物治疗之发展与先秦时代之药物

古之疗疾，为法多端，非如后世之以药物为大宗。《史记·扁鹊传》谓上古之时，医有俞跗，治病不以汤液醴酒。韩诗外传，亦谓俞跗治病，不以汤药云云。然药物之发现既多，药物之治疗，亦随之而开展，应用既广，则药物之作用，亦渐次明了。观《尚书》说命云，若药弗瞑眩厥疾弗瘳。

瞑眩之意义，已详第二节。知药须瞑眩而疾瘳，可谓达药之性矣。又《诗》曰：匪我言耄，尔用忧谑，多将熇熇，不可救药。

谓多行不义，譬之死病无良药，此虽譬喻之辞，然其以药救病之意，已在言外。又在以药治病之普遍以后，知服药亦当慎重。故：

《易》曰，无妄之疾，勿药有喜。又曰，无妄药，不可试也。

《礼记》曰，君有疾饮药，臣先尝之，亲有疾饮药，子先尝之，医不三世，不服其药。

《论语》曰，康子馈药，拜而受之，曰丘未达，不敢尝。

《易》、《礼》、《论语》之说，皆慎药之意。无妄之疾不药，则药所以攻有妄者，明甚。君亲饮药，臣子先尝为孝敬之意，且所以防药之有意外。医不三世，不服其药。孔颖达曰，父子相承，至三世，是慎物调剂矣。《论语》康子一条，丘未达之达字，章太炎先生谓是针灸之达。然姚僧垣有屡用达药之语，且此条语意颇明显，所谓达者，亦熟谙之意耳。孔子盖不知此药之性效，故不敢尝，亦谨疾之意也。复次，因药物之应用既广，故谈论文辞，多涉药物。反之，由谈论文辞之涉及药物，亦可以见药物应用之广泛。兹引征之如下：

墨子曰，惟其可行，譬若药然。一草之本，天子食之，以顺其疾，岂曰一草之本而不食哉。

庄子曰，有虞氏之药疡也，秃而施髢，病而求医，孝子操药，以修慈父。又曰，先生既来，曾不发药乎，彼所小言，尽人毒也。

《左传》针孙曰，季孙之爱我，疾疢也；孟孙之恶我，药石也。

韩非子曰：夫良药苦口，而智者劝而饮之，知其人而已已疾也。忠言拂耳，而明主听之，知其可以致功也（案前

《汉书·淮南王传、张良传》皆作毒药，《论语》、《韩非子》、《说苑》，俱作良药）。

又曰，夫弹痤者痛，饮药者苦，为惫之故，不弹痤饮药，则身不活，病不已矣（案针灸之先，以指弹之，故曰弹）。

《史记·范雎传》曰，毒药苦口利于病，忠言逆耳利于行。

又商君列传曰：语有之，貌言华也，至言实也，苦言药也，甘言疾也。夫子肯终日正言，鞅之药也。

《吕氏春秋》曰，若用药者然，得良药则活人，得恶药则杀人。义兵之为天下良药也，亦大矣。

又曰，譬之若良医，病万变药亦万变。

荀子曰，彼得之，不足以药伤补败。

其他可引者尚多，以多为伪书，故宁割爱，以上所引数条，已可见药物治病之深入人心。复因药物用途之开展，故欲治病，必先聚药。

《吕氏春秋》曰：四月聚蓄百药，糜草死。

《礼记》曰：孟夏月也，聚蓄百药。

《周礼》曰：医师掌医之政令，聚会毒药以共医事。

盖物产之宜，采取之候，治炼之方，攻疗之制，悉预知之，然后可以共医事。（刘彝语）

《周礼》又曰，以五味五谷五药养其病。

又曰，疡医掌肿疡、溃疡、金疡、折疡之祝药、劀杀之剂。凡疗疡以五毒攻之，以五气养之，以五药疗之，以五味节之。凡药以酸养骨，以辛养筋，以咸养脉，以苦养气，以甘养肉，以滑养窍。

药之应用，盖以此为最详。应用之方，亦具有条理。又春秋战国之际，名医辈出，秦有医和、医缓（按通志列传或曰缓即和也，音讹耳）。《列子·力命篇》有卢氏，《史记》渤海有扁鹊（按扁鹊不止一人）。所论医理，皆邕达中肯綮，则药物之应用，自亦随之而光大（医和有攻之不可，达之不及，药不至焉之语，此达字是针灸。《列子》卢氏治季梁之疾，不施医术，盖病之不须医术者。《扁鹊传》有"疾之居腠理也，汤熨之所及也，在血脉针石之所及也。其在肠胃酒醪之所及也"之语，所谓汤熨，为外治之剂，酒醪乃内服之药。又扁鹊谓病有六不治，骄恣不论于理，一不治也；轻身重财，二不治也；衣食不能适，三不治也；阴阳并脏气不定，四不治也；形羸不能服药，五不治也；信巫不信医，六不治也。以不能服药，列之不治之一。药在治疗中之地位，其重要可见矣）。

医在春秋战国之时，发达已至相当程度，故长桑君与扁鹊授受之际，有禁方。方为药所组成，所谓禁方盖特效之药方耳。秦之医官，有太医令丞，见杜佑通典。有太医令，见《史记·扁鹊传》。有侍医，见《史记·刺客列传》。《刺客传》云："是时侍医夏无且，以其所奉药囊提荆轲，秦制侍医以囊盛药侍殿上，盖备不时之需耳。"

扁鹊所得有禁方，则药物已由单味变为有组织，其应用已较单味药进步。又春秋战国时，各家皆著书立说，以发挥一己之主张，医药自不得例外。

《始皇本纪》曰，所不去者，医药卜筮之书。

药既有书，则便于民间之诵习，药物治疗发展之后，盖至是而有成书矣。

先秦时代之药物　自春秋战国以至于秦，谓之先秦，在此时期内，著述最多，学术最盛，药物之名称，亦往往见于各家之著述，其确知为药用者。如：

《左传》曰，有麦麹乎，曰无。有山麹穷乎，曰无。河鱼腹疾，奈何。

庄子曰，古之真人，得之也生，失之也死；得之也死，失之也生，药也。其实堇也，桔梗也，鸡壅也，豕零也，是时为帝者也。何可胜言。

孟子曰，七年之病，求三年之艾。

其有虽不能确知为药用　而名称著于典籍者，姑摘录数种如下。

射干《本经》——荀子曰，西方有木焉，名曰射干，茎长四寸，生于高山之上，而临百仞之渊。

鼠李《本经》——诗，北山有楰。《图经》云，鼠梓一名楰。《别录》云，鼠李一名鼠梓。

桂《本经》——《楚辞》曰，嘉南州之炎德兮，丽桂树之冬荣。

《吕氏春秋》曰，桂枝之下无杂木，辛螫故也。

木兰《本经》——《史记·滑稽列传》曰，斋以姜枣，荐以木兰。

酸枣《本经》——孟子曰，养其樲棘。赵岐注，樲枣，小枣，所谓酸枣是也。

椒《本经》——《楚辞》曰：奠桂酒兮椒浆，播芳椒兮成堂。

姜《本经》——《论语》，不彻姜食。

贝母《本经》——诗，言采其蝱。陆玑疏，蝱今药草贝母也。

茅根《本经》——《左传》，尔贡苞茅不入，王祭不供，无以缩酒。

菊《本经》——月令，鞠有黄华。《楚辞》曰，夕餐秋菊之落英。

蒺藜子《本经》——《易》，据于蒺藜。

车前子《本经》——诗，采采芣苢。陆玑疏，芣苢一名马舄，一名车前。

款冬花《本经》——《楚辞》曰，款冬花而生兮，凋彼叶柯。

菟丝子《本经》——《吕氏春秋》曰。人或谓菟丝子无根，菟丝非无根也，其根不属也。

芍药《本经》——诗，赠之以芍药。

藁本《本经》——荀子，兰茝、藁本，渐于蜜醴。

曾青《本经》——荀子，重之以曾青。

蜣螂《本经》——庄子，蛣蜣之智，在于转丸。

茜根《本经》——诗，茹芦在阪。陆玑疏，齐人谓之茜。

栝蒌《本经》——诗，果赢之实，亦施于宇。毛传曰，果赢栝蒌也。

上药物二十品，大部分为今人所常用，然著录之时，未必知有药效，亦未必视为药物，故难为信史。愚于二十年冬季，曾集药物之见于经史百家者，约二百数十种，其一部分发表于汉和药学，友朋知好，或誉为广博，然诸药在当时未必即供药用，而所引如列子、管子等，又多杂伪书，故虽辛勤所集，亦宁割爱不载，夫市侩招徕之语，有所谓“忍痛牺牲”者，予则诚“忍痛牺牲”矣。

《山海经》据中尾万三之考证，谓为战国时代人追记从前时代之思想而成者，然据姚际恒之考证，则谓为秦汉间人所作，愚以为此事非一时代所成，亦非出一人之手，既不全出战国，亦不全出秦汉，执著一义者，皆不得谓之达也。兹录姚际恒之说如下。

《汉志》不著撰人名，刘歆校定表，言禹定九州。而益等类物善恶，著此书，皆圣贤之遗事，古文明著者也。以为禹伯益撰致为可笑，经中言夏后启殷王文王，且言长沙零陵雁门诸郡县，歆不知欺谁乎，此盖秦汉间人所作。昔人已多论之矣。——《古今伪书考》

又顾实曰《山海经》一书，当分别观之。五藏山经后有禹曰“天下名山”云云，亦见管子地数篇，故刘歆定为禹益作也。若海外以下等经，则非禹益书，多为图说之辞，其图盖即禹鼎，又有周时说山海图之文。则有汤文王葬所，汉所传图，则有余暨、彭泽、朝阳、淮浦等汉县，后人往往据图说杂出周汉地名，以疑此经。颜之推所谓“《山海经》禹益所记而有长沙、零陵、诸阳、诸暨”。此由未尝分别观之也。盖古书往往有后贤说解，增附为一，必当分别观而后明也。

由顾实所说，则知《山海经》中有秦以前书，亦有秦以后书，然则欲窥古代药品者，可于此书得之。前年在次公先生处，得见持志大学月刊二册，内有虫羽君著《山海经药物类辑》一文，予所欲作而未作者，虫羽君乃代为之，欣喜出意料，爰节录之如下。

《南山经》

木类

白蓉　其状如谷而黑理，其华四照，佩之不迷。

动物

虎蛟　基状鱼身而蛇尾，首如鸳鸯，食者不肿，可以已痔。

《西山经》

木类

文茎　其实如枣，可以已聋。

嘉果　其实如桃，其叶如枣，黄华而赤柎，食而不劳。

丹木　其叶如谷，其实大如瓜，赤符而黑理，食之已瘅。

草类

萆荔　状如乌韭而生于石上，亦缘木而生，食之已心痛。

条　其状如韭而白华黑实，食之已疥。

熏草　麻叶而方茎，赤华而黑实，臭如蘼芜，佩之可以已疠。

鸟类

肥遗　其状如鹑，黄身而赤喙，食之已疠，可以杀虫。

栎　其状如鹑，黑文而赤翁，食之已痔。

数斯　其状如鸱而人足，食之已瘿，或作痫。

鳞介类

文鳐鱼　状如鲤鱼，鱼身而鸟翼，苍文而白首赤喙，常行西海，游于东海，以夜飞，其音如鸾鸡，其味酸甘，食之已狂。

《东山经》

木类

名未详　其状如杨赤华，其实如枣而无华，其味酸甘，食之不疟。

鳞介类

箴鱼　其状如鲦，其喙如箴，食之疫无疾。

木类

雕棠　其叶如榆叶而方，其实如赤菽，食之已聋。

草类

荣草　其叶如柳，其本如鸡卵，食之已风。

无条　员叶而无茎，赤华而不实，服之不瘿。

鸟类

青耕　其状如鹊，青身白喙，白目白尾，可以御疫，其鸣自叫。

鳞介类

豪鱼　状如鲔，赤喙尾赤羽，可以已白癣。

修辟之鱼　状如黾而白喙，其音如鸱，食之已白痈。

水类

高前山上水　其寒而清，帝台之浆也，饮之不心痛。

类未详

天婴　其状如龙骨，可以已痤（痈痤也）。（下略）

第五节　本草　药论　胎胪药录

（一）本草论

载药之书，颜曰本草。本草之义，果何取耶。韩保升曰，药有玉石、草木、鸟兽、虫鱼。而云本草者，为诸药中草类独多也。韩氏之说，不无相当之理由，然苦无充分之解释。德药根道无氏，则于药物多用草木之理由，阐发甚精，其说曰：人类最初食物及最初药物，必为植物，可以无疑。至于以动物皮肉为食用之事，必在有兵器之后，其中有理想、有经验、有技巧等等，已为文化进步之时，非复生民之初，全凭良知者矣。故纵观全世界各民族药饵历史，当上古之时，其药品几无不取材于植物。虽新近翻译之古代埃及医书，其中所载古代埃及药物似偏多用动物为之，但此层却另有理由可说。缘此等古代死语，少能读之人，甚难翻译准确。古代埃及人多有以鸟兽之名名植物者，译者不辨，竟译成鸟兽名，故觉得满纸者是动物，其实仍植物为多耳，此非臆造之谈。试观各民族古文，皆有喜取动物或动物器官，以比拟植物或植物之花果者，更有因其相似之处，即为之取名者，此类甚多，无须列举，所以各国植物界中很多动物之名。彼埃及医书中之动物药，亦此类耳。故粗视之，虽似动物药品为多，其实皆植物耳。

黄鸣驹曰，按中药中如狗脊、龙胆、牛膝、鹿蹄、鸭跖、鸡冠、狗舌、鼠尾、漏芦、飞廉、地蜈蚣、狼牙、虎掌、乌头、木鳖、羊蹄、马齿、龙眼、白头翁、草石蚕、虾蟆衣之类，皆以动物名植物，使外人直译，必有误会。固不独蹲鸱误怪，贻人笑柄已也。

关于本草二字之意义，已得相当之解释，本草二字，最初见于《汉书》。《汉书·郊祀志》云，及孝宜参山，蓬山之罘，成山、莱山，蚩尤劳、五谷床、仙人玉女径路，黄帝天神原水之属皆罢，候神方士使者，副佐本草待诏七十余人皆归家（原注，颜师古曰：本草待诏，谓以方药本草而待诏者）。

平帝纪五年云征天下，通知逸经、古记、天文历算、钟律小学、史篇方术、本草，及以五经、论语、孝经、尔雅教授者，在所为驾一封轺，传遣诣京师，至者数千人。

游侠传，楼护字君卿，齐人，父世医也。护少随父为医长安，出入贵戚家，护诵医经、本草、方术数十万言，长安咸爱重之。

按周寿昌《汉书注校补》云，本草颜注，谓方药本草，寿昌案。楼护传护诵医经本草方术数十万言，是西汉时已有方药本草一书。然“艺文志”不载，恐非今世传之《神农本草》也。

诵穆案：方药本草疑非书名，周氏盖失之武断，要之在汉时必已有本草成书，则可断言。然《汉书》既载本草二字，而艺文志乃不载本草一书，实为千古憾事，欲不谓之疏漏，又安可得乎。

章学诚曰，方技之书，大要有四：经脉方药而已，经阐其道，脉运其术，方致其功，药辨其性，四者备而方技之事备矣。今李柱国所校四种，则有医经、经方二种而已。脉书、药书，竟缺其目，其房中神仙，则事兼道术，非复方技之正宗矣，宜乎叙方技者，至今犹昧于四部相承之义焉。按司马迁《扁鹊仓公传》，公乘阳庆传、黄帝扁鹊之脉书，是西京未尝无脉书也。又按班固《郊祀志》，成帝初有本草待诏，楼护传少诵医经本草方术，是西京未尝无药书也。李柱国专官典校，而书有缺遗，类例不尽，著录家法，岂易言哉。——《校雠通义》

《艺文志》曰，经方者，本草石之寒温，量疾病之浅深，假药味之滋，因气感之宜，辨五苦六辛，致水火之齐，以通闭解结，反之于平。及失其宜者，以热益热，以寒增寒，精气内伤，不见于外，是所独失也。诵穆案：《艺文志》无本草，愚引为憾事。然经方固曰，假药味之滋云云，则药之专书虽不载，而药之效能乃互见，亦可以稍稍释憾矣。（未完）

12. 国药之历史观与改进论（续五）

俗务山积，未能多写，幸读者谅之，下册当努力。诵穆谨志

（二）药论

《史记·太仓公传》曰，太仓公者，齐太仓长，临菑人也，姓淳于氏，名意，少而喜医方术。高后八年，更受师同郡元里公乘阳庆。庆年七十余，无子，使意尽去其故方，更悉以禁方予之，传黄帝、扁鹊之脉书，五色诊病，知人死生，决嫌疑，定可治，及药论甚精。又曰，受其脉书上下经，五色诊，奇咳术，揆度阴阳外变，药论、石神论，接阴阳禁书。又曰，菑川王时，遣太仓马长冯信正方，臣意教以案法逆顺论药法，定五味及和齐汤法。

诵穆案：太仓公所得药论，今亡佚不可见。仓公传中，所载方药不多，其用药法度，无从具体考见，今摘录如下：

下气汤——见齐王中子条——其用为下气。

火齐汤——见齐郎中令循条，齐王太后条，齐北王司空命妇条。——其用通大小溲，散疝气。

液汤火齐——见齐中御府信条，疑即火齐汤——其用逐热。

半夏丸——齐太医用之，非仓公方。

药酒——见济北王条，治风蹶胸满。

苦参汤——见齐大夫条，治龋齿。

莨砀药——见菑川王美人条，其用下乳。

柔汤——见王后弟宋建条，治腰胁痛。

芫华——见临菑氾里女子条，其用杀蛲，治蛲瘕。

火齐米汁——见齐淳于司马条，治迴风。

火齐粥——见齐王故为阳虚侯条，治痹。

又济北王侍者韩女，月事不下，仓公即窜以药，齐王故为阳虚侯条，即令更服丸药，皆不知为何药，不知为何丸。火齐汤据吉益东洞云，“刘河间曰，所谓黄连解毒汤也。刘氏由何言之，其出处不可知，故亡论。然言用之则必大便下利。因知其方中必有大黄之辈。然则淳于意所论，与药齐异矣。”（未完）

13. 国药之历史观与改进论（续六）

（三）胎胪药录

东汉张机，字仲景，南阳人。灵帝时举孝廉，在家仁孝，以廉能称。建安中官至长沙太守，在郡亦有治迹。博通群书，潜乐道术，学医于同郡张伯祖，尽得其传。总角时同郡何永，许为良医，后卒如其言，所著有《伤寒杂病论》合十六卷。其自序中有曰：

乃勤求古训，博采众方。撰用《素问》、《九卷》、《八十一难》、《阴阳大论》、《胎胪药录》。并平脉辨证，为《伤寒杂病论》，合十六卷。——节录

案仲景守长沙，于史无考（丁福保先生之考证）。郭象升先生则谓，汉书长沙太守张羡，即是张机，其说无充分之证据。仲景所引《素问》、《九卷》，是否即今之《素问》，所引之《八十一难》，是否即今之《难经》，忠于学术者，皆应作翔实之考据，兹姑置之不论。仲景所引之《胎胪药录》，未知作者为何许人，其书亦亡佚，无从辑录。惟仲景书中论药效处，有为神农本经所无者，仲景是否根据于药录，虽不可知，要之，仲景所述之药效，有出于本经之外者，则事实俱在，殆无可疑已。日本吉益东洞作《药征》，其弟子村井大年，作《续药征》。考据仲景书之药效，皆精当可恃。惟其书或杂以己意，刺取连缀，非仲景原文，故以仲景书与《本经》相比较，仍当于仲景原书中求之。兹略举《本经》与仲景不同之处。如左：

一、半夏

《本经》味辛平，主伤寒寒热，心下坚，下气，喉咽肿痛，头眩，胸张咳逆，肠鸣，止汗。

——据孙星衍《神农本草经辑本》

仲景茯苓甘草五味去桂加姜辛夏汤曰：呕者，复纳半夏。

诵穆案：半夏治呕。《本经》未提及（《别录》云，半夏主呕逆。甄权亦云，止呕吐）。

二、桔梗

《本经》味辛微温，主胸胁痛如刀刺，腹满肠鸣幽幽，惊恐悸气。

仲景云，少阴病二三日，咽痛者，可与甘草汤。不瘥者，与桔梗汤（甘草汤甘草二两，桔梗汤桔梗一两，甘草二两）。

诵穆案：桔梗治咽痛，《本经》未提及（《别录》云，疗喉咽痛。《大明本草》云，喉痹）。

又案：仲景所用之药，共百五十余品，见于《本经》者，约百二十余品，未见者共三十余品，仲景药品之未见于《本经》者，摘录数种如下：

苏叶　半夏厚朴汤　艾　胶艾汤　柏叶　柏叶汤

白前　泽漆汤　蒴藋　王不留行散　甘李根皮　奔豚汤

小麦　甘麦大枣汤　蜘蛛　蜘蛛散　猪胆汁　白通加猪胆汁汤

猪膏　猪膏发煎　鸡屎白　鸡屎白散　苦酒　苦酒汤

中裈　烧裈散　以上见《别录》

诃黎勒　诃黎勒散　以上见《唐本草》

神曲　薯蓣丸　鸡子黄　黄连阿胶汤　百合鸡子黄汤　以上见《药性本草》

诵穆案：仲景风引汤有寒水石（《别录》同）。即《本经》之白水石。药名有异同，药效互有详略，仲景盖未见《本经》，今为便于叙述计，以《胎胪药录》次于《本经》之前。

第六节　神农本草经（上）

《神农本草经》为药学界古书之一。名曰神农，实非神农所作。第一节中，已微发端倪，此书散见于《大观本草》中，日本森立之、阳湖孙星衍、金山顾观光，明卢之颐，皆有辑本。又医官玄稿，谓有潘硕甫校之坊刻《神农本经》一种。未知是否即卢之颐所辑者，余未睹，不敢臆说，案头所有者，为阳湖孙星衍之《神农本草经辑本》。撰述此文时，得力不少。关于《神农本草经》之论文，余搜得数篇更参以已见，所论列之问题，约略括之如下：

一、神农之名字沿革——托名神农之书籍。

二、神农食禁，是否即神农本草。

三、《博物志》等所引之《神农经》等

四、《神农本草经》之佚文

五、《神农本草经之辑本》——三品之异同

六、《本经》完成之时代

七、《本经》之本来面目

八、《本经》之内容

九、朱墨文与黑白字

十、唐宋之讳字

十一、《本经》真伪之考证

十二、《本经》病名之比较

关于《本经》文献之整理，至此始稍有头绪，以下将上中下三节，第七、第八、第九逐条叙述之。惟子目系信笔写来，叙述时或前后移掇稍有出入，在所不免，而上中下节材

料之分配，或未能均匀，当于杀青时增删而匀整之。（未完）

14. 国药之历史观及改进论（续七）

（一）神农名字之沿革——托名神农之书籍

旧史所述，神农为古帝王名，或称炎帝，传八世，灭于黄帝，托名黄帝之书，见于《汉书艺文志》者，其数至多，托名神农者，亦有下列数种。

农家——神农二十篇（六国时诸子疾时怠于农业，道耕家之事托之神农。师古曰，刘向《别录》云，疑李悝及商君所说）。

阴阳家——神农兵法一篇。

神农大幽五行二十七卷。

神农教田相土耕种十四卷。

以上四种，皆非医书之以神农名者。在《汉书艺文志》经方门有神农、黄帝、食禁七卷。神仙门中，有《神农杂子技道》二十三卷。神仙非疾医所守，似不宜次于医方之列，章实斋之所谓事兼道术，非方技之正宗矣（见《校雠通义》）（附注，神农亦见于《内经》。《内经》有后世益明，上通神农，著至教于二皇之语）。

神农尝药，第一节言之已详，至神农本草之说，则见于汉后。记曰，医不三世，不服其药。郑康成曰，慎物齐也。又康成《周礼注》曰，五药草木虫石谷也，其治合之齐，则有存神农子仪之术。郑氏慎物齐也一句，后人谓即是治合之齐之意，指本草诸书而也。神农子仪之术一句，关于神农之术如何，为康成所未言，子仪之书，则唐贾公彦引晋荀勖中经簿，有子仪本草经卷，其即子仪之术欤（忆扁鹊有弟子名仪，出处已忘）。

华佗弟子李当之作《药录》，吴普作《吴氏本草》。吴氏之书，李时珍谓其记神农、黄帝、岐伯、桐君、雷公、扁鹊、华佗、李氏（即李当之）所说性味甚详。《嘉祐本草》云，普修神农本草，成四百四十一种，《唐经籍志》尚存六卷。今广内不复存，惟诸书多见引据，其说药性寒温五味，最为详悉。是普书宋时已佚矣。吴普之修神农本草，是否事实，已无可考见。惟吴普时已有神农说药之书则彰明矣。

晋《张华博物志》引《神农经》曰：药物有大毒云云。又引《神农经》曰：药种有五物云云（俱详《本草经》之佚文一段），所谓《神农经》，疑即《神农本草经》。

葛洪《抱朴子·内篇》引《神农经》云：上药令人身安命延云云，又引《神农经》云，中药养性，下药除病云云。又《太平御览》引《抱朴子·神农经》云云。又《抱朴子·内篇》引神农四经曰，五芝及饵丹砂云云。《抱朴子》引《神农经》三字，与《博物志》同。神农四经之四字，或谓是本字之误。

梁陶弘景《名医别录序》，旧称《神农本经》，予以为信然。昔神农氏之王天下也，画八卦以通鬼神之情，宣药疗疾，以极夭伤之命。此书应与《素问》同类，但后人多更修饬之尔。秦皇所焚，医方卜术未预，故犹得全录。而遭汉献迁徙，晋怀奔迸，文籍焚废，十不道一。今之所存有此三卷。魏晋以来吴普、李当之等更复损益，或五百九十五，或三百一十九，或三品混糅，冷热舛错，草石不分，虫兽无辨。且所主治，互有得失云云。案弘景所述，不啻为《神农本草经》流传之小史。日本森立之据敦煌本草集注序录考据，谓陶隐居之《神农本经》一语，实脱去一“草”字。

《隋书经籍志》有下列数种：

《神农本草》八卷（原注，梁有《神农本草》五卷，神农本草属物二卷）。

《神农本草》四卷（原注雷公集注）。

《神农采药经》二卷，药忌一卷亡。

《神农本草经》三卷。

唐李善文选注引《神农本草》曰，春夏为阳云云。赵宋《太平御览》引《神农本草》曰，神农稽首再拜问于太乙子曰云云。又《太平御览》引唐《艺文类聚》引《本草经》曰，太一子曰云云（另有《本草经》四卷，蔡英撰，见《隋经籍志》）。

根据以上之史料，知关于神农之本草，有下列诸名：

神农经——见《博物志》、《抱朴子》。

神农四经——见《抱朴子》。

神农本经——见《名医别录序》。

神农本草——见《隋书经籍志》、文选注、《太平御览》。

神农采药经——同前。

神农本草经——同前。

本草经——《太平御览》引《艺文类聚》。

此七种书，除神农采药经外，其余六种，是否为同一种书，尚待考证，惟其文句人略相同者颇多，疑为同 种书，而东西增删者，其内容有出于今所流行之本经之外者。盖佚文使然欤。

后汉以前，无神农本草之史料，可以依据。皆阘昧不明，惟弘景所述，差强人意耳。其卷数不同者，古今分合之异。

（二）神农食禁是否即《神农本草经》

《艺文志》有《神农黄帝食禁》七卷（见前段）。阳湖孙星衍，以为食禁当做食药，即食药神农本草。其辞曰：

予按艺文志有《神农黄帝食药》七卷。今伪为食禁，贾公彦周礼医师疏引文，正作食药，宋人不考，遂疑本草非《七略》中书。贾公彦引中经簿，又有《子仪本草经》一卷，疑亦此也。——本草经序

近代顾实氏，亦谓《神农黄帝食禁》，即《神农本草》，理由虽异于孙氏，其意则同，顾氏曰：

本草之名，亦见《汉书·楼护传》，而《汉志·方技略》只有《神农黄帝食禁》七卷。当中国北宋时日本人康赖著《医心方》（二十九）引《本草食禁》云“正月一切肉不食者吉”等语。据此，则《隋志》载《神农本草》八卷，当即《汉志》之《食禁》矣，曰食禁，曰本草，曰本草食禁。盖详略变言之殊，今《神农本草经》三卷，《问经堂》丛书本，清孙星衍、冯翼同辑，别详《汉书艺文志讲疏》（讲疏说见下期）。

顾氏为爱护中医之一人，爱护之后，往往无物不真，无物不善，其说本于孙氏。特文笔澜翻，别出理由耳。孙氏亦患此痼疾，故处处为本经生根敷叶，其理由之牵强，证据之

孤独，则不顾也。

以余观之，则贾公彦所引为食药，不甚可靠，即使真为食药，亦未必即是《神农本草经》。顾氏所说，尤牵扯不可为训，故所谓食禁者，殆非神农本草经矣。（未完）

15. 国药之历史观与改进论（续八）

（三）《神农本草经》之佚文

上药令人身安命延，升天神仙，遨游上下，役使万灵，体生毛羽，行厨立至（《抱朴子·内篇》引神农经，据《太平御览》校）

中药养性，下药除病。能令毒虫不加，猛兽不犯，恶气不行，众妖并辟（《抱朴子·内篇》引神农经）。

太一子曰，凡药上者养命，中者养性，下者养病（《艺文类聚》引《本草经》）。

神农乃作赭鞭钩制（尺制切），从六阴阳与太乙外（巡字）五岳四渎，土地所生，草石骨肉心灰皮毛羽万千类，皆鞭问之得其所能治，主当其五味。一日（二字旧误作百）七十毒（《太平御览》引《本草经》），当疑尝字之误。

神农稽首再拜，问于太乙子曰，曾闻之时寿毒过百岁，而徂落之咎，独何气使然也。太乙子曰，天有九门，中道最良，神农乃从其尝药，以拯救人命（《太平御览》引《神农本草》）。

按此诸条与今本经卷上文略相似，诸书所引，较本经文多。又云是太乙子说，今无者。

疑后节之其云，赭鞭钩锄，当是煮辨候制之假音，鞭问之即辨问之无怪说也。

药物有大毒，不可入口鼻耳目者，即杀人。一曰钩吻（卢氏曰，阴地黄精不相连，根苗独生者是也）。二曰鸱（状如雌鸡生山中）。三曰阴命（赤色著木悬其子，生海中）。四曰内童（状如鹅，亦生海中）。五曰鸩羽（如雀，墨头赤啄）。六曰螭蟜（生海中，雄曰蟜，雌曰螭也。《博物志》引《神农经》）。

药种有五：一曰狼毒，占斯解之。二曰巴头，藿汁解之。三曰藜芦，汤解之。四曰天雄、乌头，大豆解之。五曰斑茅，戎盐解之。毒菜害小儿，乳汁解，先食饮二升（《博物志》引《神农经》），五芝及饵丹砂、玉札、曾青、雄黄、雌黄、云母、太乙余粮，各可单服，此令人飞行长生（《抱朴子·内篇》引《神农四经》）。

春夏为阳，秋冬为阴（文选注引《神农本草》）。

春为阳，阳温生万物（同上）。

黄精与术，饵之却粒，或遇凶年，可以绝粒，谓之米脯。（《太平御览》引《抱朴子·神农经》）。

五味养精神，强魂魄，五石养髓，肌肉肥泽。诸药其味酸者，补肝脾心，除肾病。其味苦者，补心养脾除肝病。其味甘者，补肺养脾除心病。其味辛者，补肺养肾除脾病。其味咸者，补肺除肝病。故五味应五行，四体应四时，夫人性生于四时，然后命于五行，以一补身，不死命神。以母养子，长生延年。以子守母，除病究年（《太平御览》引养生要略《神农经》)。

案此诸条，当是玉石草木三品前总论，而后人节去。

诵穆案：以上为孙星衍所辑。凡云案者皆孙氏语，古书流传至今者，往往被删略，如仲景金匮，仅存要略。《千金》、《外台》中，犹多仲景遗文，余辑之为南阳遗篇，似于校勘之学，不无小补，惜所据多坊间通行本，无善本相印证耳。《本经》佚文末段，论五味养精神云云，以五味分配五脏，甚粗疏与《内经》之致密者有异，盖古代五行之说，原无定论耳。

（四）神农本草三品异同考（余云岫撰）

古本草之存于今者，惟宋唐慎微之《证类本草》，其白字、黑字，谓仍梁陶弘景朱书、墨书之旧。朱书者为《神农本经》，墨书者乃陶氏《名医别录》之文也。宋《开宝重定本草》序曰："朱字、墨字，无本得同。"则自梁至宋，伪脱甚多，已不可尽据矣。又曰："乃以白字为神农所说，墨字为名医所传。"则易朱字而为白字，实始于宋开宝，盖以便镂板也。今所传《证类本草》，即仍其制。自明李时珍《本草纲目》出，而《证类》遂微，本草之旧，逾加混乱。阳湖孙星衍据证类之白字，为之考核，而辑《神农本草经》。金山顾观光，据《纲目》之本经目录，亦辑《神农本草经》。日本福山森立之，据其国所传各种古籍，亦有《神农本草经》之辑。余所见者，三家而已，其所据不同，根本互异，三品出入，颇有参差。爰以《证类》之白字为本，而以三家说附于下，览者可以观其异同焉。(未完)

16. 国药之历史观与改进论（续九）

上经

丹砂　云母　玉泉　石钟乳　矾石　硝石　朴硝　滑石　石胆　空青　曾青　禹余粮　太一余粮　白石英　紫石英　五色石脂　白青　扁青

上玉石部上品一十八种，孙同。顾以石胆、白青、扁青三种入中品，为十五种。森降石钟乳入中品，进中品之水银入此，亦一十八种。

菖蒲　菊花　人参　天门冬　甘草　干地黄　术　菟丝子　牛膝　茺蔚子　女萎　防葵　柴胡　麦门冬　独活　车前子　木香　薯蓣　薏苡仁　泽泻　远志　龙胆　细辛　石斛　巴戟天　白英　白蒿　赤箭　菴蕳子　菥蓂子　蓍实　赤芝　黑芝（孙并入赤芝）　青芝（孙并入赤芝）　白芝（孙并入赤芝）　黄芝（孙并入赤芝）　紫芝（孙并入赤芝）卷柏　蓝实　芎䓖　蘼芜　黄连　络石　蒺藜子　黄芪　肉苁蓉　防风　蒲黄　香蒲　续断　漏芦　营实　天名精　决明子　丹参　茜根　飞廉　五味子　旋覆花　兰草　蛇床子　地肤子　景天　茵陈蒿　杜若　沙参　白兔藿　徐长卿　石龙刍　薇衔　云实　王不留行

上草部上品七十二种，孙合六种芝为一种，曰黑赤青黄白紫芝，而移米谷部青蘘一种，及进唐本，退姑活、别羁、屈草、淮木四种入此。据吴普增升麻一种，为七十三种。顾降柴胡、芎䓖、营实、茜根、白菟藿、薇衔六种入中品，为六十六种。森从孙氏增入升麻一种，又移米谷部青蘘一种，及升中品石龙芮一种入此。而降芎䓖、蘼芜、黄连、黄芪、防风、续断、决明子、丹参、五味子、杜茗、沙参、薇衔十二种入中品。降巴戟天、飞廉二种入下经，为六十种。

牡桂　菌桂　松脂　槐实　枸杞　柏实　茯苓　榆皮　酸枣　檗木　干漆　五加皮　蔓荆实　辛夷　桑上寄生　杜仲　女贞实　木兰（顾入中经）　蕤核

上木部上品一十九种，孙移果部橘、柚入此，为二十种。顾移橘、柚入此，而降檗木、五加皮、木兰三种入中经，为十七种。森本升中品秦椒一种入此，而降檗木一种入中经，五加皮一种入下经，为十八种。

发髲

上人部上品一种，孙同。顾降入中经，森与孙同。

龙骨　麝香　牛黄　熊脂　白胶　阿胶

上兽部上品六种，孙同。顾降牛黄入中经为五种，森与孙同。

丹雄鸡　雁肪

上禽部上品二种，孙同。顾降入中经，森与孙同。

石蜜　蜂子　蜜蜡　牡蛎　龟甲　桑螵蛸　海蛤　文蛤　蠡鱼　鲤鱼胆

上虫部、鱼部上品十种，孙同。顾降海蛤、文蛤、蠡鱼、鲤鱼胆四种入中经，为六种。森降龟甲、桑螵蛸、海蛤三种入中经，而无文蛤，亦为六种。

以上为余氏原文之一部分，因篇幅过长，不能悉载，故略去。《本经》本来之面目已不可复见，三品之进退亦不关重要。惟好古敏求者，犹考核其旧迹，使探讨药学者，知三品变革之源流而已。

第七节 神农本草经（中）

（五）《神农本草经》完成之时代

《本经》完成之时代，主后汉说者为最有力。

陶弘景曰，所出郡县，乃后汉时制，疑仲景、元化等所记。

此书虽不能肯定为仲景、元化所记，然断为后汉之著作，则愚亦有此感想。更以《本经》所载之药物证之，如龙眼，见《南方草木状》。

《广雅》云，益智，龙眼也。

刘达注《吴都赋》云，龙眼如荔枝而小，圆如弹丸，味甘胜荔枝，苍梧、交趾、南海、合浦皆献之。山中人家亦种之。苏颂曰，汉时南海常贡之，大为民害。临武长唐羌上书言状，和帝感言，下诏止之苍梧、南海。秦定百粤后，始与中国通，龙眼既自苍梧、南海输入，见于《本经》。则《本经》至早亦为秦以后之著作，更以葡萄、胡麻证之。葡萄据《史记》，当做蒲陶。

《史记·大宛列传》云，大宛左右，以葡萄为酒，汉使取其实来，于是天子始种苜蓿、葡萄肥饶地。

是葡萄至汉始有，则《本经》完成之时代，至少又降低一格，或谓葡萄为中国所固有，非征大宛以后所始有。持此说者，约有两种：其一为明之李时珍，其一为后汉之郑玄。

时珍曰，《汉书》言张骞使西域，始得此种，而《神农本草》已有葡萄，则《汉书》前陇西旧有，但未入关耳。

《周礼》场人云，树之果蓏珍异之物。郑玄曰，珍异，葡萄、枇杷之属。

时珍之说不足据，无事深论，郑玄以周礼之珍异，为葡萄、枇杷之属，似周时已有此物，则葡萄已发生疑窦，不足据为典要矣。胡麻《本经》上品，为张骞自大宛带。

陶弘景曰，本生大宛，故曰胡麻。

从各方观察，胡麻为张骞后始有，似无疑义。为慎重计，则葡萄虽不足恃，而胡麻似可断定《本经》之时代矣。更以后汉之地名言之，则《本经》完成之时代，又将抑低至后汉，惟北齐颜之推，清张炯、孙星衍，皆以郡县为后人掺入。

颜之推曰，本草神农所述，而有豫章朱崖、赵国常、山奉高真定、临淄冯翊等郡县名，皆由后人所掺入，非本文。

张炯曰，郡县本属后人所附益，经但云生山谷、生川泽耳。

孙星衍曰，按薛综注《张衡赋》，引《本草经》太一禹余粮，一名石脑，生山谷，是古本无郡县名。《太平御览》引经上云，生山谷或川泽，下云生某山某郡，明生山谷，本经文也。其下郡县，名医所益，今《大观本》俱作白字，或合其文云某山川谷，某郡川泽，恐传写之误。

按颜、张、孙三说，以孙为最有理致。然古人注书，多不引全文，薛综之注为孤证，不足以证古本之无郡县名。名医以《本经》之文朱书，以名医之文墨书，大观以白字代朱书，墨书则仍为墨字，弘景亲见古本，大观又复名医，似不致伪误。即诚如开宝所云，朱字、墨字，无本得同，然亲见古本之弘景，亦疑本以为后汉人所记，则其为后汉之著作，殆绝无可疑矣。故归纳言之，则《神农本草经》大抵完成于后汉，东人之说，有与吾侪契合者，录之如下。

久保田晴光曰，（汉时代）自本草方面观之，变化亦颇大。药品（尤以植物性药品）非常增加，盖（汉）武帝南征北讨，领土非常扩张，诸如广东、广西至海南岛亦属其版图。前此所有者，为山西、直隶、山东、河南等北方寒带植物。自此而南方热带之植物，亦得收获。又武帝时之西纪前一二二年前后，张骞奉使西域，携来中国所无之石榴、胡桃、胡瓜、苜蓿、蒜、胡荽、西瓜、无花果等种子而归，且以西域为介，得悉西方诸国之事情。罗马帝国亦于此时代，被中国所知，咸称为大秦国。如是海陆并进，渐次输入新植物，一面盛行研究此等新来植物之用途，于是药物之数大增加矣。……中国本草书之最古者，相传为《神农本草经》。此谅出于汉代者，已如前述。（下略）。

小川塚治曰，陶弘景以这书为未有文字时代的神农的不刊之书，语其知识所传，实为后世桐君、雷公之辈所制作。究其出产的地名，亦不过是从后汉的制度而来，入于张仲景、华佗一辈之手的作品而已。这种考证，较为合于当时的事实。现今观察其药品中植物一类，如葡萄则为汉世自西域传来之物，又其效用与汉以前的医家所承认者。不合之点也有，以之与《山海经》的药物相比较，便显著了更加一层的差异。彼则代表极幼稚民族的思想，此则为医学眼识大有进步时的产物。由上文所述来说，《本草经》一书，大约为汉末，即西域交通以后，综合一切进步的药物学知识之大成，为最合情理。像这样进步的药物书，在《山海经》等书以前，断不会著作出来的，我以为自《艺文志》以后，至后汉之间，即西历二世纪的时候，《本草经》一书作成于此时，这是可靠的考证。（下略）。（待续）

17. 国药之历史观及改进论（续十）

（六）本经卷数考

（卷数考即三卷五期十九页三行《本经》之本来面目之改题。另一项博物志等所引之神农经等，已并入佚文，又五期十九页九行第七第八第九一句，系笔误。当作第六第七第八。附此更正）

陶弘景所见之《本经》为四卷——《隋书经籍志》有《神农本草经》三卷一条。开宝重定本草亦有旧经三卷之说，孙星衍分辑本为三卷。或本于《经籍志》及《开宝重定本草》。陶弘景所见之《本经》则为四卷（陶序云，今之所存，有此四卷）。掌禹锡疑之，谓四字为三字之误（掌氏云，四字当作三，传写之误也）。其所持之理由，则为：

按梁《七录》云，神农本草三卷。

《七录》即《隋志》之前身，然《隋志》同时著录者，尚有下列三种。

神农本草八卷（原注，梁有神农本草五卷，神农本草属物二卷，神农明堂图一卷）。

神农本草四卷（原注，雷公集注）。

掌氏不旁参五卷之说，独取三卷之说，其意不可解。意者，神农上中下三品之说，深入人心。三品与三卷，不无蛛丝马迹之想象欤。掌氏之前，蜀韩保升亦云，魏李当之，华佗弟子，修神农本草三卷，而世少行。三卷之说盖由来旧矣。掌氏改四为三，日本森立之驳之，谓敦煌石室发现之本草集注古写本（陶弘景著），陶序作四卷。则弘景所见本，确为四卷无疑。

四卷、三卷问题之一种解释——孙星衍曰，《本经》云，上药本上经，中药本中经，下药本下经，是古以玉石草本等上中下品分卷，而序录别为一卷。陶序朱书云，《本草经》卷上注云，序药性之源本，论病名之形诊。卷中云，玉石草木三品，卷下云虫兽果菜米合三品，此名医所改。今依古为次，又帝王世纪及陶序称四卷者。掌禹锡云，按旧本亦作四卷，韩保升又云，神农本草上中下并存序录合四卷，若此则三四之异，以有序录。

案孙氏先自述其编次本经之法，以上药本上经等之三品分类法为则，复解释所以有四卷、三卷之异。乃由于有无序录之故，序录自成一卷，无之则成三卷，有之则成四，三四之异，盖由一此。孙氏之意，大抵如是。

三卷本之经及其他问题——《隋志》著录之《神农本草》三卷，据小川塚治之意见，谓即《隋志》所举八卷之注脚（注脚指本草属物二卷，及《神农明堂图》一卷。小川氏又谓陶弘景以前之《本经》古本有两种：一为《隋志》著录之《神农本草》四卷，雷公集注本。而雷公集注本即陶氏本草集注序中所称之《神农本草经》四卷。一为《隋志》著录之《神农本草》八卷本中之初五卷)。

本经卷数，除三四之争以外，由上所述，尚有八卷等之异。据孙星衍等之意见，又归之于古今分合之故。盖谓合并则卷数少，而分拆则卷数多也。

敦煌所发现之《本草集注》七卷。其序中称《神农本草》四卷。可假此证明陶弘景所见之《本经》为四卷本。已详本节第一段，至于此集注七卷，《隋志》已著录。有陶宏景《本草经集注》七卷，又有隐居本草十卷。十卷本不详，疑为分拆之故。

(七)本经之序录及旧观

今所传之《本经》。有药物三品三百六十五种，及序例一篇，三品已详于前。兹录序例于下。

三品合三百六十五种，法三百六十五度，一度应一日，以成一岁。倍其数合七百三十名也。

掌禹锡曰，本草例神农本经以朱书，《名医别录》以墨书。神农药三百六十五种，今此言倍其数合七百三十名，是并《名医别录》副品而言也。则此下节，《别录》之文也。当做墨书矣，盖传写浸久，朱墨错乱之所致耳。孙星衍云，禹锡说是也，改为细字。

药有君臣佐使，以相宣摄，合和宜用一君二臣三佐五使，又可一君三臣九佐使也。

药有阴阳配合子母兄弟，根茎华实草石骨肉。有单行者，有相须者，有相使者，有相畏者，有相恶者，有相反者，有相杀者，凡此七情合和视之，当用相须使者良，勿用相恶、相反者，若有毒宜制，可用相畏、相杀者，不尔勿合用也。

药有酸咸甘苦辛五味，又有寒热温凉四气，及有毒无毒，阴干暴干，采造时月生熟，土地所出，真伪陈新，并合有法。药性有宜丸者，宜散者，宜水煮者，宜酒渍者，宜膏煎者，亦有一物兼宜者，亦有不可入汤酒者，并随药性，不得违越。欲疗病先察其原，先候病机，五脏未虚，六腑未竭，血脉未乱，精神未散，服药必活。若病已成，可得半愈，病势已过，命将难全。

若用毒药疗病，先起如黍粟，病去即止，不去倍之，不去十之，命将难全。

疗寒以热药，疗热以寒药，饮食不消，以吐下药，鬼注虫毒，经毒药，痈肿疮瘤以疮药，风湿以风湿药，各随其所宜。

病在胸膈以上者，先食后服药，病在心腹以下者，先服药而后食，病在四肢血脉者，宜空腹而在旦，病在骨髓者，宜饱满而在夜。

夫大病之主，有中风、伤寒寒热、温疟、中恶、霍乱、大腹水肿、肠澼下利、大小便不通、贲豚上气、咳逆呕吐、黄疸、消渴、留饮、癖食坚积、癥瘕、惊邪癫痫、鬼疰、喉痹、齿痛、耳聋、目盲、金创踒折、痈肿、恶疮、痔瘘、瘿瘤、男子五劳七伤、虚乏羸瘦、女子带下、崩中血闭、阴蚀、虫蚊虫毒所伤，此大略宗兆，其间变动枝叶，各宜依端绪以取之。

上为序例

序录之节去与异本——本经序录，今已无见。孙星衍云，《抱朴子·养生要略》、《太平御览》所引神农经，或云问于太乙子，或引太乙子云，皆经所无。或亦在序录中，后人节去之耳，据此则本经之序录，盖已节去。

《张华博物志》引神农经凡三则，两则大体一致，其一则否，恐为传写之异本。在弘景以前，《本经》之传本已不一致，孙星衍等采辑大观刻本，而欲恢复旧观者，终为不可能已，即能得敦煌本经本草集注，亦不过知弘景纂辑之情况，而于弘景以前本经之旧观，终不可得睹也。

（八）朱墨文与白黑字

中国古书，常以朱墨分写，为经文传文、注文之区别。《本经》之古写本，亦用朱墨分写之法，经文用朱，后世补缀用墨，以为区别。

陶弘景《本草集注》序云，朱墨杂书，并子注大书，分为七卷（小川氏云子，疑是予之误）。陶氏之书，盖恪遵此朱墨分写之法。

以白黑字代朱墨文——宋初纂《开宝本草》。谓《本经》、《别录》之文，“朱字、墨字无本得同，乃命尽考传误，刊为定本。”镂板之际，以《本经》朱文刻白字，《别录》墨文，是为朱墨文改为白墨字之始，其后大观本草等悉沿用之。

在宋椠以前不用朱墨文之本草——在宋椠以前，不用朱墨文之本草，现有两种传本：其一为现藏日本仁和寺之《唐新修本草残本》，全文悉用墨字，毫无朱墨之区别，于右割注之下，加入谨案二字，略清眉目。宋椠之本草中，有唐本注云云，可相互校勘。

敦煌本《本草集注》，每章之行数不改，就章首加以朱点，以资区别。亦不用朱文，惟于陶序之次，有“本草经卷上（中间尚有注）、本草经卷中（中间尚有注）、本草经卷下”一段，在卷上、卷中、卷下等三句与割注接连之中间，每句特施朱点以间之。

就敦煌本而探讨朱墨文变革之故，大抵抄写者嫌朱墨分书之繁琐，故全文一律墨书，而于字与字之间，加以朱点以为区别。日人狩野直喜博士，在巴黎图书馆得见敦煌本的断片，亦系墨书全文，而间加朱点者（见日本艺文第六年第二号抄本《尚书释文考》一文）。以间加朱点代替朱墨分书者，为六朝至唐时最流行之一种习惯。

抑尤有进者，日本仁和寺之《新修本草》，当其自中土流传至日，传写之际，疑间加朱点之法，或尚有存者，殆亦视朱点为无足轻重而略之，遂成为全无朱墨区别之写本欤。

本草黑白字之效验问题——《医说》引腾元发云，一善医惟取本草白字药用之多验。苏子容云，黑字得多后汉人益之，案此说未得真际，惟不失为一种有趣之史料。故附及之。

（九）从唐代讳字上观察，知敦煌本为六朝抄本

敦煌本《本草集注序录》卷末，有下列两行文字。

开元六年九月十一日尉迟庐麟。

于都写本草一卷辰时写了记。

据小川氏云，前行墨色较浓，前后书法又甚异，显为后人所加入，此书中之唐代帝王讳字皆未避改阙画，以此考察，知为六朝抄本。

以此与现行本对照。则唐代所撰《新修本草》，将唐初三代之讳字，悉行改避，宋以后本，则将历代讳字，悉行改避。举其显著者，如陶隐居序文之。

惠被生民，“生民改作众生”。

世用“改作时用”。

凡此皆因唐太宗李世民，故带有世字者，一律篡改也。

第八节　神农本草经（下）

（十）神农本草经释例（莫枚士著）

归安莫枚士，著有《神农本草经校注》，其中释例一篇，拈药名之某一字，以诂其命名之义，虽所释未必尽当人意，要亦本经文献之一也。——以下录莫氏原文。

神农本草经释例

凡药名称天者，本乎上也，人者本乎中也，地者本乎下也，间有不合者，另有也。

凡药名称云者，言其气润，雪者言其寒，霜者言其干屑，露者言其败露。

凡药名称山水泽者，皆以所生地名，言定须生此者也。

凡药名称王者，尊大之也。卿者贵异之也。使及督者，专任之也。丈人及翁者，状其苍老多须，女者状其柔弱而纤。

凡药名称秦者，秦读为蓁，盛之也。“中略”以此推之，药名为秦艽、秦椒、秦后、秦龟等，其为地名与否，不辨可知。浅人偶见此等药有出秦地者，概作秦地解，非称蜀者，大之也。凡物大者独见，故《尔雅》云，独者蜀，称吴者，亦大之也。《说文》，吴大吉言也，方言吴大也。称胡者，亦大之也。如大蒜大于小蒜，故云胡蒜，称巴者，肥之也。惟阿胶、代赭二味，则称地名，盖必须彼处所出也，称石者小之也，不必定出石间。

凡药名称马者，高大之也，牛者，肥大之也，羊者言其似，鹿者言其野，猪者言其肥小，狗者言其小。兔与鼠，皆言其次小，皆以形言，虎者威武之也。狼与狗者，粗暴之也，皆以状言。“下略”“第八节未完”。

18. 国药之历史观与改进论（续十一）

（十一）本经真伪余论

书之真伪，特就研究文献者分别之耳。若论其价值，则无所谓真伪，真者未必佳，伪者未必劣，佳者未必皆真，劣者未必皆伪。惟亦有因真伪之问题，而影响于学说之转变者。故真伪之辨，亦不失为要务。余于《中医新生命》中，别撰《中医伪书考》一文以论之，《本经》于第七节中，已证明为东汉人之遗著，真伪之辨，昭昭在人目耳，盖无待喋喋矣。然证明《本经》非神农之书者，尚有数事，虽委琐，安忍弃之，故录次为余论。

阿胶——陶弘景曰，出东阿，故名阿胶。东阿在春秋称柯邑，战国曰阿，秦曰东阿，汉始置县。故城在今山东阳谷县东北，阿为后世地名，非神农时所有。今《本经》有阿胶，是本经非神农所作，明甚。又古人以牛皮煮阿胶，后世则以驴皮为贵。《日知录》云，自秦以上，传记无言驴者，意其虽有，而非人家所常畜也。逸周书伊尹为献令，正北空同大夏莎车匈奴楼烦月氏诸国，以槖驼、野马、騊駼、駃騠为献（原注，驴父马母曰駃，马父驴母曰騠）。《吕氏春秋》赵简子有两白骡，甚爱之。李斯上秦王书，言骏良駃騠，邹阳上梁王书，亦云燕王按剑而怒，食以駃騠，是以为贵重难得之物也。司马相如《上林赋》，騊駼槖駞，蛩蛩驒騱，駃騠驴赢。王褒童约，调治马驴，兼落三重，其名始见于文。（中略）尝考驴之为物，至汉而名，至孝武而得充上林，至孝灵而贵幸，然其种大抵出于塞外，自赵武灵王骑射之后，渐资中国之用。（中略）匈奴传，其奇畜则槖駞、驴赢、駃騠、騊駼驒矣。……若见外国之多产此种，而汉人则以为奇畜耳。

骆驼毛——《本经》六畜毛蹄甲条下云，骆驼毛尤良。案骆驼古作槖驼，此畜亦旧产胡地，而后输入中国者，疑神农时所无。时珍曰，其卧而腹不著地，屈足露明者，名明驼，最能行远。

蛇含——《本经》下品。苏恭曰，陶氏本草作蛇合，合乃含字之误也，含衔义同。见古本草。刘敬叔《异苑》云，有田父见一蛇被伤，一蛇衔一草着疮上，经日伤乃去。田父因取草治蛇疮皆验，遂名曰蛇衔草也。案刘敬叔为东晋末叶人，此种传说之故实，去东晋当不远。

禹余粮——《张华博物志》云，世传昔禹治水，弃其所食于江中而为药也。或云，会稽山中出者甚多。彼人云，昔大禹会稽于此余粮者，本为此耳。案，禹余粮之种类，昔人略有异说，惟以为大禹所遗则同，大禹远在神农之后，神农书不当有此。孙星衍必欲以此书为神农所作，故谓禹非夏禹之禹，诚强词夺理矣。

太一余粮——陈藏器曰，太一者道之宗源，太者大也，一者道也，大道之师，即理化神君。禹之师也，师尝服之，故有太一之名。案太一为道家语，出于后世。《日知录》曰，太一之名，不知始于何时。《史记·天官书》，中宫天极星，其一明者为太一。常居，封禅书，亳人谬忌，奏祠太一方，曰天神贵者太一。太一佐曰五帝，古者天子以春秋祭太一东南郊。用太牢，七日为坛，开八通之鬼道，于是天子令太祝立其祠长安东南郊，常奉祀如忌方（下略，详拙著读《颅囟经》札记）。

酒——《本经》有云宜酒渍者，案禹命仪狄作酒，是酒始于禹时，非神农时物。《素问》有以妄为常，以酒为浆语。《本草衍义》以为酒自黄帝始。又文选注引《博物志》，亦云杜康作酒。王著与杜康绝交书曰，康字仲宁，或云黄帝时人，此皆不可恃。即使杜康果为黄帝时人，则依据史实，神农亦在黄帝之前。

上药六种，皆显然易知，其他秦皮、秦艽之类，亦带有后世地名，皆足为《本经》非神农书之旁证也。《本经》病名，与《内经》、仲景书之比较，已成其泰半，文长不能刊布，读者谅之。关于《本经》之研究。至此暂告一结束。

第九节　李当之与吴普

（一）李当之

李当之为华佗弟子，在中国药学界中，亦有相当之位置。《医说》引梁《七录》云：李当之者，不知何许人也，华佗弟子，少通医经，尤精药术。

《医说》卷一

又《图书集成》引《古今医统》云：

李当之，华佗弟子，少通医经，得佗之传，尤为精工。——《医部全录》卷五十九。

李氏事实之可考见者仅此，当之《隋书经籍志》作说之，其著作有下列数种。

《本草经谈》、《道术本草经钞》各一卷。

《药录》六卷，《药法》四十二卷，《药律》三卷，《药性》、《药对》各二卷，《药目》三卷，《神农采药经》二卷，《药忌》一卷亡。又《本草纲目》序例引韩保升曰：

魏李当之，华佗弟子，修《神农本草》三卷，而世少行。

李氏之书，今皆亡佚不可见。时珍曰：其书（指药录）散见吴氏陶氏本草中，颇有发明，然基本来之面目，则无法求得矣。《纲目》引李氏药物一种云。

女萎——止下痢消食。

又大黄，别名为将军。兰草别名为都梁香，狼牙别名为支兰，槟榔别名为宾门，皆《药录》旧说。凡四种，其他药物条下引其说者，录如下。

蓬蘽——弘景引李当之云，是人所食莓子，以津汁为味，其后微细。

覆盆子——李当之云，子似覆盆之形，故名之。

防己——李氏云，其茎如葛蔓延，其根外白内黄，如桔梗。内有黑纹如车辐，鲜者良。

占斯——弘景曰，李当之云，是樟树上寄生树。

石蚕——弘景曰，李当之云，石蚕江左不识，谓为草根，其实类虫，形如老蚕，生附石上。

马刀——弘景曰，李当之云，生江汉，长六七寸，食其肉如鲜。

发髲——李当之云，是童男发。

上八条，皆李氏遗说，弘景引之为最多，盖亲见其书也。李氏所说药性，今从《纲目》中辑得二十六品，大寒者十三种，为沙参、桔梗、丹参、白及、大黄、蔄茹、常山、藜芦（大毒）、防己、络石（君也）、紫石英、丹砂、青石脂；小寒者七种，为淫羊藿、紫参、黄连、防风、芍药、秦皮、白石脂；温者二种，为庵蔄、牛膝；小温者八种，为肉苁蓉、狗脊、黄芩、当归、泽兰、麦门冬（甘）、菥蓂、厚朴；生温熟寒者一种，为芎䓖；苦，大温，有大毒者一种，为附子，有大毒；多服令人泄者一种，为芫花；苦无毒者一种，为续断；热者一种为巴豆；平者一种为麻黄；皆在《本经》。

（二）吴普

《医说》卷一引梁《七录》云，吴普广陵人也，为华佗弟子，以艺术知名。性恬淡，善医方，年九十余，而耳目聪明，牙齿完坚，知名当代。

《后汉书·华佗传》云，广陵吴普，从佗学，依准佗疗，多所全济，佗语普曰：人体欲得劳动，但不当使极耳。动摇则谷气得消，血脉流通，病不得生。譬如户枢，终不朽也。是以古之仙者，为导引之事，熊经鸱顾，引挽腰体，动诸关节，以求难老。吾有一术，名五禽之戏：一曰虎，二曰鹿，三曰熊，四曰猿，五曰鸟，亦以除疾，兼利蹄足，以当导引，体有不快，起做一禽之戏，怡而汗出，因以著粉，身体轻便而欲食，普施行之，年九十余，耳目聪明，齿牙完整。

《华佗别传》云，吴普从佗学，微得其方，魏明帝使之为禽戏，普以年老，手足不能相及，粗以其法语诸医，普年将九十，耳不聋，目不冥，牙齿完坚，饮食无损。《隋书经籍志》载华佗弟子《吴普本草》六卷，“纲目序例”引韩保升一卷，恐传写之异也。时珍曰：其书分记神农、黄帝、岐伯、桐君、雷公、扁鹊、华佗，李氏所说性味甚详，今亦失传。案吴普亦引医和之说，见桔梗、凝水石、硫黄条下。

桔梗——医和苦无毒。

凝水石——医和甘无毒。

石硫黄——医和苦无毒。

医和为秦良医，著述无传。此三条者，使果为医和之说，则吉光片羽，亦弥足珍贵也。《本草纲目》引《吴普本草》一条如下。蘋——暴热下水气，利小便。

孙星衍云，《隋经籍志》称《吴普本草》，梁有六卷。

《嘉祐本草》云，普修《神农本草》成四百四十一种。《唐经籍志》尚存十一种。《唐经籍志》尚存六卷。今广内不复存，惟诸书多见引据，其说药性寒温五味，最为详悉。是《普书》宋时已佚，今其文惟见掌禹锡所引《艺文类聚》、《初学记》、《后汉书注事类赋》诸书，《太平御览》引据尤多。案孙星衍从《御览》所辑之《吴普本草》，多与《纲目》所载者有异，或为《纲目》所无者。孙氏复从《太平御览》等辑得《吴普本草》十二条。其文如下：

龙眼一名益智，一名比览。——《齐民要术》

鼠尾一名葝，一名山陵翘，治痢也。——《太平御览》

满阴实生平谷，或圃中，延蔓如瓜，叶实如桃，七月采，止渴延年，以下皆见《御览》。

千岁垣中肤皮，得姜赤石脂治（案治字下疑有阙文）。

小华一名结草。

木瓜生夷陵。

谷树皮治喉闭，一名楮。

樱桃味甘，主调中益气，令人好颜色，美志气，一名朱桃，一名麦英也。——《艺文类聚》

李核治仆僵，花令人好颜色。——《太平御览》

大麦一名矿麦，五谷之盛，无毒，治消渴，除热益气，食蜜为使。麦种一名小麦，无毒。治利而不中口。——以下皆出《御览》

豉益人气

晖日一名鸩羽。（未完）

19. 国药之历史观与改进论（续十二）

第十节　雷公炮炙论

（一）关于雷公

《雷公炮炙论》三卷，散见《证类本草》，别有《雷公炮制药性解》，旧题云间李中梓仕材辑。吴门王子接晋三重订，凡六卷，《内经》屡称引雷公，旧说谓黄帝之臣，从黄帝受医术，见《素问·著至教论》、《灵枢·禁服》等，又《雷公药对》二卷。掌禹锡云，北齐徐之才撰。以众药名品君臣性毒相反，及所主疾病，分类记之。时珍谓陶氏前已有此书，吴氏本草所引雷公是也。盖黄帝时雷公所著，之才增饬之尔。

时珍又云，《雷公炮炙论》，刘宋雷敩所著，非黄帝时雷公也。自称内究守国安正公，或是官名也。胡洽居士重加定述，药凡三百种，为上中下三卷，其性味炮炙熬煮修事之法多古奥，文亦古质，别是一家，多本于乾宁晏先生。其序首论述物理，亦甚幽玄，录载于后。乾宁晏先生，名晏封，著《制服草石论》六卷，盖丹石家书也。由时珍之说，则知雷公有二：其一为黄帝时之雷公，凡吴普、之才所征引者皆属之。其一为刘宋时之雷公，即时珍所引之雷敩也，《药性解》所引之雷公，文字略同证类所援引，盖亦时珍所谓刘宋时之雷公也。

《隋书经籍志》载《神农本草》四卷，《雷公集注》今无考，时珍谓胡洽于《炮炙论》重加定述，考《经籍志》有胡洽方二卷，《医说》引宋书云，胡洽道士不知何许人，性尚虚静，心栖至道，以极救事，医术知名。

（二）雷公炮炙论之序

序曰，若夫世人使药，岂知自有君臣，既辨君臣，宁分相制，秖如㧙毛（今盐草也）沾溺，立消斑肿之毒，象胆挥黏，乃知药有情异，鲑鱼插树，立便干枯，用狗胆涂（以犬胆灌之，插鱼处立如故也），却当荣盛，无名（无名异形如玉仰面又如石灰味别）止楚，截指而似去甲毛，圣石开盲，明目而如云离日。当归止血破血，头尾效各不同（头止血，尾破血）。蕤子熟生足睡，不眠立据，弊箄淡卤（常使者甑中箄能淡盐味），如酒沾交（今蜜枳缴枝，又云交加枝），铁遇神砂，如泥似粉，石经鹤粪，化作尘飞。㧙见橘花催熟髓，断弦折剑，遇鸾血而如初（以鸾血炼作胶，黏折处铁物永不断）。海竭江枯，投游波（燕子是也）而立泛，令铅拒火，须仗修天（今呼为补天石），如要形坚，岂忘紫背（有紫背天葵，如常食菜，只是背紫面青能坚铅形）。留砒往鼎，全赖示心（别有宗心草，今呼石竹）。雌得芹花（其草名为立起其形如芍药花，色青可长三尺已来，叶上黄斑，色味苦涩，堪用煮雄黄立住火）。硇遇赤须（其草名赤须，今呼为虎须草，是用煮硇砂即生火）。木留金砂鼎，水中生火，非猾髓而莫能（海中有兽名曰猾，以髓入在油中黏水，水中火生不可救之，用酒喷之即止，勿于屋下收）。长齿生牙，赖雄鼠之骨末（其齿若年多不生者，取雄鼠脊骨作末揩折处齿立如故）。须眉堕落，涂半夏而立生（眉须堕落者，以生半夏茎杵之，取涎涂发落处立生）。目辟眼雎，有五花而自正（五加皮其叶雌雄，三叶为雄，五叶为雌，须使五叶者，末酒浸饮之，其目雎者立正）。脚生肉拔，褆系菪根（脚有肉拔者取莨菪根于褆带上系之，感应永不痛）。囊皱旋多，夜煎竹木（多小便者，夜煎萆薢，一件服之，永不起夜也）。体寒腹大，全赖鸬鹚（若患腹大如鼓，米饮调鸬鹚末服，立枯如故也）。血泛经过，饮调瓜子（甜瓜子内仁捣作末，去油饮调服之立绝）。咳逆数数，酒服熟雄（天雄泡过，以酒调一钱，服立定也）。遍体疹风冷调侧生（附手旁生者为侧子，作末冷酒，服立瘥也）。阳虚泻痢，须假草零（捣五倍子作末，以熟水下之立止也）。久渴心烦，宜投竹沥，除癥去块，全仗消硇（消硇即硇砂、硝石二味于乳钵中研作粉，同煅，酒服神效也）。益食加觞，须煎芦朴（不食者并饮酒少者，煎逆水芦根，并厚朴二味汤服）。强筋健骨，须是苁鳣（苁蓉并鳣鱼两味作末，以黄精汁丸服之，可力倍常也。出《乾宁记》中），驻色延年，精蒸神锦（黄精自然汁拌细研神锦于柳木甑中蒸七日，了以木蜜丸服，颜貌可如幼女之容色也）。知疮所在，口点阴胶（阴胶即是甑中气垢，点少许于口中可知脏腑所起，直至住处，知痛乃可医也）。产后肌浮，甘皮酒服，口疮舌折，立愈黄苏（口疮舌折以根黄涂苏，炙作末含之立瘥）。脑痛欲亡，鼻投消末（头痛者以消石作末，内鼻中立止）。心痛欲死，速觅延期（以炙胡索作散，酒服之立愈）。如斯百种，是药之功，某忝遇期时，谬看医理，虽寻圣法，难可穷微，略陈药饵之功能，岂溺仙人之要术，其制药炮熬煮炙，不能记年月哉。欲审元田，须看海集，某不量短见，直录炮熬煮炙，例药制方，分为上中下三卷，有三百件名，具陈于后。

上原序一首，文气卑陋，辞句格磔，时珍乃誉为古奥，诚难索解。然正因此序含有多数药名，遂为吾侪增些许考证之资料，所含药名。摘录如下：

掀毛	象胆	鲑鱼	狗胆	无名	圣石
当归	蕤子	弊箄	铁	神砂	鹤粪
橘花	鸾血	游波	铅	修天	紫背
砒	宗心	芹花	雌黄	硇砂	赤须
猬髓	雄鼠	半夏	五花	菪根	竹木
鸬鹚	瓜子	熟雄	生侧	草零	竹沥
消石	芦	朴硝	苁蓉	鳝	神绵
阴胶	甘皮	黄苏	延胡		

上述诸药，如无名与砒，皆见于《宋开宝》，硇砂见于《唐本草》。象胆见于《日华子》，余药或互见于后，兹弗详考。

（三）《雷公炮炙论》之内容

此书自元以来，无专行之本，惟《证类本草》，时时征引。时珍因证类之旧，载之差详，兹从《纲目》中逐条剌取。列其名如下：

《本经》上品——云母、丹砂、滑石、五色石脂、石钟乳、太一余粮、曾青、硝石、矾石、甘草、黄芪、人参、葳蕤、肉苁蓉、赤箭、巴戟天、远志、黄连、柴胡、独活、升麻、细辛、蛇床、白芷、木香、杜若、兰草、续断、漏芦、飞廉、干地黄、蛇含、蒺藜、防葵、云实、菟丝子、天门冬、茜草、络石、泽泻、菖蒲、香蒲、石斛、薏苡仁、橘、瓜蒂、柏实、檗木、厚朴、杜仲、槐实、蕤核、五加皮、枸杞、茯苓、雷丸、桑上寄生、蜂蜜、露蜂、桑螵蛸、龙骨、牡蛎、海蛤、伏翼、阿胶、牛黄、熊脂、麝香。

《本经》中品——水银、雄黄、雌黄、磁石、凝水石、石硫黄、知母、狗脊、淫羊藿、玄参、紫草、秦艽、苦参、贝母、龙胆、白薇、当归、芍药、牡丹、泽兰、菜耳、紫菀、款冬花、瞿麦、栝蒌、防己、海藻、蜀椒、吴茱萸、皂荚、栀子、山茱萸、卫茅、猪苓、白僵蚕、鳖甲、白马茎、羚羊角、鹿茸、白胶、发髲、犀角、乌贼骨、石膏。

《本经》下品——白垩、代赭石、大盐、徐长卿、旋覆花、青葙、大黄、商陆、大戟、甘遂、莨菪、常山、藜芦、附子、天雄、乌头、半夏、射干、莽草、钩吻、五味子、桃核仁、巴豆、斑蝥、地胆、虾蟆、蜈蚣、马陆、麋角、桔梗、葶苈。

李当之——女萎。

《别录》上品——黄精、豆蔻、王不留行、胡麻、楮瓜子仁、琥珀、石决明、柏叶。

《别录》中品——前胡、莎草、香薷、恶实、蘘荷、百部、防己、昆布、木瓜、枇杷叶、槟榔。

《别录》下品——伏龙肝、芦根、牵牛子、酸榴皮、榉、芜菁、葛上亭长。

《日华》——象胆。

《唐本草》——梁上尘、石中黄子、硇砂、莴酱、赤车使者、薄荷、刘寄奴、萆麻、赤地利、橡实、阿魏、麒麟竭、椿樗、无食子、诃黎勒、白杨、苏方木、密陀僧、阿魏。

甄权《药性本草》——桂心。

《本草拾遗》——腽肭脐。

《宋开宝》——自然铜、无名异、砒石、仙茅、荜茇、肉豆蔻、补骨脂、蓬莪茂、马兜铃、骨碎补、胡葱、荜澄茄、丁香、蛤蚧、真珠。

上药计《本经》上品六十八种，《本经》中品四十四种，《本经》下品三十二种，李当之一种。《别录》上品九种，《别录》中品十一种，《别录》下品七种。《日华》一种，《唐本草》二十种，《甄权拾遗》各一种，《宋开宝》十五种，共二百十种（此数与《炮炙论》自序三百件之数相距颇远，或为作者失查之故）。大抵皆叙述炮炙之度，其辨明真伪，剖析药性者，不过三数种而已。

又《纲目·兽部》有猾兽一种，见前序中，亦出于《炮炙论》，然序中所载药品，如狗胆、鳝鱼、雄鼠等其炮炙方法，《纲目》概未提及。其为原书所本无，抑《纲目》所失载，则无由知之矣。

（四）炮炙论是否出于刘宋

“纲目序例”，谓《炮炙论》出于刘宋之雷敩，其说本于陈振孙书录解题，自宋以来无异辞，惟以愚度之，绝非刘宋时代之作品，谓予不信，请先提出强有力之例证。

《素问》一书，相传出于黄帝，然“禁服篇”中歃血而受，歃血盛行于春秋战国，疑非黄帝所得知。又姚际恒谓此书有失侯失王之语，秦灭六国，汉诸侯王国除，始有失侯王者。予按其中言黔首，又“脏气法时”，曰夜半，曰平旦，曰日出，曰日昳，曰下晡，不言十二支，当是秦人作。又有言岁甲子，言寅时，则又汉后人所作。故因歃血黔首等，既非黄帝所及知，即足证《素问》为伪书，辨《素问》为伪书之证据，虽不仅此，然即此一斑，已足为辨明《炮炙论》是伪书之例证。

盖某时代之人，仅能知某时代以前之事，而不能预知某时代以后之事。故晋人知汉魏以前事，而不能知齐梁以后事，五代人能知隋唐以前事，而不能知宋元以后事，此事理之固然者也。

准斯以谈，则刘宋时代之雷公，绝不能知刘宋以后之事，故见刘宋以后记载之药品，雷敩恐无由知之。然本草所载之《炮炙论》，乃及于《别录》后诸本草之药品。如：

唐本草二十种

甄权药性本草一种

本草拾遗一种

日华本草一种

宋开宝十五种

考唐本草初为徐勣等所纂修，世谓之英公唐本草。又《开宝本草》，于宋太祖六年，命尚药奉御刘翰，道士马志等九人。取唐蜀本草详校，仍取陈藏器拾遗诸书相参，刊正别名，增药一百十三种。七年复重定，广颁天下，自唐至宋之本草，其新增之药品，大部分恐非刘宋时代之所有，亦非雷敩所得知。今《炮炙论》所述之药品，乃有《别录》所无而出于唐宋本草者，则《炮炙论》出于刘宋之说，已不足恃矣。

或谓诸药不见于《别录》，而详载于唐宋者，安知非《别录》之疏漏失，而唐宋之搜索独勤耶。譬《炮炙论》载刘寄奴之炮炙方法，此药之功效，因刘宋高祖而发现，陶弘景在宋末，为诸王侍读，宜有所知，乃竟不载于《别录》，反见收于《唐本草》，即不得因寄奴见收于唐本，而议《炮炙论》为伪书也。然此说虽辨，仍难逃前述例证之原理，盖刘寄奴一药，既可收载于刘宋时成之著作，亦可收载于刘宋后完成之著作。故《炮炙论》究为刘宋之著作，抑为刘宋后之著作，仍不能恃两歧之刘寄奴而确定。仅刘寄奴一药，绝不能证明《炮炙论》之成于刘宋。且《炮炙论》中，尚有何首乌一药，足为吾说之佐证。

《纲目》卷九，“水银”条下雷敩云，若先以紫背天葵，及夜交藤自然汁，二味同煎一伏时，其毒自退。按夜交藤即何首乌之藤，何首乌一药，发现于唐。《大明本草》曰，其药本草无名，因何首乌见藤夜交，何即采食，有人因以采人为名尔。唐元和七年，僧文象遇茅山老人，遂传此事，李文公乃著何首乌传云。

是以在唐以前，本草无名何首乌，更无夜交藤。时珍谓马肝石即首乌之说，荒唐难信，故雷敩纵能知同时之刘寄奴，绝不知唐代之夜交藤也。

又时珍谓雷敩自称内究守国安正公，此种官名，始于隋唐，是亦《炮炙论》不出于刘宋之一证也。

（五）药性解与炮炙论之比较

《雷公炮制药性解》，凡金石三十二种，果部十八种，谷部十一种，草部九十六种，木部五十七种，人部十种，禽兽部十八种，虫鱼部二十六种，卷首有署云间李中梓者一序，谓辨阴阳之所属，五行之所宜，著《药性解》二卷。然扫叶山房、群玉山房合刻本，其目分列为六卷，卷数与序文有异。全书引雷公炮制之法，凡百数十品，文字与《纲目》所引者，同异不一。又有《药性解》所引雷公之炮制法，为《纲目》所不载者，如芦荟是也。郑文焯《医诂》，谓《药性解》采敩论未备。《四库提要》云，考《江南通志》，中梓所著，独无是书。或浅人捃摭，依附其名尔。

作者案，此书愚辨为伪书，似为信史，据吴去疾意见，以为是赵宋时遗作，窃以为得其真际矣。吴先生医话中有《雷公炮炙论》一条，读者可参阅。（未完）

20. 国药之历史观与改进论（续十三）

第十一节　陶弘景　徐之才

一、陶弘景

陶弘景，字通明，江苏丹阳人。久保田晴光谓弘景生于刘宋文帝元嘉二十九年，卒于梁武帝大同二年，依李兆洛纪元编计算，适享年八十有五，与《纲目序例》合。而《医说》引梁书及艺文杂类（注一）谓弘景以孝建三年夏至日生，孝建为宋武帝（文帝之子）年号，由此推算，若弘景卒于大同二年，则享年只八十有二，若享年果八十有五，则不当卒于大同二年，此中必有误，姑阙疑以待。又有谓弘景享年只八十一岁者，其说不知何出，待考。

弘景幼颖慧，善书工文，及壮长七尺二寸，疏眉长额，神表孤迈，肤色晰泽，性好学道，冠而不婚，不乐荤膻，惟进青凡饭（注二）。仕齐为宜都王侍读，弘景与从兄书云，仕宦期四十左右作尚书郎，今三十六方作奉朝请，头颅不知，不如早去，未几辞去，隐于勾曲山，号华阳隐居，武帝每咨访之，卒谥贞白先生。

弘景未归隐时，所著有《学苑》一百卷，《孝经》、《论语序注》十二卷，三体序一卷，注尚书毛诗序一卷，《孝子内外集》四卷，《玉匮记》三卷，《三国志赞述》一卷，《抱朴子注》二十卷，《世语阙字》二卷，《古今州郡记》三卷，《续临川康王世说》二卷，撰《太公孙吴书略注》二卷，《员仪集要》三卷，《七曜新旧术数》二卷，《风雨水旱饥疫占要》一卷，《卜筮略要》一卷，《举百事吉凶历》一卷，《算数艺术杂事》一卷，其隐居后所著者，有《登真隐诀》等，而《名医别录》为最著，其自序曰。

隐居先生在乎茅山之上，以吐纳余暇，游意方技。览《本草药性》，以为尽圣人之心，故撰而论之。旧称《神农本经》，予以为信然，昔神农氏之王天下也，画八卦以通鬼神之情，造耕种以省杀生之弊，宣药疗疾，以拯夭伤之命，此三道者，历众圣而滋彰，文王孔子彖象繇辞，幽赞人天，后稷伊尹，播厥百谷，惠被群生，岐黄彭扁，振扬辅导，恩流含气岁逾三千，民到于今赖之。但轩辕以前，文字未传，药性所主，当以识识相因，不尔何由得闻。至于桐雷，乃著在简编。此书应与《素问》同类，但后人多更修饬之尔。秦皇所焚，医方卜术不预，敲犹得全录，而遭汉献迁徙，晋怀奔进，文籍焚废，十不遗一。今之所存，有此四卷。其所出郡县，乃后汉时制，疑仲景、元化等所记。又有《桐君采药录》，说其花叶形色。《药对》四卷，论其佐使相须。魏晋以来，更复损益，或五百九十五，或四百四十一，或三百一十九，或三品混糅，冷热舛错，草石不分，虫兽无辨。且所主治，互有得失，医家不能备见，则智识有深浅，今则苞综诸经，研括烦省，以《神农本经》三品，合三百六十五为主，又进《名医别录》，亦三百六十五，合七百三十种。精粗皆取，无复遗落，分别科条，区畛物类，兼注詺时用，土地所出，及仙经道术所须，并此序录，合为七卷，虽未足追踵前良，盖亦一家撰制，吾去世之后，可贻诸知音尔。

案医说引事物记原云：

唐书于志宁传，志宁云：班固惟记《黄帝内外经》，不载《本草》，梁《七录》乃称之。世谓神农尝药，黄帝以前，文字不传，以识相付，至桐雷乃载篇册，然所载郡县，多汉时张仲景、华佗簒记其语。梁陶弘景谓此书应与《素问》同类，其余多与志宁之说同也（案《医学入门》云，于志宁字仲谧。唐太傅与李世勣修本草并图合五十四篇，其书大行）。

清壁山黄钰，有《名医别录》辑本，其书简陋不足称，见《南雅堂医书》外集中。弘景别有太清《草本集要》二卷，《补阙肘后百一方》九卷，隐居本草十卷，皆无考。又有“药总诀”二卷，“纲目序例”引掌禹锡云，梁陶隐居撰，二卷，论药品五味寒热之性，主疗疾病。及采蓄时月之法，一本题曰《药象口诀》，不著撰人名。

（注一）《医说》引《梁书》及《艺文杂类》云，梁陶弘景贞白先生，字通明，丹阳人。母郝氏，梦两天人手执香炉，来至其所，既而有孕，以孝建三年夏至日生。幼而警慧，博学通经，有志养和，性好医方，专于拯济，利益群品，故修撰《神农本草经》三卷。

（注二）久保田晴光云：十岁时读葛洪之神仙传，已有养生之志，原来此人好道教，又深信佛教，曾于阿育王塔受五大戒，齐武帝永明十年（西纪四九二年），辞禄而隐。退于句容之句典山，时四十一岁也。其后遍访名山，采仙药。(下略)

二、徐之才

北齐书传云：“徐之才，丹阳人也。父雄，事南齐，位兰陵太守，以医术为江左所称。之才幼而儁发，年十三召为太学生。袁昂领丹阳尹，辟为主簿。豫章王综出镇江都，复除豫章王国右常侍，及综入魏，旬月位至司空，魏听综收敛僚属，乃访知之才在彭泗。启魏帝云，之才大善医术，兼有机辩，诏征之才，孝昌二年至洛，敕居南馆，礼遇甚优。”后位至仆射，年八十卒。赠司徒公录尚书事，谥曰文明。长子林，字少卿，太尉司马，次子同卿，太子庶子，弟子范，亦医术见知，位太常卿，特听袭之才爵西阳王，入周授仪同大将军，开皇中卒。

案掌禹锡曰，《雷公药对》，北齐徐之才撰。以众药名品君臣性毒相反，及所主疾病，分类记之，凡二卷。时珍曰，陶氏前已有此书，吴氏本草所引雷公是也。盖黄帝时雷公所著，之才增饬之尔。药对有岁物药品五条，载《纲目序例》中录之如下。

立冬之日，菊、卷柏先生，为阳起石、桑螵蛸使，凡十物，使主二百草，为之长。

立春之日，木兰、射干，为柴胡、半夏使，主头痛四十五节。

立夏之日，蜚蠊先生，为人参、茯苓使，主腹中七节，保神守中。

夏至之日，豕首、茱萸先生，为牡蛎、乌喙使，主四肢三十二节。

立秋之日，白芷、防风先生，为细辛、蜀漆使，主胸背二十四节。

之才又分药为十剂，其说曰，药有宣、通、补、泄、轻、重、涩、滑、燥、湿十种。是药之大体，而《本经》不言，后人未述。凡用药者审而详之，则靡所遗失矣。

宣剂——之才曰，宣可去壅，生姜、橘皮之属是也。

通剂——通可去滞，通草、防己之属是也。

补剂——补可去弱，人参、羊肉之属是也。

泄剂——泄可去闭，葶苈、大黄之属是也。

轻剂——轻可去实，麻黄、葛根之属是也。

重剂——重可去怯，磁石、铁粉之属是也。

滑剂——滑可去著，冬葵子、榆白皮之属是也。

涩剂——涩可去脱，牡蛎、龙骨之属是也。

燥剂——燥可去湿，桑白皮、赤小豆之属是也。

润剂——润可去枯，白石英、紫石英之属是也。

第十二节　甄权

《旧唐书·本传》云，甄权，许州抹沟人也。尝以母病，与弟立言专医方，得其旨趣。隋开皇初，为秘书省正字，后称病免。隋鲁州刺史库狄嵚，苦风，手不得引弓，诸医莫能疗。权谓曰，但将弓箭向垛，一针可以射矣。针其肩髃一穴，应时即射。权之疗疾，多此类也。贞观十七年，权年一百三岁。太宗幸其家，视其饮食，访以药性，因授朝散大夫，赐几杖，其年卒。撰《脉经》，针方明形图一卷。

案余从《千金方》及《翼方》考证，知甄权曾官主簿，甄权作主簿，为《旧唐书》所不载，此种发现，或可补旧史之阙，度亦稽古者之所喜也。

考《千金方》卷二十一“水肿”第四：

茯苓丸　治水肿，甄权为安康公处此方。

茯苓　白术　椒目各四分　木防己　葶苈　泽泻各五分　甘遂十二分　赤小豆　前胡　芫花、桂心各二分　芒硝七分另研　上十二味为末，蜜丸如梧子，蜜汤下五丸，日一稍加，以知为度。

又《千金翼方》卷十九，茯苓圆主水胀大，甄主簿与康公处得效方。

茯苓　白术　椒目各一两　葶苈子一两半熬　桂心三分　芒硝　泽泻　木防己各五分　甘遂三分　赤小豆　前胡　荛花各半两熬　上一十二味，捣筛为末，炼蜜和圆如梧子，蜜汤服五圆，日一稍加，以知为度。

两方药量，虽有违异，然药味则大致不殊。惟《千金》为芫花，《翼方》作荛花，仅此小异耳。故《翼方》茯苓圆，即千金茯苓丸。《翼方》康公，即千金安康公。翼方甄主簿，即千金甄权，合而观之，甄权之官主簿，已无疑义。唐史漏载此事，不无遗憾。惟潜德幽光，恃孙真人只字而传，则又为甄权幸矣。

掌禹锡曰，《药性论》凡四卷，不著撰人名氏，分药品之性味，君臣佐，主病之效。一本云，陶隐居撰。然其药性之功，有与本草相戾者，疑非隐居书也。时珍曰，《药性论》即《药性本草》，乃唐甄权所著也。

旧唐书甄权传，权弟立言，武德中累迁太常丞，御史大夫杜淹，患风毒发肿，太宗令立言视之，既而曰，从今更十一日午时必死，果如其言。时有尼明律，年六十余，患心腹鼓胀，身体羸瘦，已经二年。立言诊脉曰，其腹内有虫，当是误食发为之因，令服雄黄，须臾吐出一蛇，如人手小指，惟无眼，烧之犹有发气，其疾乃愈。立言寻卒，撰《本草音义》七卷，《古今录验方》五十卷。

案唐李含光有《本草音义》二卷，殷子严、孔志约，亦有音义之作。（未完）

21. 国药之历史观与改进论（续十四）

第十三节　孙思邈

《旧唐书·本传》云，孙思邈，京兆华原人也。七岁就学，日诵千余言，弱冠善谈庄老，及百家之说，兼好释典。

案《新唐书·本传》云，孙思邈京兆华原人，通百家书说，善言老子、庄周。

洛州总管独孤信，见而叹曰，此圣童也，但恨其器大而难为用也。周宣帝时，思邈以王室多故乃隐居太白山。隋文帝辅政，征为国子博士，称疾不起，常谓所亲曰：过五十年当有圣人出，吾方助之以济人。及太宗即位，召诣京师，嗟其容色甚少。谓曰：故知有道者，诚可尊重，羡门广成，岂虚言哉。将授以爵位，固辞不受。显庆四年，高宗召见，拜谏议大夫，又固辞不受，上元元年，辞疾请归，特赐良马及鄱阳公主邑司以居焉。

案《新唐书》云，周洛州总管独孤信，见其少异之曰，圣童也，顾器大难为用耳。及长居太白山，隋文帝辅政，以国子博士召，不拜。密语人曰：后五十年，有圣人出，吾且助之。太宗初，召诣京师，年已老而听聪视瞭。帝叹曰：有道者，欲官之，不受。显庆中，复召见，拜谏议大夫，固辞。上元元年，称疾还山，高宗赐良马，假鄱阳公主邑司以居之。

当时知名之士宋令文、孟诜、卢照邻等，执师资之礼以事焉。

案《新唐书》云，思邈于阴阳推步医药无不善，孟诜、卢照邻师事之。

思邈尝从幸九成宫，照邻留在其宅，时庭前有病梨树，照邻为赋。其序曰：癸酉之岁，余卧疾长安光德坊之官舍，父老云是鄱阳公主邑司。昔公主未嫁而卒，故其邑废。时有孙思邈处士居之，邈道合古今，学殚数术，高谈正一，则古之蒙庄子，深入不二，则今之维摩诘，及其推步甲乙，度量乾坤，则洛下闳安期生之俦也。照邻有恶疾，医所不能愈，乃问思邈，名医愈疾，其道何如。思邈曰：我闻善言天者，必质之于人，善言人者亦本之于天，天有四时五行，寒暑迭代，其转运也。和而为雨，怒而为风，凝而为霜雪，张而为虹霓，此天地之常数也。人有四肢五脏，一觉一寝，呼吸吐纳，精气往来，流而为荣卫，彰而为气色，发而为音声，此人之常数也。阳用其形，阴用其精，天人之所同也。及其失也，蒸则生热，否则生寒，结而为瘤赘，陷而为痈疽，奔而为喘，竭而为焦枯。诊发乎面，变动乎形，推此以及天地亦如之，故五纬盈缩，星辰错行，日月薄蚀，孛慧飞流，天地之危诊也。寒暑不时，天地之蒸否也；石立地踊，天地之瘤赘也；山崩土陷，天地之痈疽也；奔风暴雨，天地之喘乏也；川渎竭涸，天地之焦枯也。良医导之以药石，救人以针剂，圣人和之以德，转之以人事，故形体有可愈之疾，天地有可消之灾。又曰：胆欲大而心欲小，智欲圆而形欲方。诗曰：如临深渊，如履薄冰，谓心小也。赳赳武夫，公侯干城，谓胆大也。不为利回，不为义疚，行之方也，见机而作，不俟终日，智之圆也。

案《新唐书》与此略同，而辞简于此。另有问养性之要，为《旧唐书》所无。《新唐书》云，复问养性之要。答曰：天有盈虚，人有屯危，不自慎，不能济也。故养性必先知自慎也。慎以畏为本，故士无畏则简仁义，农无畏则惰稼穑，工无畏则慢规矩，商无畏则货不殖，子无畏则忘孝，父无畏则废慈，臣无畏则勋不立，君无畏则乱不治，是以太上畏道，其次畏物，其次畏身，忧于身者不拘于人，畏于己者不制于彼，慎于小者不惧于大，戒于近者不侮于远，知此则人事毕矣。

思邈自云，开皇辛酉岁生，至今九十三矣。询之乡里，咸云数百岁人。话周齐间事，历历如眼见。以此参人，不啻百岁人矣，然犹视岁不衰，神采甚茂，可谓古之聪明博达不死者也。初魏征等受诏修齐梁陈周隋五代史，恐有遗漏，屡访之，思邈口以传授，有如目观。

案《新唐书》云，初魏征等修齐梁陈周隋等五家史，屡咨所遗，其传最详。

东台侍郎孙处约，将其五子健儆俊佑佺，以谒思邈。思邈曰：俊当先贵，佑当晚达，佺最名重，祸在执兵，后皆如其言。太子詹卢事齐卿童幼时，请问人伦之事。思邈曰：汝后五十年位登方伯，吾孙当为属吏，可自保也。后齐卿为徐州刺史，思邈孙溥，果为徐州萧县丞，思邈初谓齐卿之时，溥犹未生，而预知其事。凡诸异迹，多此类也。

案《新唐书》云，孙处约常以诸子见思邈，曰：俊先显，侑晚贵，佺祸在执兵，后皆验。太子詹事卢卿之少也，思邈曰：后五十年位方伯，吾孙为之吏，愿自爱。时思邈之孙溥尚未生，及溥为萧丞，而齐卿徐州刺史。

永淳元年卒，遗令薄葬，不藏冥器，祭祀无牲牢。经月余，颜貌不改，举尸就木，犹若空衣，时人异之。自注老子、庄子，撰《千金方》三十卷，行于代。又撰《福禄》三卷，《摄生真录》及《枕中素书》，会三教论各一卷。子行，天授中为凤阁侍郎。

案《四库提要》云，思邈华原人。唐书隐逸传，称其少时周洛州刺史独孤信，称为圣童，及长，隐居太白山，隋文帝辅政，以国子博士征，不起。则思邈生于周朝，入隋已长。然卢照邻病梨树序，称癸酉岁于长安见思邈，自云开皇辛酉岁生，今年九十二，则思邈生于隋朝。照邻乃思邈之弟子，记其师言必不妄。惟以《隋书》考之，开皇纪号凡二十年，止于庚申，次年辛酉，已改仁寿，与史殊不相符。又由唐高宗咸亨四年癸酉，上推九十二年，为开皇二年壬寅，实非辛酉，干支亦不相应。然自癸酉上推九十三年，正得开皇元年辛丑，正一百二年。数亦相合，则生于后周。隐居不仕之说，为史误。审矣。思邈尝谓人命至重，贵于千金，一方济之，德逾于此。故所著方书，以千金名。凡诊治之诀，针灸之法，以至导引养生之术，无不周悉，犹虑有阙遗，更撰翼方辅之。考晁陈诸家著录，载《千金方》、《千金翼方》各三十卷，钱曾读书敏求记所载，卷数亦同。又谓宋仁宗命高保衡、林亿等校正刊行，后列禁经二卷，合二书计之，止六十二卷。此本增多三十一卷，疑后人并为一书，而离析其卷帙。叶梦得《避暑录话》，称思邈作千金前方时，已百余岁，妙尽古今方书之要，独伤寒未之尽，似未尽通仲景之言，故不敢深论。后三十年（案百余岁及后三十年之说，皆因仍旧误，今姑仍原本录之）作《千金翼》，论伤寒者居半，盖始得之。其用志精审不苟如此云云，则二书本相因而作，亦相济为用，合之亦未害宏旨也。《太平广记》载思邈曾救昆明池龙，得龙宫禁方三十首，散入《千金方》各卷之中，盖小说家附会之谈，固无足深辨焉（案段成式《酉阳杂俎》亦载此事）。

诵穆案：孙真人所著《千金要方》，载相使相畏七情药一百九十七种，时英公本草未成，故《千金》所据，为唐以前之本草，所引其他本草，亦多可以资校查。《千金要方》第二十六卷为食治，论食疗之法，时贤某公，谓《千金食治》，散见《本草纲目》内，盖未读《千金》原书耳。孙真人著《千金翼方》时。英公本草已成书，故《翼方》所载本草，全系抄录英公本草，其为英公本草所未录者，则附益之，故药品增于英公之旧。今先录社会医报札记两则，以见《千金要方》及《翼方》内所收药品之情况，再以日本丹波康赖《医心方》相校查。

读《千金要方札记》（录《社会医报》）

孙真人《千金方》，宋林亿等谓当唐太宗之时，故郑文焯医故，以为成书于贞观之间，非无据也。其时英国公李世勣《新修本草》尚未就，故《千金》所据，为唐以前之本草，或即陶隐居之旧欤。

《千金》所载相使相畏七情药一百九十七种，今以证类本草校之，证类所载者二百三十一种，其中三十五种为嘉祐续添。余一百九十六种，悉与《千金方》合。《千金》又有酱一种，故为一百九十七种也。《千金》录不宜入汤酒之药品石类一十七种，与《证类》合。草本类四十八种，《证类》亦四十八种，但畜根作芦根。虫兽类二十九种，而诸鸟兽应作一种，虫鱼膏骨髓胆血粪溺，亦应作一种，其实为三十一种也。《证类》少猬皮一种，实为三十种，而亦云二十九种，必有误也。

《千金》卷一处方篇，多载本草序例之言，惟引雷公之言，不出本草。

卷一用药篇，亦多用本草序例之文，和合篇亦然。

本草载药对《千金》等序例，有石蟹一条，考唐以前之药，无用石蟹者，且捣亦易热，此误也。当依《千金》作石斛为是。又菟丝子一条曰，凡菟丝子暖汤淘汰去沙土，干漉暖酒渍，经一宿，漉出暴微白，捣之不尽者，更以酒渍，经三五日乃出，漉更微干，捣之。须臾悉尽，极易碎云云。其文烦重，其“不尽者更以酒渍，经一宿，漉出暴几天白，捣之”一十七字，无重出之必要，此必误衍，当依《千金》删。

《本草序例》引药对四，“古之善为医者，皆自采药，其体性所主，取其时节早晚，早则药势未成，晚则盛势已欺，”欺字误，当依《千金》作“歇”。

又曰：“若冷则用紫石英、小草，若客热即用沙参、龙齿，不冷不热。”皆用之三字，《千金》作用之，按《千金》是也。无与毋同，谓勿用之也。既不冷，何以尚用紫石英、小草，既不热，何以尚用沙参、龙齿，用药条理，岂有漫无涯畔如此耶。

《本草序例》凡煮汤，欲微火，令小沸条。末云，“温汤勿令铁器中有水气。于热汤上煮令暖，亦好。”其“温汤勿令铁器中有水气”一句，不可解。本草用药，多言忌铁器，今忽用铁，一也。如云在铁器中，以汤温之，则与下文热汤令暖一句何异，二也。且此句不成文理，三也。此必有误，当依《千金》作“欲服以铜器于热汤上暖之，勿令器中有水气”，为是。

《证类》引《药对》曰：“虚而劳，小便赤。”又曰：“虚而损，溺白。”《千金方》引《药对》无劳字损字，按上下文例，而字下不宜有虚字损字，当以《千金》为是。

读《千金翼方》札记（录《社会医报》）

《千金翼方》所载本草，乃唐之英公《新修本草》也。以今《证类本草》校之，几一字不易。其药品之部居，间有移易，如紫草、麒麟竭，《翼方》在玉石部下品，考证类注唐本，亦在玉石部，而《开宝》移入木部下品；虎杖《翼方》在草部下品，考证类《别录》亦在草部，而《开宝》移入木部下品；胡桐泪《翼方》在草部下品，考证类唐本亦在草部下品，而《开宝》移入木部下品；鸡肠草《翼方》在草部下品，考证类《别录》亦在草部下品，而《开宝》移入菜部下品；舂杵头细头，《翼方》在草部下品，考证类《别录》，亦在草部下品，而《开宝》移入米谷部中品；半天河及地浆，《翼方》在草部下品，考证类《别录》，亦在草部下品，而《开宝》移入玉石部下品；败鼓皮《翼方》在草部下品，考证类《别录》亦在草部，而《开宝》移入兽部下品；笔头灰《翼方》在草部下品，考证类唐本亦在草部下品，而《开宝》移入兽部中品；橘柚《翼方》在木部上品，考证类《本经》亦在木部，而《开宝》移入果部上品；伏翼《翼方》在虫鱼部，考证类本草亦在虫鱼部，而《开宝》移入禽部中品；天鼠屎《翼方》在虫鱼部，证类在禽部，其下虽不注何时移入，就唐本注引李当之说，谓即伏翼屎。以《千金》所在推之，知《本经》亦当在虫鱼部，居伏翼之次，而《开宝》与伏翼并移之也，故天鼠屎下，亦有宜注文，“自虫鱼部今移”六字，而今本证类脱误之耳。孙星衍辑《神农本草经》，移证禽部之伏翼入虫鱼部，以复其旧，而仍置天鼠屎于禽部，据脱误之证类，而不见《翼方》，故有此失也（按孙氏《千金宝要》序云，《千金方》本与《千金翼方》为二书，是以旧唐书本传，止载《千金方》三十卷，晁公武陈振孙书目，则云各三十卷，不知何人更其次第，《千金》前方竟不可别，据此可知孙氏只见九十三卷之俗本，未见三十卷之《千金方》，并未见三十卷之《千金翼方》也）。蛇黄《翼方》在虫鱼部，考证类唐本亦在虫鱼部，而《开宝》移入玉石部下品；食盐《翼方》在米谷部，考证《别录》亦在米谷部，而《开宝》移入玉石部中品。凡此皆与《开宝》以前唐本草之旧目相合者也。

证类虫鱼部下品目录，曰一十二种，《名医别录》考一十二种中有虾与乌蛇二种，为《翼方》所无。然证类之虾本条下注曰，新见孟诜，然则《别录》之有虾，嘉祐时新见孟诜食疗所引而补入之，唐本草固未增入之。乌蛇本条下曰，今附，则乌蛇一种，显然为《开宝》加入，亦非唐本所有，宜乎《翼方》不载也。

证类米谷部上品目录，以灰藋属《别录》，而本条下注曰新补，则此条实为嘉祐增入，非唐本所有也。目录误耳，故《翼方》亦不收。

有名未用，《证类》只九十四种，而《翼方》有九十六种。多北苻华及领灰二种，盖《证类》脱误也。《翼方》卷一药名篇，其次序略同本草，然其所移之品，乃与《开宝》符合实为奇异，岂《开宝》即从《千金翼》而移易耶。紫草、麒麟竭、虎杖、梧桐泪在木部，鸡肠草在菜部，舂杵头糠在米谷部，半天河、地浆在玉石部，败鼓皮在兽部，橘、柚在果部，伏翼、天鼠屎在禽部，食盐在玉石部，皆与《开宝》所移合。芫花仍在草部，而《开宝》移入木部。蛇黄仍在虫鱼部，而《开宝》移入玉石部，则与《开宝》不合。而故麻鞋底混入木部，松脂混入草部，则又与其各本本草不合矣。

药名篇六百八十种，孙思邈谓皆今时见用药，然有本草所无者，如紫禹余粮、熏黄、铁浆、青盐、赤盐炭、铜青、不灰木、蔷薇根、百两金、鱼网、马绊绳、破扇、破故纸、鬼盖、麻布、叩幅头、丁香、盐麸子、象牙、狼牙、野驼脂、真珠、黄鱼、胆水、马蚕子纸、乌蛇、麦奴、荜豆，考诸品，唐以前诸家多已用之，今略疏于下。

紫禹余粮、黄禹余粮皆宜并入太一余粮，熏黄宜并入雄黄，铁浆宜并入铁。青盐、赤盐宜并入戎盐。炭诸本草不载，而《千金》疗诸噎及吞钱方中用之。铜青为《嘉祐》新补，云见于陈藏器，而《千金》治腹蛇毒已用之。不灰木为《开宝》所增，唐以前未见有用之者。蔷薇根宜并于营实。百两金在本草之外，唐以前亦未见用，见于《图经》。鱼网在陈藏器，而《肘后》、《深师》、《千金》用以治骨鲠。马绊本草所无，而《千金》以治疳。破扇见陈藏器，而《古今录验》、《延年》用以治盗汗。破故纸即补骨脂，见于《开宝》，唐以前亦不见用。鬼盖即人参别名，见于《本经》。丁香见于《开宝》，然《千金》屡用之，沈存中以为即《别录》之鸡舌香是也。盐麸子及紫荆，见于《开宝》，嘉祐注皆引陈藏器说，则唐时已有用之者矣。象牙附于《开宝》，而《肘后》、《千金》并用其屑治针箭入肉。野驼脂亦《开宝》所附，然苏恭言毛蹄甲主妇人赤白带下，是驼之为物，唐时已入药矣。真珠亦《开宝》所附，而《千金》、《肘后》，用之颇多，唐本不附，实不可解。黄鱼出《食疗本草》，李时珍谓即藏器拾遗之鳣，记载未详，无从决断，然皆不言胆也。水马有二，一为水黾之别名，一为海马之别名，然药名编次在水族，知为海马也，见于陈藏器，主难产，唐时亦已用之矣。蚕子纸或即嘉祐续注之蚕布纸，治妇人断产矣。乌蛇《证类》目录入之《别录》，而于本条则注今附，又似《开宝》所附矣，考《千金》有绵裹蛇膏治耳聋之方，《千金》但云蛇膏，不言是乌蛇，而《证类》引此，入之乌蛇条下，则知《千金》所用，为乌蛇膏矣。麦奴不见于诸家本草，惟范汪有麦奴丸，乃备急之黑奴丸，如小麦黑勃者，见《外台》卷四黑奴丸注，则《千金》以前有用之者矣。荜豆，疑即毕豆，《千金》面药五香散用之。而《延年》洗面药、《广济》洗面药、崔氏澡豆方、《备急》香澡豆方、苏澄澡豆方皆用荜豆，皆令皮肤悦泽之方，则荜毕通，毕豆即荜豆矣。

据以上所证明，知孙氏作《千金翼》时，抄录本草，则据唐显庆间英国公李勣之《新修本草》，其述录药名，则更取当时所用，而《唐本草》所未收者附益之，即药名总论所谓触类长之无穷竭也。

诵穆案：《千金要方》所载相使、相畏药一百九十七种，与日本丹波康赖《医心方》出入甚多，《翼方》所载本草，与《医心方》载本草和名大致相同，惟《医心方》所录，有陈藏器《本草拾遗》，知《医心方》成书，必在唐开元之后矣。四库著录之《银海精微》，旧题孙真人撰，四库疑为伪托。（未完）

22. 国药之历史观与改进论（续十五）

第十四节　道家与药学

（一）道家之起源与秦汉之方士

道之意义，至为广泛。老子《道德经》所谓："道可道，非常道，名可名，非常名"者也。然世所谓道教，实从神道而来。易系辞云，"圣人以神道设教"。神道设教，为道教之所由起。《中庸》云，"鬼神之为德，其盛矣乎。视之而弗见，听之而弗闻，体物而不可遗，使天下之人，齐明盛服，以承祭祀。洋洋乎如在其上，如在其左右。"以鬼神并列，故道教又为鬼道。主鬼神之事者，古为巫祝，其关系已详于第三节。巫祝固为道教之来源，然道教形成之后，即舍巫祝不与，而别以老庄之学说崇饰其表。老子云，"谷神不死，是为玄牝。玄牝之门，是为天地根，绵绵若存，用之不勤。""天地长久，天地所以能长且久者，以其不自生，故能长生。”“有物混成，先天地生，寂兮寥兮，独立而不改，周行而不殆，可以为天下母。吾不知其名，字之曰道，强为之名曰大。”凡此诸说，皆后世道家思想之中心，庄子、列子，亦与道家有绝大之关系，故自有老、庄、列三家之书，定为真经，而道教之基础始立。

方士者，道家之一派。庄子刻意篇云：“吹响呼吸，吐故纳新，熊经鸟申，为寿而已矣。此道引之士，养形之人，彭祖寿考者之所好也”。道引之士，即方士之流，皆以求长生为目的，盖战国诸王，贵极富溢，所不足者，长生不老，升为神仙耳。然欲使彼等效呼吸引申，静坐默想之功，势所不耐，方士乃迎合之，为之求仙及长生药，使可不劳而获成仙，此彼辈之所甘心，不惜耗人民之脂膏金钱，供方士之用者也。《楚辞》远游云。

“飡六气而饮沆瀣兮，漱正阳而含朝霞，保神明之清澄兮，精气入而粗秽除。”

“吸飞泉之微液兮，怀琬琰之华英，玉色頩以脕颜兮，精纯粹而始壮。”

《楚辞》虽寓言什九，然此一节，则明明含有服食之思想，又《史记》封禅书云。

自齐威、宣之时，驺子之徒，论著终始五德之运，及秦帝而齐人奏之，故始皇采用之。而宋毋忌、正伯侨、充尚、羡门高，最后皆燕人，为方仙道，形解销化，依于鬼神之事。驺衍以阴阳主运显于诸侯。而燕齐海上之方士传其术不能通，然怪迂阿谀苟合之徒则自此兴，不可胜数也。自威、宣、燕昭使人入海求蓬莱、方丈、瀛洲。此三神山者，其传在勃海中，去人不远，患且至，则船风引而去。盖尝有至者，诸仙人及不死之药皆在焉。其物禽兽尽白，而黄金银为宫阙。未至，望之如云，及到，三神山反居水下。临之，风辄引去，终莫能至云。世主莫不甘心焉。及至秦始皇并天下，至海上，则方士言之不可胜数。始皇自以为至海上而恐不及矣，使人乃赍童男女入海求之。船交海中，皆以风为解，曰未能至，望见之焉。

方士除求仙而外，服食炼金等皆所优为，今分述之于后。

（二）服食

服食之初，即所谓不死之药，《左传》齐景公问晏子以不死之药，而战国策亦有不死之药之掌故。《战国策》云：

“有献不死之药于荆王者，谒者以入，中射之士问曰，可食乎。曰可因夺而食之。王怒，使人杀中射之士，中射之士使人说王曰，臣问谒者，谒者曰可食，臣故食之，是臣无罪，而罪在谒者也。且客献不死之药，臣食之而王杀臣，是死药也。王死无罪之臣，而明人之欺王。王乃不杀。”——《楚策四》

又《山海经》、《内西经》云，开明东有巫鼓、巫抵、巫阳、巫履、巫凡、巫相，皆操不死之药以距之。汉之初，张良愿从赤松子游，而辟谷，赤松为古仙人。《楚辞》云“闻赤松之清尘兮，愿承风乎遗则，贵真人之休德兮，美往世之登仙”是也。汉武起高台，作铜人，以盘承露，屑玉而和食之，谓可以长生，降至三国，此风尤盛，曹丕典论云：

“颍川郤俭，能辟谷饵茯苓，甘陵甘始，亦善行气，老有少容。卢江左慈，知补导之术，并为军吏。初俭之至市，茯苓价暴贵数倍，议郎安平孝覃，学其辟谷，餐茯苓，饮寒水，中泄利殆至殒命。”

服食之风，行于三国者，无过于寒食散，其毒至隋唐而不戢。《巢源》、《千金》、《外台》等，皆有解散法，寒食散之始服者为何晏，其后服之者踵起，而皆罹其毒，兹录诸家之记载如下。

俞理初云，通鉴注言寒食散，盖始于何晏，又云炼钟乳、朱砂等药为之。言可避火食，故曰寒食。按寒食言服者宜凉，衣宜薄，惟酒微温饮，非不火食。其方汉张机在《金匮要略》中，发解制度。备见隋·巢元方《诸病源候论》卷六，所载皇甫谧深受其毒，故知之最详。陈振孙书录解题，谓《诸病源候论》惟论病证，不载方药，后人遂不留意。《隋书经籍志》载散方论甚多，而皇甫谧、曹歙二卷，宋有皇甫谧依诸方撰一卷，隋又有吴景贤《诸病源候论》目及服石论总七卷，本避伤寒卒病法也。士大夫不问疾否，服之为风流，则始于何晏。魏晋人服散，至死不悟，窭人子饥寒致病，谬云散发，其时以为笑谑，晋人之散，唐人之丹，其为鄙恶，直近时鸦片烟之比。晋唐宋官不为禁，今鸦片有禁，以此知本朝规模，独为闳整矣。——《癸巳类稿》

洪颐煊云，《晋书·裴秀传》服寒食散当饮热酒，而饮冷酒，薨。《皇甫谧传》，谧初服寒食散，而性与之忤，每委顿不伦，尝悲恚欲自杀。《隋唐经籍志》，有《寒食散论》二卷。寒食散对疗一卷，解寒食散三卷，今《外台秘要》、《千金翼方》内，犹传其法。——《诸史考异》

郝懿行云，寒食散一名五石散。世说言语篇何平叔云，服五石散非惟治病，亦觉神明开朗。刘孝标注，引秦丞相寒食散论曰，寒食散之方，虽出汉代，而用之者寡，靡有传焉。魏尚书何晏，首获神效。由是大行于世，服者相寻也。今案五石之名，虽未之前闻，要不越丹砂、云母、雄黄、石英、钟乳之属，此皆精刚内蕴，符采外标。所以六朝贵游，动云散发，蕴寒生热，辄丧厥躯，假令何晏不诛，亦中夭死，加之孝标征引，更煽灾炎。《晋书·裴秀传》服寒食散当饮热酒，而饮冷酒，泰始七年薨，时年四十八。王戎传，戎伪药发堕厕，得不及祸。《皇甫谧传》服寒食药违错节度，隆冬袒裸食冰，当暑烦，加以咳逆，或若温疟，或类伤寒，浮气流肿，四肢酸重。贺循传，服寒食散露发袒身。郑攸传，夜失火烧车，遂对以弟妇散发温酒为辞。此皆药之流毒，彰于历试，安在平叔一人，服食独收神效。又《宋书·王微传》忆往年散发，极目流涕，将之不用，譬如饵药，当人羸冷，资散以全身，及热势发动，去坚积以止患，然则治病之功，不加毫末，伤生之趣，动有百端，覆辙相等，长生未有。古人有言，服食求神仙，多为药所误。谅哉，尝读晋书哀帝记，帝好黄老，断谷饵长生药，服食中多，遂中毒不识万机。夫以帝者之尊，希慕生之术，而竟服饵以殒生。吁，可鉴矣。——《晋宋掌故》

晋葛洪著《抱朴子》于求仙炼药之法，叙述甚详。葛洪云：

“仙药之上者丹砂，次则黄金，次则白银，次则诸芝，次则五玉，次则云母，次则明珠，次则雄黄，次则太乙禹余粮，次则石中黄子，次则石桂，次则石英，次则石脑，次则石硫黄，次则石黏，次则曾青，次则松柏脂、茯苓、地黄、麦门冬、木巨胜、重楼、黄连、石韦、楮实、象柴，一名纯卢是也。”——《抱朴子·仙药篇》

唐宋以下，士大夫犹尚服食，宋叶石林云：

“士大夫服丹砂死者，前后固不一，余所目击，林彦振平日充实，饮啖兼人，居吴下，每以强壮自夸，有医周公辅，言得宋道方丹砂秘术，可延年而无后害，彦振信之，服三年，疽发于脑，始见发际如粟，越两日，须颔与胸背略平，十日死，方疾亟时，医使人以帛渍所溃脓血，濯之水中，澄其下，略有丹砂，盖积于中，与毒俱出也。谢任伯平日闻人蓄伏火丹砂，不问其方，必求之服，惟恐尽。去岁亦发脑疽，有人与之语，见其疾将作，俄顷间形神顿异，而任伯犹未知觉，既觉如风雨，经夕死。十年间亲见此二人可以为戒矣。”——《避暑录》

南渡以后，此风渐息，迨明而鸦片起，嗜之者沉痼终其身，其祸亦不亚服食焉。（未完）

23. 国药之历史观与改进论（续十六）

（三）烧炼

凡欲服食，必先习烧炼，烧炼之术，大抵分为三种，其一则炼金石为散为丹，以资服食。其一谓黄金成，以铸饮食器，则长生登仙。下焉者，谓银母成，则世间万物，皆可幻为黄白。今略采诸家之记载，以见其略。《史记·封禅书》云。

“祠灶则致物，致物而丹砂可化为黄金，黄金成以为饮食器则益寿，益寿而海中蓬莱仙者乃可见，见之以封禅则不死，黄帝是也。臣常游海上，见安期生，安期生食巨枣大如瓜，安期生仙者，通蓬莱中，合则见人，不合则隐，于是天子始亲祠灶，遣方士入海求蓬莱安期生之属，而事化丹砂诸药齐为黄金矣。”

《汉书·刘向传》云：

“上复兴神仙方术之事，而淮南有《枕中鸿宝苑秘书》书，言神仙使鬼物为金之术，及邹衍重道延命方，世人莫见，而更生（即刘向）父德，武帝时治淮南狱，得其书，更生幼而读诵以为奇，献之，言黄金可成，上令典尚方铸做事，费甚多，方不验。”

后世如魏伯阳葛洪等，皆究心炼金之术，而范围亦以渐扩大，颇含有化学思想，魏伯阳云：

“胡粉投火中，色坏还为铅，冰雪得温汤，解释成太虚，金以砂为主，膏和于水银，变化由其真，始终自相因”。——《参同契法象成章》

葛洪说金丹之效云：

“第一之丹，名曰丹华，当先作玄黄，用雄黄、水矾、石水（一本作汞）、戎盐、卤碱、矾石、牡蛎、赤石脂、滑石、胡粉，各数十斤，以为六一泥，火之三十六日成，服之七日仙。又以玄膏丸此丹，置猛火上，须臾成黄金。第二之丹，名神丹，亦曰神符，服之百日仙也。行度水火，以此丹涂足下，步行水上。服之三刀圭，三尸九虫，皆即消坏，百病皆愈。第三之丹，名曰神丹，服一刀圭百日仙也。朱鸟凤凰，翔覆其上，玉女至旁。以一刀圭，合水银一斤，火之立成黄金。（中略）第五之丹，名饵丹，服之十三日仙也。鬼神来侍，玉女至前。第六之丹，名炼丹，服之十日仙也。又以汞合火之，亦成黄金。第七之丹，名仙丹，服一刀圭，百日仙也。第八之丹，名伏丹，服之即日仙也。第九之丹，名寒丹，服一刀圭百日仙也。仙童仙女来侍，飞行轻举，不用羽翼。凡此九丹，但得一丹便仙，不在悉作之。”——《金丹篇》

又《杨慎丹铅录》。载孙真人四言诗云：

“取金之精，合石之液，列为夫妇，结为魂魄，一体混沌，两精感激，河车覆载，鼎候无忒，洪炉烈火，烘焰翕赫，烟未及点，焰不假碧，如畜扶桑，若藏霹雳，（中略）紫色内达，赤芒外射，熠若火生，乍蓬血滴，号中还，退藏于密，骨变金埴，颜驻玉泽。”

是孙真人于烧炼之术，亦有研究也。元明以后，烧炼求长生者渐少，而求黄白致富者日多。故说部所载，富室受丹客之欺，丧其资财者，累累皆是。冯犹龙智囊补所采，可见一斑。

（四）烧炼与化学之关系

卢铭君曰，上古时代，无所谓化学之名称，然近于化学之事实者，经史中屡见不鲜。究其各种事实，由发明至于发达，以供吾人之应用，甚有可惊讶与想象之现状存焉。吾人所用之饮食，如油盐酱醋，所用之器物，如金银铜铁，无一不含化学作用，更无论水土、木石、空气等之不可一日缺者，尤为化学上之绝好材料也。经史中所述上古时代之事，偏而不周，简而不详，兹就所知者考之。黄帝臣夙沙氏，始煮海为盐。盐之化学名词为氯化钠，其功用于吾人，不待赘述。由此可知中国之化学，在黄帝时已有确实之渊源矣。他如夏时，仪狄始作酒醪，变五味，为中国发酵化学之始祖。迨中古之世，黄老之说盛行，每有称炼丹点金诸术语，虽近于怪诞，究其事实，未或无因。如汉张道陵在鸣鹤山炼龙虎大丹一年，有红光照射，宝丹始成，服之可长生不老。南北朝陶弘景，以神丹可成，苦无药物，帝给黄金、朱砂、雄黄等，后合飞丹，色如霜雪，服之体轻。晋《抱朴子·金丹卷》中，谓合丹于名山中，即今西湖葛岭，为其炼丹之所在也。考朱砂系汞化合物，雄黄系砒化合物，仙家用以为丹之原料，则丹中性质，莫非为砒及汞等含量之多寡，用以祛除疾病，及强壮筋肉而已，岂真能长生不老耶。此种迷信之学说，亦颇有制药化学之深意存焉。至于点金之术，管子上有丹砂，下有黄金。《汉王嘉拾遗记》，金液丸丹之经，以为君，以汞为臣，以石为使，运火二年，日周六百，初品即能朝汞成银丸。隋末有道士居长白山，炼丹砂得道，唐太宗得其丹，命造金，名为大唐金。刘得仁诗囊中，曾有药点土，亦成金，则其所自亦自长远。今将水银化金之术释之，更足证明点金术之非无据。水银之化学之名词曰汞，在常温为银白色之液体，沸点摄氏三五七·三度，达此点即成蒸气而挥散。金熔点摄氏一〇六二·四度，在空气中热之任何温度，而不氧化。银熔点摄氏九六〇度，在高温时亦不直接与氧化合。倘溶不纯之金及银等物于汞中，俗人视之，仅知其为水银也。依其各种温度高低之不同，加热至摄氏三五八度，则水银变成蒸气飞散，仅遗留金及银；若温度适在摄氏1000度时，金为固体，银为液体，分别而取之，一若水银而可变为宝贵之黄金也。且汞在摄氏零度下三九度时，变为固体，形为白银，此种物变态之特性，可说是低温变为白银，高温变为黄金，汞在空气中热至摄氏三百度以上，久之变为红色之氧化汞，即俗称之仙丹。如温度更高，则复分解，残留水银，氧则成气而飞散。俗人不知此种由温度之升降而变换形态，仅迷信仙家法术之玄妙，以为一转移间，由白色而变红色，更由红色而变为白色也。总此论列，则上古时代炎黄以降，至中古时代汉晋之下，化学之已发达而失传也明矣，岂不惜哉。——《日新治疗》第三十八号

周师洛曰，现今之化学发达如此，均以曩昔之秘密学为根据，彼此参考研究，成现在之一大学科，而药学遂为化学之一科。回顾我国，化学之发明，实较欧西为早，即就甘汞一药而论，本草所载，萧史与秦穆公炼飞云丹，第一转即轻粉，其法以水银与食盐、明矾同研，至不见水银球，然后放铁器内，以盆覆之，用盐水和筛灶灰密固，而燃以烈火，约二支香，则粉升于盆上，轻盈可爱，其白如雪。余曾照法试制，确能制出，其原理殆与升华甘汞同。明矾作媒介药。据此，可知我国化学之发明在数千年前，已有端倪。——《药性赋新解》

张国维云化学在有史以前，多半是秘密事业，所以古时的化学家，都是不相谋属，各有一般好事者，更变本加厉，以为利用化学方法，可以制取金丹秘宝，能点铁成金和使人长生不老。因此就发生一种欺世盗名的幻术式的伎俩，这在化学史上，就称为炼金术，或点金术。中国炼金

术的起源，究竟从哪一个朝代起，现在无从查考，不过据史乘所载，在战国时代最盛行长生不老之术，可见它的发源，当在战国以前。考欧西的化学的起源，也是从炼金术开始的，炼金术家虽然用虚幻的法术，欺骗了世人，罪有应得。但是他们对于真实的化学，倒也有相当的功劳，不可磨灭。例如他们因为提炼金丹和智者蛋（欧洲炼金者之目的物，与中国之金丹相似）。而对于蒸馏过滤、升华沉淀、溶解蒸发、凝结等等，至今仍沿用的化学手续，却精确透彻，像水银或硫磺等，都有升华的性质，在炼金术家早已知道。现在就把中外炼金术家曾经制过或用过的化学物品，总列于下。

金属类有黄金　银　汞　锑　铜　铁　锡　铅　锌　铋等。

非金属类有硫　砒　炭　磷等。

化合物有硇砂　朱砂　铅丹　雌黄　胆矾　绿矾　明矾　硼砂　锅灰等。

——节《科学月刊》三卷一号（未完）

24. 国药之历史观与改进论（续十七）

（五）药物学上道家遗留之影响

汉魏至隋唐，为道家之全盛时期。葛洪、陶弘景、孙真人等，无一非沉湎于道家者，故医药书中恒溷入道家者之术语，如暖丹田，补命门等，皆古人解释药效之常语，而丹田、命门，则道家之术语也。

《神农本草经》分药为三品，上药一百二十种为君，主养命以应天，无毒多服不伤人，欲轻身益气不老延年者，本上经。中药一百二十种为臣，主养性以应人，无毒有毒，斟酌其宜，欲遏病补虚羸者，本中经。下药一百二十种为佐使，主治病以应地，多毒不可久服，欲除寒热邪气，破积聚愈疾者，本下经（见本经名例）。本经上品之不老延年，中品之补虚羸，皆道家服食之遗意也。陶弘景信道家之说尤笃，故《别录》亦循三品之旧。而常有不老延年轻身之说。本草金石部中，如辰砂、水银、铅丹、石英、钟乳等，疑皆从方士书中采入，其炮制之方法，亦有自丹书采入者，如铅丹条下云：

“时珍曰，按独孤滔《丹房鉴源》云，炒铅丹法：用铅一斤，土硫黄十两，滑石一两，镕铅成汁，下醋点之，滚沸时下硫一块，少顿下消黄，时沸定再点醋，依前下少许消黄，待为末，则成丹矣。”

又“银朱”条下云：

“时珍曰，胡演‘丹药秘诀’云，升炼银朱，用石亭脂二斤，新锅内溶化，次下水银一斤，炒作青砂头，炒不见星，研末。罐承，石版盖住，铁线缚定，盐泥固脐，大火煅之，待冷禽出，贴罐者为银末，贴口者为丹砂。”

今药肆修治药饵，有择吉斋戒礼拜诸仪式，盖亦道家烧炼之遗风也。

第十五节　唐新本草

（一）唐新本草之修定

唐高宗显庆四年，右监门府长史苏恭，摭《别录》之差谬，重加订注，表请修定，帝命司空英国公李勣，太尉赵国公长孙无忌，与恭等二十二人修定之。增药一百四种，分为玉石、草木、人兽、禽虫、鱼果、米谷、菜，有名未用十一部。凡十二卷，目录一卷，别为药图二十五卷，图经七卷，共五十三卷（勣进本草表，称五十三卷。新旧唐书所载，则仅四十七卷。又于志宁传，谓志宁与司空李绩，修定本草并图五十四篇，使一篇即一卷，则当为五十四卷，亦与五十三之数不合。惟唐新本草之文字，则确为二十卷。今日本东京仁和寺，尚藏有纂喜庐丛书本之残本，又宫内省（皇宫内）图书寮，藏有影天平钞本十卷。存卷四、卷五，卷十二至十五，卷十七至二十，计共十卷。适存原书二十卷之半，见神田喜郎之佚存书目）。世称唐本草（见《嘉祐本草义例》）或称唐新本草（见《本草纲目序例》），又称唐新修本草（见佚存书目等）。或称为英公本草，以主其事者为英国公李勣也。

唐本草之成，苏恭实为其主持者，苏恭本作苏敬，宋人避讳，改为苏恭，据《旧唐书·经籍志》所载，苏敬所撰本草，有下列数种。

本草图经七卷，苏敬撰。

新修本草二十一卷，苏敬撰。

新修本草图一十六卷，苏敬等撰。

本草音三卷。

合之共四十七卷，与五十三卷之说不合。又《新修本草》二十一卷，亦多出一卷。以《新唐书·艺文志》考之，此一卷即目录。《新唐书·艺文志》所载《唐新本草》如下。

本草二十卷

目录一卷

药图二十卷

图经七卷

合之共四十八卷，较旧唐书多一卷。《旧唐书》载新修二十一卷，新唐书载本草二十卷，目录一卷，《旧唐书》载图经七卷，《新唐书》亦载图经七卷，此两志相同之处。《旧唐书·新修本草图》作一十六卷，《新唐书》作药图二十卷，此两志不相同之处。又《旧唐书》所载之《本草音》三卷，恐不在《唐新本草》之内，若然则《旧唐志》所载之《唐新本草》只四十四卷矣。又《新唐书》别有苏敬所撰书如下。

《新修本草》二十一卷

又《新修本草图》二十六卷

《本草音》三卷

《本草图经》七卷

以上四种，皆苏敬撰。是《唐新本草》之外，另有苏敬之《新修本草》。盖苏敬先著成《新修本草》，然后表请修定，犹吴谦等先著成《伤寒论》、《金匮要略注》等，然后遣官会修，赐名《医宗金鉴》也。故《唐新本草》者，实以苏敬之《新修本草》为蓝本也。

当时会修之吏，据《新唐书·艺文志》云，“显庆四年，英国公李绩，太尉长孙无忌，兼侍中辛茂，将木子宾客弘文馆学士许敬宗，礼部郎兼太子洗马弘文馆大学士孔志约，尚药奉御许孝崇、胡子家、蒋季璋，尚药局直长蔺复珪、许弘直，侍御医巢孝俭，太子药藏监蒋季瑜、吴嗣宗，丞蒋义方，太医令蒋季琬、许弘，丞蒋茂昌，太常丞吕才贾、文通，太史令李淳风，潞王府参军吴师哲，礼部主事颜仁楚，右监门府长史苏敬等撰”，合二十三人。

又于《志宁传》云“初志宁与司空李勣，修定本草并图五十四篇。帝曰，本草尚矣，今复修之何所异耶。对曰，昔陶弘景以《神农本经》，合杂家《别录》注之，江南偏方，不周晓药石，往往纯缪四百余物，今考正之。又增后世所用百余物，以此为异”，是志宁亦与修《唐新本草》。又曰：“帝曰：本草别录，何为而二？对曰：《别录》者，魏晋以来吴普、李当之所记，其言花叶形色佐使相须，附经为说。故弘景合而录之，帝曰善。其书遂大行”。志宁字仲谧，亦精于医方本草，故其言深切如此。

（二）唐新本草序

《唐新本草》既成，孔志约为之序，志约亦知医，所撰有《本草音义》三卷，其序指出陶弘景之错误，与修定之旨趣，序云。

“天地之大德曰生，运阴阳以播物，含灵之所曰命，滋孕育以全年。蛰穴栖巢，感物之情盖寡，范金揉木，遂欲之道方滋，而五味或爽，时味甘辛之节，六气斯沴，愆寒燠之宜，中外交侵，形神分战，饮食伺衅，成肠胃之眚。风湿候隙，搐手足之灾，机缠肤凑之，莫知救止，渐固膏肓，期于夭折。暨炎晖纪物，识药石之功，云瑞名官，穷诊候之术，草木咸得其性，鬼神无所遁情。刳麝剸犀，驱泄邪恶，飞丹炼石，引纳清和，大庇苍生，普济黔首，功侔造化。恩迈裁成，日用不知，于今是赖，岐和、彭缓胜绝轨于前，李吴、张华，振英声于后。昔秦政煨燔，兹经不预，永嘉丧乱，斯道尚存（以上述本草之源流，作者附注）。梁陶弘景雅好摄生，研精药术，以为本草经者，神农之所作，不刊之书也。惜其年代寖远，简编残蠹，与桐雷众记，颇或踳驳，兴言撰辑，勒成一家。亦以雕琢经方，润色医业（以上述陶弘景之撰《名医别录》，作者附注）。然而时钟鼎峙，闻见阙于殊方，事非佥议，诠释拘于独学。至于重建平之防己，弃槐里之半夏，秋采榆仁，冬收云实，谬粱米之黄白，混荆子之牡蔓，异繁缕于鸡肠，合由跋、鸢尾、防葵、狼毒，妄曰同根，钩吻、黄精，引为连类，铅锡莫辨，橙柚不分，凡此比例，盖亦多矣。自时厥后，以迄于今。虽方技分镳，名医继轨，更相祖述，罕能厘正。乃复采杜衡于及已，求忍冬于络石，舍陟厘而取莂藤，退飞廉而用马蓟，承疑行妄，曾无有觉，疾瘵多殆，良深慨叹（以上述《名医别录》之谬误）。既而朝议郎行右监门府长史骑都尉臣苏恭，摭陶氏之乖违，辨俗用之纰紊，遂表请修定，深副圣怀，乃诏太尉扬州都督监修国史柱国赵国公臣无忌，大中大夫行尚药奉御臣许孝崇等二十臣，与苏恭详撰。窃以动植形竹，因方舛性，春秋节变，感气殊功，离其本土，则质同效异，乖于采摘，乃物是而时非。名实既爽，寒温多谬，用之凡庶，其欺已甚。施之君父，逆莫大焉。正考其同异，择其去取，铅翰昭章，定群言之得失，丹青绮焕，备庶物之形容。撰本草并图经、目录等，凡成五十四卷，庶以网罗今古，开涤耳目，尽医方之妙极，拯生灵之性命，传万祀而无昧，悬百工而不朽（附注以上述修定之经过）。”（未完）

25. 国药之历史观与改进论（续十八）

（三）李时珍以英公《唐本草》与《唐新本草》为二书说之错误

英公本草，即《唐新本草》，而李时珍乃以为二书，此误也。时珍《本草纲目序例》云：

“唐高宗命司空李勣等，修陶隐居所注《神农本草》，增为七卷，世谓之英公唐本草，颇有增益。显庆中，右监门长史苏恭，重加订注，表请修正。帝复命太尉赵国公、长孙无忌二十二人与恭详定，增药一百一十四种，分为玉石、草木、人、兽禽虫鱼、果米谷菜等有名未用十一部。凡二十卷，目录一卷，别为药图二十五卷，图经七卷，共五十三卷。世谓之《唐新本草》。”

由是以观，则时珍至少认定有下列两点事实。

（一）唐高宗时，修定本草二次。第一次英国公李勣所修，第二次赵国公长孙无忌所修。

（二）第一次增修为七卷，名英公《唐本草》，第二次增修为五十三卷，名《唐新本草》。

考长孙无忌之修定本草，在高宗显庆四年，是英国公之第一次修定，必在四年以前，然高宗即位未久，四年中必无修定二次之理，其说不甚可信。又据《新唐书》所载，显庆四年，英国公李勣、太尉长孙无忌（中略）、左监门府长史苏敬等撰，是英国公李勣之修定，与长孙无忌之修定，同为一事。同隶一时，时无先后，事仅一次，足以证时珍之妄矣。

即无《新唐书》为证明，吾侪亦可从《嘉祐本草》，钩稽考征，以证吾说之不谬。《嘉祐补注本草总叙》云：

"唐显庆中监门卫长史苏恭，又摭其差谬（指陶隐居），表请刊定，乃命司空英国公李世勣等，与恭参考得失。又增一百一十四种，分门部类广为二十卷，世谓之唐本草。"——《医官玄稿》卷一引

又《大观本草》卷三十一，载《嘉祐本草》末卷，附所引医书十六家撰人名氏及略述义例。其第三条云：

"唐《新修本草》初陶隐居因《神农本草经》三卷，增修为七卷，显庆中监门府长史苏恭，表请修定，因命长孙无忌与恭等廿二人，重广定为二十卷。今谓之《唐本草》。"——从黄侃《六祝斋日记》特引

两相比较，则二十卷之卷数同，名《唐本草》者又本同，是英公《唐本草》，非即《唐新修本草》而何。且苏恭所表请修定者，乃陶隐居增修之七卷，是前无所承可知，时珍谓英国公增修陶隐居所注《神农本草》为七卷，其误显然矣。嘉祐称唐《新修本草》为《唐本草》，盖宋人之通

称也。

第十六节 食疗本草

《食疗本草》三卷，唐孟诜撰。旧唐书本传云：

“孟诜，汝州梁人也，举进士，垂拱初，累迁凤阁舍人。诜少好方术，尝于凤阁侍郎刘祎之家，见其敕赐金。谓祎之曰：此药金也。若烧火其上，当有五色气，试之果然，则天闻之不悦。因事出台州司马，后累迁春官侍郎，睿宗在藩，召充侍读。长安中，为同州刺史，加银青光禄大夫，神龙初致仕，归伊阳之山，第以药饵为事，诜年虽晚暮，志力如壮。尝谓所亲曰：若能保身养性者，常须善言莫离口，良药莫离手。睿宗即位，召赴京师，将加任用，固辞衰老。景云二年，优诏赐物一百段，又令每岁春秋二时，特给羊酒糜粥。开元初，河南尹毕构，以萧有古人之风改其所居为子平里，年九十三卒。诜所居官，好勾剥为政，虽繁而理：撰家祭礼各一卷，丧服要二卷，补养方、必效方各三卷。”

禹锡曰：食疗本草，唐同州刺史孟诜撰。张鼎又补其不足者八十九种，并旧为二百二十七条，凡三卷。时珍曰：诜梁人也。武后时举进士，累迁凤阁舍人，出为台州司马，转同州刺史，睿宗召用，固辞卒，年九十余，因周礼食医之义，著此书，多有增益。又撰《必效方》十卷。《补养方》三卷。唐史有传。

久保田晴光曰，孟诜为开元（西纪七一三年）初之人，好方术，师事孙思邈，所著《食疗本草》，起初称为补养方，开元中张鼎改订之，而改称《食疗本草》。此书最初恐亦如题名所示，以补养为目的者也。

（二）食疗本草残卷在敦煌之发现

孟诜《食疗本草》，仅散见于《证类本草》及《本草纲目》中，其原本久已不可得见。清季甘肃敦煌县，发现石室，探得吾国千百年前一万数千卷文献，其中有《食疗本草》之残卷，后转入英国博物馆。日本中尾万三博士，作详细之考据，复校补其遗文而发表之。吾国范凤源君，特采译中尾万三氏之校核本，名为敦煌石室本草，以饷国人。兹特录赵燏黄君之序文及范凤源君之自序。（未完）

26. 国药之历史观与改进论（续十九）

赵燏黄《食疗本草序》云：

吾国历代诸家本草，据李时珍《本草纲目》序例所载品目，计四十一种。虽皆有撰人姓氏，爵里年月及卷帙数目等简明考略，然至今徒有其书籍之名称，而不能得见其原书之片纸只字者甚多。即能在去古未远之本草中，得见所引原书之本文，然又往往与其本文之字句不甚符合，以致讹以传讹者亦复不少。即如唐同州刺史孟诜撰著，张鼎增补之《食疗本草》，固为《纲目序例》中所引古本草之一，然其原书早已散佚，仅见其文字引用于宋唐慎微之《证类本草》中，余则零星散见于李氏“纲目集解及修治”条下。虽搜尽《四库全书》，名山秘笈，恐亦难得孟张原著之旧观也。有清之季，甘肃敦煌县发启石窟，探得吾国千百年前一万数千卷之文献，其中有古本草残卷。所谓《食疗本草》者，古色古香，俨然尚存唐代卷轴之旧，虽不能获原书之完璧，然仅就其断编残简而论，当已见孟张原著之一部分。考此种发现，不仅能引起中外考古家无限之兴味，即在吾国医药过去历史上及食物卫生上，可供科学的研究者关系尤为切要，此固无烦鄙人之啧啧也。尝考甘肃敦煌县，为汉代与西域交通之要道，其地有千佛洞（莫高窟）者，富于古代文物之宝藏，据一时学者在历史上之推察，当宋初西夏勃兴之时，其地恰当用兵之重镇，因欲保全当时一切文化不至散失起见，悉数藏入千佛洞石室中，而以泥土固封洞口。代远年湮，无人过问，至西纪一九〇〇年，因修缮寺观，为王道士破封口之一端，发掘古卷轴，累累存于寺中。一九〇七年，英人史太因博士，在第二期西域探险途次，闻此消息，追踪而至，蒐罗汉文西藏文之古物，满载三百余件而归，此即今日英国博物馆中收藏之一部分也。一九〇八年，法人普理亚博士，在中央亚细亚探险途次，至乌鲁木齐，闻史太因在千佛洞得宝，遂亦接踵而至，费时三周，阅一万数千卷之遗文。并选择其全数大约三分之一，即购得古文献五千余卷。其中包含汉蒙西楚、西夏等各种文字，此即今日法国国立图书馆收藏之一部分也。上海自然科学研究所汇报第一卷三号，题为《食疗本草》之考察。盖其原文即本于英国博物馆所藏敦煌文物中古本草残卷，经日本中尾万三博士详细之考据，复校补其遗文（原本称《校合食疗本草遗文》）而发表之。其在法国图书馆之一部分，有关于药方及医书之文献者，中尾博士亦拟继续考察，次第发表云云。夫《食疗本草》一书，当时本《周礼》食医之义而作，乃张鼎根据孟撰补养方原书，增补品物而改称之名也。孟诜虽为孙思邈弟子，然其《补养方》并不拾孙氏《千金食治》之牙慧，而有独出之心裁，此种著述，大可证明古人讲究保命养身之道，注重食物卫生，置之今日饮食卫生化学中，大有参证研究之价值。（下略）——《敦煌石室古本草赵燏黄序》

我国医疗虽发源甚早，但至唐始大备，盖《素问·食经》等，于食疗之法粗具，而药性之研究，犹未精也。及夫唐世，上有二千余年治疗之经验，中有名医扁鹊、华佗等辈之谠言明论可为法，是以鉴定多精当之诣境，尤以孟诜之《食疗本草》为最著。以孟氏不仅继往古之遗迹，日复师事名医孙思邈，身侍宫阙，故经验学识冠于当时。其所著《食疗本草》，复经数十人注订，其价值卓著可知，乃以年久世乱，原本散佚无存，此殊为吾国之一劫，兼亦使我国文化少一光明，而坐视外人傲语其医术之高深也。不意清末敦煌石室遗书发现，此书亦留其残迹，又复辗转于英法博物院，我国人士反莫得一睹，良足耻憾。近日本药学博士中尾万三，不惮重洋之险，远赴彼邦躬亲浏览，并以科学方法加以校核，归而著《食疗本草》之考察，其已由近世科学证明者，则旁加黑点以显之，弥足增辉。今展残卷而阅之，觉其所言生杀之盖理，益信中医所云，非无据者。如其举魏武帝啖野葛尺余而无恙者，当系先食雍菜之故，野葛性毒杀人，惟雍菜能中和之耳。不但此也，即其鉴定之食物，亦暗合于科学之分析，如其谓白蒿（即蒿苣）之叶，生挼醋淹俎，则甚益人云云。近世科学分析白蒿成分，则谓其含维生素最多，可见甄别物性精诣之一斑矣。外此，若食物配合调治之法，使吾人感此书亦可为日用饮食之常识者，犹其余事。吾鉴其价值之高，而耻以吾国原著反不流传于本国，用特采译中尾万三之所校核本，而略有出入之。盖以吾国文字，代有衍变，故于其奇形异字，而不易解者，易以今文，以便阅读也。至于中尾万三博士校核增注之处，本书仍以黑点书之，以示博士之劳，且以显残卷本之可珍。书成之时，欲揭示此残卷本之价值，爰名之为敦煌石室之本草，并愿国人继起发挥，以证明孟氏所言之科学化也，是为序。民国二十年九月，范凤源序于上海市市立理科实验室。

（三）范辑古本草所载之药品

范凤源所辑古本草，载药二百四十一种，禹锡称孟诜原书经张鼎增补，凡二百二十七条，是范氏辑本药品之种数，反较原书增溢，殆割裂所致欤。范辑本药品之出于残卷本者，凡二十三种，其目如下：

通草	藕	鸡头实	白瓜子	榆皮	莲子
木瓜	瓜蒂	吴茱萸	软枣	芋	胡瓜
芜荑	蒲桃	砂糖	越瓜	榧	覆盆子
安石榴	苦瓠	石蜜	芡实	胡桃	

范辑本所引食疗旧文，较《纲目》所引者为详，且有为《纲目》所不载者。盖时珍分立子目，任意剪裁，故多残缺不完也。兹引据而比较之如下。

“蠼螋尿疮，盐汤浸绵拓疮上。”《食疗本草》

此时珍所引也，仅寥寥数字耳，范辑本则较此多出一倍。

“《食疗》云：蠼螋尿疮，盐三升，水一斗，煮取六升，浸汤俺疮上”（见范辑本，俺即罨）。

又《纲目》所引，即字数之多寡相近矣，而文字间有异同。如——

“一切脚气，盐三升，蒸熟分裹近壁，以踏脚之，令脚心热。又和槐白皮蒸之，尤良。夜夜用之。”——《纲目》引《食疗》

“又治一切气及脚气，取盐三升蒸，候热分裹近壁，脚踏之，令脚心热。又和槐白皮蒸用，亦治脚气，夜夜与之良。”——范辑本

有为时珍所不载者，如石燕。

食疗云：在乳穴石洞中者，冬月采之堪食，余月采者，只堪治病，不堪食也。又治法：取石燕二七枚，和五味炒令热，以酒一斗，浸三日，即每夜卧时，饮一两盏，随性也。甚能补益，能吃食，使人健力也。

其他相异者尚多，兹从略。

第十七节　佛教与药学

（一）佛教之东来

中国有佛经之时代，后汉明帝永平十年，佛法始入中国。先是永平七年，明帝夜梦金人，飞行殿庭，以问于朝，太史傅毅以佛对，乃遣中郎将蔡愔、博士工遵、秦憬等十有

八人西访其道，至大月支（又作月氏）国，遇中印度沙门迦叶摩腾竺法兰二人，佛像经卷东来，愔等奉迎而归于洛，帝于洛城雍门西，建白马寺以处之。命摘译经文，最初译出者，现存之佛说四十二章经也。是为中国有佛经之始，而佛教初期之传入也。然刘述庭云，详观东斋纪事，谓明帝以前已有之，而引刘向《列仙传》序，得仙者一百四十六人，已见于佛经，则西汉时已有佛经矣（《佛教居士林》刊第十三期《佛教东来及奉佛建寺考》）。（未完）

27. 国药之历史观与改进论（续二十）

中国有佛像佛寺之时代　《后汉书》笮融大起浮屠寺，上界金盘，下为重楼堂阁，周回可容三千许人。黄金涂像，衣以锦彩。招致旁郡好佛者五千余户。每浴佛，辄多设饮饭，布席于路。凡就食及观者，且万余人。亦见吴志刘繇传。则后汉之末，佛像佛寺，已极庄严矣。

中国祀佛之时代　汉武帝时，昆邪王杀休屠王，以其众来降，得其金人之神（金人即今佛像）皆长丈余，其祭不用牛羊，惟烧香礼拜，帝命依其国俗祀之，于是中国始有佛祀。

中国君主奉佛之时代　按汉明帝遣使求经，而楚王英即信其教，图其形像，斋戒祷祀。于是臣下始有奉佛之事，而君主尚未躬自奉佛也。于宫中立浮屠之祀，于是上及宫禁矣。以上皆为佛之见于历史者，至于中国人出家为浮屠，晋以前无明文，惟晋明帝时，听刘峻出家，又听洛阳妇女阿潘等为尼，此则中国人为僧尼之见于史者也（以上节刘述庭说）。

中印学者之往来　后汉明帝时，中印度沙门迦叶摩腾竺法兰二人，佛像经卷来中国，其后三百余年间支谶（亦云支娄迦谶）、安清（字世高）、支曜竺佛朔等译师，相继自月支安息康居印度诸国，□佛经至洛，广事宣译。至东晋西印度沙门佛图澄至中国，其弟子道安，依般若经探究真空无相之法门，其著述以注译为多，为土注解佛经之嚆矢。道安之弟子慧远，在庐山集内外名僧并朝野贤士，共结白莲社，大弘净土法门。而法显横雪山以入天竺，佛多和以归，著佛国记。我国人士至印度者，此为第一。南北朝初，中印度昙无谶三藏，于北凉译出大般若经，未几其本传至南朝，宋文帝饬慧观与慧严谢灵运等，共治改之。是为南本涅槃，于是开涅槃一宗。北魏汉武帝时，北印度菩提流支，中印度勒摩提、北印度佛陀扇多三师，各至洛阳，译出世亲之十地经论，于是开在论一宗。梁大通元年，南印度达摩大师西来，不立文字，单传心印，直指人心，见性成佛，后得弟子慧可，付以衣法，是为禅宗之起源。至六祖惠能而大成，有六祖坛经行世，为修习禅宗者所必读。太清二年，真谛三藏自西印度来，所译经论记传，凡金光明等六十四部。就中译出大乘起信论，谈真如缘起之法门。又译出摄大乘论，开摄论一宗。唐代玄奘法师，慨前代译经多所讹略，于贞观三年（依法师年岁推计，此应是元字误），往印度求法，乘危远迈，杖策孤征，发趾张掖，途次龙沙，辗转因循，入高昌，经屈支（旧云龟兹），度葱岭北隅，历迦毕试，犍陀罗，迦湿弥罗，秣底补罗，阿踰陀劫，比罗伐萃堵等国，途中就般若羯罗等学婆沙俱舍正理，因明，声明，经百，广百，对法，显宗，理门，及众事分昆婆沙等论，遂至摩揭陀国，入那烂陀寺。参正法藏，即戒贤法师，听讲瑜伽，正理，显扬，对法，因明，声明，集量及中百二论。穷探大乘秘奥，兼学婆罗门书，然于瑜伽，偏所钻仰，经于五年，晨夕无辍。更从怛他揭多鞠多等学婆沙，正理集量大众部根本，昆昙正量部根本，昆昙及因声明，惟识抉择等论。周游西宇，十有七年穷历道邦，询求正教。贞观十九年，还至长安，于弘福寺大慈恩寺玉华寺，广译经论，凡七十余部。而其尤致力者，惟识法门，为惟识宗之开明祖。唐高宗咸亨二年，义净法师慕法显玄奘之高风，往印度求法。经二十五年，还至河洛，遍翻三藏，而专弘律部。唐玄宗开元四年，中印度善无畏三藏不华，翻译密部经典十余部。后四年，南印度金刚智及北印度不空师资两三藏，同来传宏密法，翻译经轨，就中金刚顶经，其主要者也。凡此所述，皆为佛教史上之龙象，其默默无闻者不知凡几。盖自佛教东来，而中印两国之交通日密，印度特有之文化，不绝输入，实世界文化史上值得大书特书者也。

（二）印度药方之输入

隋唐之间，佛法大行，禅宗最盛，密宗次之。其时佛典之输入，为数已多。佛学五明，本有医方明一种，密宗陀罗尼经，亦有医方及治病之咒语，可知佛教徒对医药，有相当之研究。故佛学输入后，印度之药方药品，亦随之以俱来，并于药方之书籍。《隋唐经籍志》，载有下列十一种：

龙树菩萨药方四卷

西域诸仙所说药方二十三卷（目一卷本二十五卷）

西域波罗仙人方三卷

西域名医所集要方四卷（本十二卷）

婆罗门诸仙药方二十卷

婆罗门药方五卷，耆婆所述仙人命论方二卷（目一卷本三卷）

乾陀利治鬼方十卷

新录乾陀利治鬼方四卷（本五卷阙）

龙树菩萨和香法二卷

龙树菩萨养性方一卷

唐人医书中，尚时有印度药方之发现。《千金要方》卷十二，有耆婆万病丸。《千金翼》卷二十二，有耆婆大士治人五脏六腑内万病及补益长生不老方。同书卷十二，有耆婆汤，同书卷二十一有阿伽陀圆。《华严经》云：如阿伽陀药，能灭一切毒。“注”阿伽陀、阿此云普。揭陀云云，言服此药者身中诸病，普皆除去。又云，阿，无也，揭陀，病也。服此药已，更无有病也。《外台秘要》卷三十一，有吃力伽丸。注云：吃力伽，白术是也。

佛法之来，道经西域，古称西域为胡，故被佛以恶名，则曰胡神。比丘则曰胡僧。而《郑樵通志》有《胡本草》七卷，盖郑虔所作。胡方十一部，一百五卷，至于随佛输入之药品，亦不在少数，详第十九节外国药物之输入。（未完）

28. 国药之历史观与改进论（续廿一）

第十八节　本草拾遗　海药本草　蜀本草

（一）本草拾遗

《本草拾遗》，唐陈藏器著。《医法入门》云：

“陈藏器唐三原尹，撰《神农本草经》。曰《本草拾遗》”。

又《鄞县志》云：

“陈藏器与日华子二人，皆开元时人。藏器为京兆府三原县尉，以神农本草遗逸尚多，因别为本草十卷，中言人肉可疗羸疾，故后人孝子多行之。”

又禹锡曰：

“唐开元中，三原县尉陈藏器，以《神农本草经》虽有陶苏补集之说，然造沉尚多，故别为序例一卷，拾遗六卷。总曰《本草拾遗》。”

又时珍曰：

“藏器四明人，其所著述，博极群书，精核物类，订绳谬误，搜罗幽隐，自本草来一人而已，肤谫之士，不察其该详，惟诮其僻怪，宋人亦多删削，岂知天地品物无穷，古今隐显亦异用舍有时，名称或变，岂可以一隅之见，而遽讥多闻哉。如辟虺雷、海马、胡豆之类，皆隐于昔而用于今。仰天皮、灯花、败扇之类，皆万家所用者。若非此书收载，何从稽考。此本草之书，所以不厌详悉也。”

（二）海药本草

《海药本草》，五代李珣著。（时珍谓为唐肃代时人误。）李珣为波斯人，见陈垣回回教入中国史略。陈氏云：

“五代时，回教无大事可记，且时代亦短，但其中颇有足资谈柄者，唐时有大食人李彦升成进士，五代时亦有波斯人李珣，兄妹皆有才名。”

黄休复《茅亭客话》：“李四郎名玹，字廷仪，其先波斯国人，随僖宗入蜀，受率府率，兄珣有诗名，预宾贡焉，玹举止文雅，颇有节行，以鬻香药为业，暮年以炉鼎之费，家无余财，惟道书药囊而已。”

何先远《鉴诫录》：“李珣字德润，本蜀中土生波斯，少小苦心，屡称宾贡，所吟诗句，往往动人。尹校书鹗者，锦城烟月之士也，与李生常为善友，遽因戏遇嘲之，李生文章，扫地而尽。诗曰：

异域从来不乱常，李波斯强学文章，
假饶折得东堂桂，胡臭熏来也不香。”

杨慎词品：“李舜纮，李珣妹，为王衍昭仪，饶词藻，有鸳鸯瓦上一首，误入花蕊天人集。词云：

鸳鸯瓦上瞥然声，昼寝宫娥梦里惊，
元是我主金弹子，海棠花下打流莺。”

今《花间集》选李珣词不少，李珣集名《琼瑶集》，吾因李珣弟李玹，以鬻香药为业，尹鹗诗又有“胡臭熏来也不香”句，因而联想到《旧唐书·李汉传》，有波斯贾人李苏沙，献沉香亭子材事，珣、玹疑为李苏沙后人。李时珍《本草纲目》引李珣《海药本草》，谓为肃代时人。然吾观《海药本草》所引，有段成式《酉阳杂俎》，则珣必在段成式后，其为五代时世业香药之李珣无疑。然则珣并知医，与元末回回诗人丁鹤年之兼擅医术同，亦回回风俗也。吾有李珣《海药本草辑本》，又图绘宝鉴，称李舜弦夫人能画，不独能诗，亦才女也。南汉刘张，亦娶波斯女，赐名媚猪，不似李舜弦之温雅矣。

从此观察则李珣为五代时人，较为可恃。时珍谓为肃代时人，似失之深考也。《海药本草》之别名，为《南海药谱》。禹锡曰：

“《南海药谱》二卷，不著撰人名氏。杂记南方药物，所产郡县及疗疾之功，颇无伦次。”

时珍曰：

“此即《海药本草》也，凡六卷，唐人李珣所撰。珣盖肃代时人，收采海药，亦颇详明。”

（三）蜀本草

时珍曰：蜀主孟昶，命翰林学士韩保升等，与诸医士，取唐本草参校，增补注释，别为图经。凡二十卷，昶自为序，世谓之蜀本草。其图说药物形状，颇详于陶苏也。

《古今医统》云，韩保升，蜀人，精医。不拘《局方》，详察药品，释本草甚明切，所以深知药性，施药辄神效。（未完）

29. 国药之历史观与改进论（续二十一）

第十九节　外来药物之输入

中药千数百种，有若干药物，皆自外国输入，此考之本草而可知也。欲考外国药物输入之情况，必先明古代中外交通之道路。若者为陆道，若者为海道，两国交往之始，或由于征伐，或由于传教，或由于互市。互市之地点，自南洋泛海至，则闽广当其冲，自西域陆道来，则秦陇为要道。如此考证，则外药输入之经过，了如指掌，疏懒如仆，欲为此骛博之业，自愧未能。近暨南大学陈竺同教授著《汉魏南北朝外来的医术与药物的考证》一文，原委详尽，读之津津有余味，特录之以实吾友文，亦取巧省力之法也。——以下为陈教授原文：

魏晋时，西域印度输入的医术，大概可分为三部门：一解剖，二针灸，三方药。输入这些医术的主动者是胡僧，他们为着传教，假借医术以传得信奉者的欢心，这只可视为宗教的手段而已。

印度与西域的番僧，来中国传教，输入各种新的方药，当可视为印度古代耆域（即第十七节之耆婆，诵穆附注）医学的嫡派传承，其史迹实具有重大意义。《大集经》记载印度古医师耆婆说，“天下所有，无非是药”。印度人对于药物的认识，确是广博。

中国药物学的典籍，谁都推《神农本草经》为最古。只有三卷，这书即使不是后人所假托，但其数量毕竟有限。梁陶弘景说《神农本草》仅有三百六十五种，到了明李时珍所编撰的《本草纲目》，共有一千八七十一种药味，这也显现中国药物增加的速度，其中确有一部分是接受外来的产物的。

三国时有吴普，撰吴氏本草六卷，实杂糅着很多的外来药物在内，如羌活从羌中来的，玉屑从于阗来的，胡麻从大宛来等（《本草纲目》引）。到了晋代，则有张华辈依托古学，附以新说而编本草。

“张华好观秘异图纬之部，捃天下遗逸，自书契之始，考验神怪，及世间闾里所说，造《博物志》四百卷，奏于武帝。武帝诘问：‘卿才综万代，博识无伦……然记事采言，亦多浮妄，宜更删剪。……今卿《博物志》，惊所未闻，异所未见。将恐惑乱于后生，繁芜于耳目，可更芟截浮疑，分为十卷。’即于御前赐青铁砚，此铁是于阗国所出，献而铸为砚也。赐麟角笔，以麟角为笔管。此辽西国所献，侧理纸万番，此南越所献，南人以海苔为纸，其理纵横邪侧，因以为名。帝常以《博物志》十卷，置于函中，暇日览焉。”（《王嘉拾遗记》）

当时晋武帝赐给张华的各种文具，都由异域输入，也可反映外来文物的新奇，现存的《张华博物志》，只剩有十卷，从这十卷内容，略加检讨，其中却有许多是两汉以来所输入的异域产物与技术，如黄蓝石榴葡萄，在汉时已从西域传来。又如记载着羌中多解铸铜之工等事，假定张华所编述的药物本草，相当其四百卷《博物志》中已散佚的某部分，其内容当与现存的《博物志》相似，那么晋代所谓药物本草的原始作，已杂糅有外来药物的成分了。

魏晋两代的本草，一部分是我国古代的经验，从口耳相传而来，一部分是异域新输入的药物知识，当时并未公认药物都是神农发明，且也未见有神农本草的名称。

晋代另有一人善方药，并且反映出他与外来学术显著的关系，这就是葛洪撰的《肘后备急方》（简称《肘后方》）。葛洪的《肘后方》里，明白地提出“解毒子”，婆罗门名为“那疏树子”，这更足以证明葛洪的药物知识与当时异域婆罗门的关系。此外如“胡麻乃是婆罗门僧疗大风疾与手足不遂之药”（见《近效方》）。“仙茅”因婆罗门不空三藏献方与唐玄宗，我国称婆罗门参（见《能改斋漫录》）。又如我国从前以（天竺干姜）生婆罗门国。“阿勃勒”生拂菻国，名为“婆罗皂荚”（见陈藏器《本草拾遗》）。昨叶何草即瓦松，名为铁脚婆罗门。又如婆罗门呼“阿魏”为熏渠，阿魏生北天竺国，即波斯国，断树枝出液，体坚凝，以上都是表显婆罗门与我国医药的关系。

陶弘景在梁时，揭出神农本草是后世逐渐增加的作品，陶弘景自已也曾作过本草结集的工作，陶弘景撰一部《名医别录》，增加汉魏以下名药三百六十五种，分玉石一品，草一品，木一品，果菜一品，米食一品，有名未用三品，这数百种陶弘景所新增的药物，不用说，有大多数是外来的药物。这里且略录若干，以为例证。

薏苡出交趾，又名回回米。覆盆子又名西国草，佛说苏密那花点灯即此。甘草从汶山诸夷中来，又名抱旱草，抱旱乃西羌地名，麝香出羌夷中，多真实珍品，梵书称为莫诃婆伽，牛黄即金光明经所称瞿卢折娜，沉香出天竺诸国及海南诸国，梵书名阿迦嚧香，苜蓿出外国，可以疗目，即金光明经所称塞鼻力伽。葫即大蒜，产于西域，硝石产于西羌，又名芒硝。雄黄产敦煌之阳氐羌地为佳，雌黄与雄黄同处。丹砂出诸蛮夷中（西胡波斯），琥珀从外国来（西域南海），扁青出羌属及南海，胆矾生秦州羌道，矾石生西域。茜草东方少而西方多，寓有西草为茜草的意义。

在晋宋齐梁间的医药界，一方面如前述的由番僧婆罗门输入了许多关于医方药物的经论与传说杂糅，产生了超越前代的惊人著作，至于北朝，亦是这样。

以上两晋南北朝所有的方药著作，都可从作者的生活与师承，去推知他们各杂有外来医术的成分，这样的估量，或许以为不是确论，这里特再举几种比较确切的而有统计的数量的证明。如唐郑虔的《胡本草》七卷，都是记载胡地的产物，当可视为纯然的异域输入的药物书籍。又如李珣的《海药本草》六卷，专收采南方海药，也有多数异域药物在内。更加唐陈藏器撰《本草拾遗》，李时珍称赞他“博极群书，精核物类，订绳谬误，搜罗幽隐。自本草以来，一人而已。肤谫之士，不察其该详，惟诮其僻怪，宋人亦多删削，岂知天地品物无穷，古今隐显亦异。……如辟虺雷、海马、胡豆，皆隐于昔而用于今”。这段记载，也可以推知被宋人所删削的，乃是异域产物，正是海马一类僻怪的东西。最后可从后汉在结集的神农本草以后，将现存有药物数目可考的各种本草，作一个总比较，按《神农本草经》只有三百六十五种，梁陶弘景的《名医别录》增加了三百六十五种。唐代无可统计，但从宋太祖时马志《开宝本草》所增加一百三十三种，合新旧药共计九百八十三种。又宋仁宗时，禹锡的《嘉祐补注本草》增加百种。明李时珍的《本草纲目》，新增三百七十四种。这许多历代所增加的药物，当有大部分可视为外来的药物。

在《梵典》里记载着许多动植矿物可作药用，已略如前述。这些药物，有一部分为中国所未有，有一部分中国虽有，但未尝发现可充药用，到了胡僧与婆罗门来华传教，汉魏六朝接受异域的进贡，不但输入中国所没有许多的药物，而且指示中国固有的产物可作药用了。

这里先说一部分由异域输入的药物，如肉苁蓉“陕西州郡多有之，然不及羌界中来者肉厚而力紧（《图经本草》）”。甘蓝“西土蓝也，陇西羌胡多种之，汉地少有”。白豆蔻“出伽古罗国，广州梧州虽有，但不及番舶来者佳”（《本草拾遗》）。大黄“有出西羌凉州者”，蓛蘠“又名巴椒，出西域者最佳”（《唐本草》）。乳柑“出西戎者佳”（《图经本草》）。石蜜“出西戎益州，以西戎来者佳，及波斯来者良”（《唐本草》及《食疗本草》）。丹砂有“出诸蛮夷中，波斯西胡沙并光洁可用”（见陶弘景《名医别录》及朱权《庚辛玉册》）。硫黄“以昆仑国与波斯所出之颗块莹净，不夹石者为良”（《广州记》）。水银“自出秦州，而秦州乃来自西羌（《图经本草》）。”麝香“梵语为莫诃婆伽。”陶弘景云，“出羌夷多真实”。雄黄，陶弘景亦云，“推敦煌及氐羌出者为良。”甘草，陶弘景云，“河上郡，今不复通，今出蜀当中，悉从汶山诸夷中来。赤皮断理，看之坚实者，抱罕草最佳”（抱罕羌地名）。

这汉魏以来异域所输入的药物，有的是跟着异域宗教的势力而输入，有的是由我国旅行或经商者带回，有的由外交战事胜利的获得与入贡。异域药物由外交与战争的胜利而获得的，以汉武帝为最早。西域各国贡献汉武帝的兜木香、沉光香精、祇香明、庭香、金单香、鹰嘴香、返魂香，以及惊精回生振灵马精却死等各种辟疫异香，都是作为药用的（见《洞冥记》、《辅黄图博物志》、《汉武帝故事》、《武帝内传》、《汉书》）（详见拙著《异域输入香料的考证》）。《述异记》记载“汉武帝时，西方日支国有献活人草三茎，有人死者，将草覆面即活”，当可视为兴奋的药剂。

到张骞出使西域，输入奇异的药品更多，于涂林安石国，得石榴种，于西域得红蓝花种（见博物志）。更于大宛得葡萄种（见《史记》）及酒杯藤忆（见崔豹《古今注》）。此外苜蓿、胡麻、胡蒜、胡菜、胡瓜、胡桃、胡豆，都是张骞从西域大宛等国得来的种子，而归植国内的。他如《拾遗记》中载有汉明帝时所贡献的巨核桃，为波斯产品。《续汉书》载有火精琉璃，是哀牢国产品。魏略载有火齐珠，是大秦国产品。《异物记》更以为南天竺诸国所出。《吴录》载有石盐，是天竺波斯产品。《抱朴子》叙述金刚石出扶南国，玉瓜出昆仑，熏陆香出浮炎洲南海中。以上许多异域输入的药物，都被引于各种本草，确定为两汉三国及西晋时，始被接受采用的，所谓我国上古《神农本草经》里，应无这类药品。此外晋卢循遗刘裕的益智粽，乃是采用昆仑与交趾所产生的“益智子”药物做成的，梁武帝时入贡的异域的毗尸沙，就是旋覆花（见《酉阳杂俎》）。梁天监四年，宕昌国西羌种来献甘草（见《攻愧集》）以及唐太宗时伽毗国所献的郁金香，颇陵国所献的菠薐菜，唐高宗时的突厥茬，唐玄宗时的波斯龙脑香（见《唐书》及《酉阳杂俎》），五代时峤破回纥得来的西瓜，乃至元时输入胡萝卜。明初三宝太监输入的三宝姜，明末输入的洋虫，清中叶输入的吕宋果，都是各时代由异域输入的药物。（未完）

30. 国药之历史观与改进论（续二十二）

异域输入的药物自汉魏以来有非常怪异的。

（一）由牧畜社会的奇异经验而演化为宗教的神秘

押不芦乃是最猛烈的麻醉药，“回回地方有此草，土人以少许磨酒饮，即通身麻痹而死。加以刀斧亦不知，至三日则以少药投之即活”（见周密《癸辛杂志》）。

木乃伊，“天方国有人年七八十岁，愿舍身济众者，绝不饮食，惟澡身啖蜜，经月便溺皆蜜，既死。国人殓以石棺，仍满用蜜浸之，镌年月于棺瘗之，俟百年后起封，则成蜜剂。遇人折伤肢体，服少许立愈，虽彼中亦不多得。又名蜜人”（见《辍耕录》）。

鲊答，“生走兽及牛马诸畜肝胆之间，有肉囊裹之，多至升许，大者如鸡卵，小者如粟如榛，白色，似石非石，似骨非骨。……可以祈雨，西域有密咒，则霖雨立至。不知咒者，但以水浸搬弄，亦能致雨。又蒙古人祷雨，惟以净水一盆，浸石子数枚，淘漉玩弄，密持咒语，良久辄雨。石子名鲊答”（见《辍耕录》）。

锁阳，“生鞑靼，田地野马，或与蛟龙遗精入地，久之发起如笋，上丰下俭，鳞甲栉比，筋脉连络，绝类男阳，即肉苁蓉之类”（见《辍耕录》）。

肉苁蓉，“出西羌界中者，肉厚而力紧，传说是野马遗沥所生。今西域大木间及土堑垣中多生”（唐苏颂《图经本草》）。

野马豆，“出西藏，乃番僧捻草末合成，如豆形，故名。王怡堂云，藏中出一种草，彼土人呼为野马草。番僧择日采之，研为细末，置净器中供佛前，更择日合为药，其合药之日，率彼土人男妇，皆于佛前诵咒，以所和羊末研为丸。男丸者为雄，妇丸者雌，药亦分雌雄形，雄者丸上有小圆凸，雌者作一长凹，色有红有黑，皆如绿豆大，丸毕，仍置净器中，必须雌雄在一处，一二日能生出小豆如麻子屑，饲以藏红花，间日视之，红花渐少，则新生之豆渐大，久则又生小豆，以生生产息，亦一异也。如携带远方，无藏红花，豆亦不能死，惟不能化生小豆（见赵学敏《本草拾遗》）。

此外五加，陶弘景云：“煮根茎酿酒饮，益人，道家用此作灰煮石，有秘法”。东华真人煮石经云，“昔有西域真人王常云，何以得长久，何不食石，蓄金盐母，金盐即五加，是煮石而得长生之药，昔孟卓子董土固相与言云，宁得一把五加，不用金玉满车。”又如胡麻，一名巨胜。《太平御览》引“孝经援神契”云，“巨胜延年”。以及《列仙传》载关令尹喜与老子俱游流沙，服苣胜实。茜草，传说为人血所化。陶弘景云，“东方有而少，不如西方多”，则可推知茜字的意义，是指西域所出的草木，故又名西天王草（另详见拙著《异域输入色料考》）。天竺桂，天竺僧人称为月桂，相传为古代月中下来的桂子所繁殖。玛璃，依据胡人传说，乃是马口吐出。昆仑桃，有王母桃的别名罗勒（即兰香）。西域方术家取羊角马蹄，烧作灰，撒湿蹈之即生，亦有西王母菜的别名（见《拾遗记》、《邺中记》）。瑶池沙，是在昆仑山上所谓天河的云水里面（《相园杂识》）。石髓与玉髓，服之皆得长生。《仙经》云，神山（龟兹）五百年一开，石髓出，密山（于阗）出玉膏，如酒，即玉髓（见《北史》、《十洲记》、《抱朴子》）。这些都是异域输入的药物，同时带着许多异域的古代神话，增加了药物的神秘性。这当然是西域婆啰门教、回教、佛教的信徒，为着传教的目的，而故意粉饰的。

异域的特产，或由其国王遣使入贡中国的，或由中国冒险的旅行者采集来的。

香狸，有四外肾，自能牝牡繁殖，出黑契丹。文似土豹，肉可食，粪溺皆香，如麝气（见《刘郁西域记》，及《酉阳杂俎》）。火鼠，出西域及南海火山。食蛇鼠，出罽宾国，喙尖尾赤（见《唐书》）。狮子油，出温都斯坦，西域一大回回国之牵各里麻达喇斯山（见《椿园闻见录》）。以上都是极难得的珍品，更有从于阗的白玉河、缘玉河、乌玉河所捞采的各色彩玉（见晋《张匡邺使于阗行程记》）。高昌国烧羊及山上出盐，大者如斗，状白如玉，月望收者，其文理粗，明彻如水。非月望而收者，其文理密，又名玉华盐（见《梁四公子记》及《金楼子》）。南天竺国出火齐，状如云母，色如紫金，重沓可开拆，则薄如蝉翼，积之乃如纱縠（见《异物志》）。南海三物齐，出波沙石，绿色，有金星。大食国出无名异，状如黑石灰，以油炼黡石嚼之如饧。依据《沈存中笔谈》，载宋熙宁中，阇婆国使人入贡方物中，有摩娑石一块，大如枣，色微黄，似花蕊石。又有无名异一块，如莲药，皆以金函贮之。问其人真伪何以为验，使人云，摩娑石有五色，石色虽不同，皆以姜黄汁磨之，汁赤如丹砂者为真，无名异色黑如漆，水磨之色如乳者为真。广州市舶司依言试之皆验（见《赵氏本草拾遗》）。诃黎勒，梵言天王特来，又名诃子。据《广异记》云："高仙芝在大食国年诃黎勒，长三斗，置抹肚中，便觉腹中痛，因大痢十余行，疑诃黎勒为祟，后向大食长老云，此物人带一切病消，痢者乃出恶物尔，仙芝宝之。"限支，依据沈云将食纂，出外国，属异品，可疗治百病。凡行历远方者，携其种流传中土，又塞外砂碛地，有查克木，颇耐霜雪。若伐以为薪，着火即燃，形似炭，有红焰而无烟，置径寸于炉中，历一二日始数以烬。又有保心石，生于鹿腹中，鹿食各种解毒草，其精液经久积结为此石（都见《本草补》）。

现在再把这些异域输入的药物，分类举例如下：

（一）属于植物的　锁阳，生鞑靼田地（《辍耕录》）。缩砂密，生西海及西戎波斯诸国，多从安东道输入（海药本草）。益智子，出昆仑及交趾（本草拾遗）。甘蕉，出南番阿鲁诸国（星槎胜览）。白附子，出凉州及高丽（《南州异物志》及《唐本草》）。凤仙花，出波斯国（唐《北户录》）。青黛，从波斯国来（《开宝本草》）。吉祥草，生西国，胡人将来（《本草拾遗》）。无风独摇，生大秦国（《酉阳杂俎》）。蓬草子，出西南夷（《本草拾遗》）。齐墩果，生波斯及拂菻国（《酉阳杂俎》）。榈木，出安南及南海（《本草拾遗》）。乌木，出海南南番及波斯（《本草纲目》及《古今注》）。沙葱，回人嗜之（《西域闻见录》）。盐麸子，出勿吉国（《魏书》）。鹤虱，出西戎波斯（《唐本草》)。大腹子，生南海(《开宝本草》)。通血香，出西洋(《百草镜》)。苦瓜，出南番(《星槎胜览》)。麒麟菜，出琉璃国。人面子，出海南。蔺子，出交趾。胖大海，出安南(赵学敏《本草拾遗》)。盖药，生胡国(陈藏器《本草拾遗》)。匾桃大风子，出海南(李时珍《本草纲目》)。椰子，出安南(《渑水燕谈录》)。

(二)属于动物的　环蛇，出三佛齐国，如环，大数围至数十围者，逐兽即疾走，如转车轮于千仞山，兽入环中即毙，服其脂，刀剑不能伤(《蛇谱》)。蜚蠊、行夜、蝗螽三种，西南夷皆食之，混呼为负盘，俗又讹盘为婆，而讳为香娘子(《本草纲目》)。啮铁，如水牛，突发性黑如漆，食铁而饮水，粪可为兵具。妒钢，出吐吐火罗国(《神异经》及《唐书》)。犀，出西番南番。酥，出外国，从益州来，本羊牛乳所做醍醐。《佛书》称乳成酪，酪成酥，酥成醍醐。媚蝶，出勒毕国(《洞冥记》)。橐驼，于阗有风脚驼。象，出拂菻大食，及其他西域诸国。羚羊，出阿丹国及安南(《星槎胜览》及《寰宇志》)出滑国，有角(《南史》)。貂鼠，出丁零国。狨，又名犹猱，生西域。猩猩，出哀牢夷及交趾(《本草纲目》)。狒狒，出西南夷(《本草拾遗》)。

(三)属于矿物的　黄矾，出波斯(本草纲目)。绿盐，出焉耆国(《唐本草》)。矾石，又名羽涅，出西戎、波斯及大秦。硇砂，出西凉，而西藏亦有，皆为盐硇(《图经本草》及赵《纲目拾遗》)。马胆石，郅支国进马肝石百片，青黑如马肝，以金函盛水银养之，拭白银应手皆黑(《本草纲目》及《洞冥记》)风磨铜，生西番，置风露中，色灿如金，佩之除一切风疾(赵学敏《本草拾遗》)。斗锡，出蒲刺加国

(《星槎胜览》)。镔铁，出波斯(《宝胜论》)。青琅玕，出隽州之西乌白蛮中，及于阗天竺诸国(《唐本草》及刘郁《西域记》)。绿盐，出乌耆国及波斯国(《唐本草》及《海药本草》)。硝石，产于西羌及乌场国，乃卤地咸水结成(《本草拾遗》)。矾石，出西戎及波斯大秦(《图经本草》及《海药本草》)。扁青，出羌属武都，及南海林邑扶南(陶弘景《别录》及《唐本草》)。胆矾，生羌道山谷站，或羌里句青山。特生矾石，生西域(《别录》)。金刚石，生扶南(《抱朴子》)。石脾，生西戎，咸水结成(《唐本草》)。

大概汉魏以来的异域药物，逐渐输入，而且逐渐被人所认识，正如李时珍所谓“隐于昔而用于今”。这些药物的种类，非常繁杂，包含着动、植、矿三界。此外更有许多异域输入的奇香，亦可充做药用。如特迦香、迷迭香、兜纳香、苏合香、艾纳香、藿香、甘松香、蜜香、郁金香、龙脑香、乳香、龙涎香、五木香、丁香、隆真香、安息香等。

复次，异域药物输入我国的初期，我国人多不知道它的名称，或暂不为定名，或以它的出产地为名，或由原名转译，而起了许多变化，例如徐表《南州记》里的无名子，生于西番诸国，就是胡榛子，又名阿月浑子。又如无名异，雷敩以其形似石炭而味别，出大食国，生于石上，状如黑石炭，番人以油炼如黳石，嚼之如饧(见马志《开宝本草》)。这两种药品，都是西域产物，它们初入中国时，因为不知道名称，暂呼为无名子与无名异。又如芸苔又名胡菜，羌陇氐胡其地苦寒，冬月多种此菜，种自胡来，故“服虔通俗文”谓之胡菜，其实因为塞外有地名云台，故呼为芸苔(见

《本草纲目》)。更如石榴原名安石榴，这是因为汉张骞出使西域，得到涂林安石国的榴种，所以就呼它做安石榴。这是《艺文类聚》引晋陆机与弟陆云书中所载的绝好史实，当无疑议。又《太平御览》引“广志”，又魏张揖的《广雅》，所载的楉榴，也是石榴的名称，楉字与石字声相近，又与若字声相近。《南都赋》所载的“梬枣若榴”及蔡邕的翠鸟诗所云“庭陬有若榴，绿叶含丹荣”，依据李善《南都赋》注及《艺文类聚》，都引《广雅》而说明，若榴就是石榴，这就是由异域药物原名输入中国后而起的转译变化。又依据段成式《酉阳杂俎》云：“茄音加，乃莲茎之名”。今呼茄菜，其音若伽，未知所自。考《本草》“茄一名落苏”。五代《贻子录》作酪酥，或以落苏二字，乃茄字的切音，《贻子录》作酪酥，亦取其音相似。归纳起来说，茄子最早假借加音的加字读为伽。其次又流行伽的切音。考这茄字读为伽音，在西异域取为药物名称，是很风行的。如白胡椒原名为荜澄茄（《物理小识》)。番姜原名为辣茄（《台湾府志》)。以及缅甸所产的缅茄，都是读为加音的，这也是很明白的异域药物原名，输入中国后的转译变化。(未完)

31. 国药之历史观与改进论（续廿五）

复次，汉魏以来，界域输入的药物，每每加着胡字、番字、戎字、海字、洋字，以及西南各国的国名，这是显现当时外来的新奇，而与我国原有的好作辨别。

（一）加胡字的　如胡蒜就是大蒜（见古今注）。陶弘景《名医别录》又称为葫。唐韵说张骞使西域，始得大蒜。张骞使西域所获得的新奇药物很多。又如胡麻生大宛，胡桃出羌地，以及胡豆、胡荽、胡瓜，都相传是张骞得种，输入中土繁殖的。后来北人因为避石勒的忌讳，改胡豆为国豆，改胡荽为香荽，改胡瓜为黄瓜。隋大业四年，又改胡麻为交麻（都见《杜宝拾遗》）。此外胡盐生于西羌（陶弘景《别录》）。胡桐泪即胡桐咸，出车都国（《汉书西域传》）。胡芹即马蕲（通志）。胡黄连出波斯国及南海。胡芥即白芥，从西戎来（苏恭《唐本草》）。胡莲即姜黄。西域输入胡椒，就是佛誓国的荜澄茄，又名昧履支，出摩伽陀国（见《西阳杂俎》）。胡葱即蒜葱，胡萝卜来自西域。胡豆有两种：就是豌豆与蚕豆，都从西胡输入而播种繁殖的（见《邺中记》及《太平御览》）。胡菜就是芸苔（见《服虔通俗文》）。胡枣就是波斯枣，译义为无漏子，更有其他名称为番枣（见《岭表录异》）、为海枣（见《稽含草木状》），为苦鲁麻枣（见《辍耕录》）。胡盐生产西域，有黑盐、赤盐、青盐、水晶盐、桃花盐、马齿盐、叛奴盐，都是西域岩盐。又名盐、戎盐、羌盐（见《名医别录》）。

（二）加番字的　如番红花乃是西番回回地，乃天方国的红蓝花（《本草纲目》）。张骞得其种于西域（《博物志》）。番木鳖乃是回回国的失火刻把，番打马满剌加国，乃树脂结成（《方舆胜览》及《华夷考》）。胡榛子乃是西国诸番的阿月浑子，初输入时的无名（见《徐表南州记》）。番姜种自芬兰来，为木本的辣茄，内地名为番椒

(《台湾志》)。番蒜出台湾（徐昆《柳崖外编》)。番蕉即凤尾蕉，能避火患（《群芳谱》)。尤以番薯为最显著，又名朱薯，传自外番，稽含《南方草木状》已经记载。此物明代闽人陈经纶复自南洋吕宋移种，而繁殖于各处（《金薯传》录)。以及番豆即落花生，现在几乎遍于国内(《物理小识》)。

（三）加海字或洋字的　这是表明从外海与外洋输入的(李德裕《花木记》)。“凡花木名海者，皆从海外来”。如海红即是海棠，出新罗国（《李白诗注》)。海红豆生南海(《徐表南州记》)，海梧子出林邑（《南方草木状》)。海龙乃海马中绝大，产于南海（见《百草镜》)。又如洋虫，明末始自外洋传入（赵氏《本草拾遗》)。洋鸭种出海洋，雌雄相交，日必四五次（朱排山《柑园小识》)。洋桃又名羊桃，粤语，其种来自大洋（赵氏《本草拾遗》)。

（四）加西南等字的　这是表明从西域南海各国来的。梁时陶弘景的《名医别录》所载的覆盆子，又名西国草，就是佛典中苏密那花，又如西瓜，乃是五代时胡峤征回纥，始得其种（胡峤《陷虏记》)。南瓜也是种出南番，转入闽浙的（李时珍《本草纲目》)。

（五）加西南异域各国的名称的　波斯输入的，则有波斯菜，又名红菜，根红艳，叶绿，即波薐菜（见《唐会要》)。波斯枣又名番枣，或胡枣（见《岭表录异》)，又名海枣（见稽含《南方草木状》)，波斯人名曰苦鲁麻枣（见《辍耕录》)。波斯皂荚拂菻呼为呼梨，波斯呼为忽野檐（见《酉阳杂俎》)，更有波斯芜荑、波斯橄榄（见《唐州记》及《本草纲目》)，及波斯紫磨金、波斯银、波斯青铜、波斯铅（见《宝藏论》）。印度输入的，有藏香，有紫、黄二种（见《卫藏图识》）。藏枣来自西藏，实则来自天竺（见朱排山《柑园小识》）。缅甸输入的缅茄（见高濂《珍异药品》），更有缅，又名回回豆（见《池北偶谈》）。吕宋输入的有吕宋果，又名加挖弄（赵氏《本草拾遗》）。乃至昆仑输入的昆仑桃，又名西王母桃（见寇宗奭《本草》）。林邑输入的林邑赤金、林邑银（见《宝藏论》），婆罗国输入的婆罗子（《通雅》），呙国输入的呙苜（《彭乘黑客挥犀》）。

此外更有许多异域的药物，其名称也是由印度西域南洋各国的方言直译出来，现分为两种。叙述如下：

（一）数千百年传承至今，依然只流行着它的异域的直译名称的：

兜纳香，出大秦国（魏略）。数低，生西番，似秣香。池得勒，生西国为草根。马思答吉，充饮膳（见《本草纲目》）。乾陀本皮，生西国用染僧褐（《西域记》）。必思答，产回回国（《饮膳正要》）。隈支，生西南夷，如荔枝，肉黄味甘（沈云《将食纂》）。䓖齐，出波斯国、拂菻国，又名项勃梨花佗。阿魏，生西番及昆仑波斯国，呼为阿虞，天竺国呼为形虞。阿勃勒，生拂菻国，波斯人又呼为忽野檐（以上见《酉阳杂俎》）。菴罗果，又名摩罗迦，出西域，乃柰类之果（见《一统志》）。兜木香大如豆，兜渠国所进（《汉武故事》）。笃耨香出真腊国。陀得，花生西国。酿酒，呼为三勒浆。结杀亦为西域树上花婆罗得，生波斯国如柳树。毗黎勒出西域及南海。质汗出西番，摩厨子生斯调国（以上见《本草纲目》）。特伽香出弱水西。查克木生于塞外瀚海沙碛之地。阿勃参产拂菻国（见《华夷花木考》）。伽楠香出柬埔寨（《仁恕堂笔记》）。帕拉聘乃是草根，出温都斯坦（七椿园《西域闻见录》）。旃檀香略称檀香，出昆仑盘盘国，占城真腊爪哇渤泥暹罗三佛齐回回等国（见《杜宝大业录》与《楞严经》）。鲊答生走兽及牛马诸畜肝胆之间，似骨石而非骨石，蒙古有之。木乃伊亦为天方国的蜜人（以上见《辍耕录》）。底野迦出西戎，用猪胆作之（见《唐本草》）。披尔撒摩树脂出白露国（赵氏《本草拾遗》）。押不卢乃是回回地方的麻醉药（周密《癸辛杂志》）。罗勒为西域羊角马蹄，作灰撒湿地种成的（见《邺中记》）。

（二）汉魏以来，异域输入的药物名，除掉由各国方言直译以外，更附有中国本有的名称。

那疏树子就是解毒子，为西域婆罗门所呼（葛洪《肘后方》）。慈谋勒即莳萝，生佛誓国，即波斯国（《广州记》）。阿迦嚧香即沉香，出天竺诸国及海南。抱罕草即甘草，抱罕乃是西羌地名。琥珀又名阿湿摩揭婆，从外国来。咄鲁瑟剑即苏合香，出中天竺及大秦国。薏苡又名回回米，出交趾（以上陶弘景《名医别录》）。阿儿只状如苦参，阿息儿状如地骨皮，奴哥撒儿如桔梗，皆出西域（见刘郁《西域记》）。昧履支即胡椒，出摩伽陁国。阿□即蜜香，或名木蜜，出波斯国。栲袛即山柰，出拂菻国。耶悉茗花即素馨，自西域来，又称野悉蜜。勒袪即紫矿出波斯真腊国昆仑各处。麻茶泽即无食子，生波斯国（以上见《酉阳杂俎》）。优昙钵即无花果，生波斯，又呼阿驵，拂菻国人呼为底珍。频婆即柰，西域暴干为粮。蒟酱即土荜发，出波斯国（以上见《广志》)。娑罗子即天师栗，出娑罗国（见《通雅》)。罗勒俗呼为王母菜，石虎因避石勒讳，改呼兰香（见《邺中记》)。诃黎勒又名天王持来，出大食国。须萨折罗婆香，出波斯国、佛誓国及南印度抹罗短吒国。苦弥哆即甘松，出姑藏凉州诸山。茶炬摩香即郁金香，生大秦国、罽宾国、伽毗国。嗢尸罗即茅香。安南出白茅香。叶婆尔即马蕲，又名胡芹。矩瑟侘香即木香，出昆仑西域等处（以上见《金光明经》及《广异记》、《西域记》、《南州异物记》、《唐书》）淡巴菰即烟草，一名金丝醺，出吕宋国（《姚旅露书》)。阿刺吉酒即烧酒，制法出暹罗（《食物本草》)。摩勒香即乳香，生波斯国、大秦国（见《南方异物志》)。兜娄婆香即藿香，出海边国、扶南国、顿逊国（《楞严经》、《广志》、《金楼子》、《唐书》)，又音译为多摩罗跋香（见《法华经》)，为钵怛罗香（见《金光明经》)、迦算香（见《涅槃经》)，都是梵语之同音异译。波斯奢花即鸡冠花。婆罗门参即仙，梵语又呼为河轮勒陁，生西域。薝卜即栀子，西域语（见《图经本草》)。勒拘勒即肉豆蔻，生大秦国及昆仑等处（《海药本草》)。那耆悉即龙花，出西南诸国。吃力伽即术，为西域译语。多骨即白豆蔻，出古罗国。昆尸即旋覆花，生西域（见《本草纲目》)。乌尔格纳即山谷，出蒙古。刺儿莱即紫花丁，为塞外鲜品（赵氏《本草拾遗》)。莫诃婆伽即麝香，出羌地。茧耳即羳，出西番。蜜利迦罗即鹿，为梵语。取希，乃是夷人双头鹿屎。迦布德伽即鸽，舍罗即百舌，刍尼即鹊，臊陀即鹦鹉，又名乾皋，出南海诸国，皆为梵语译音。摩由逻即孔雀，揭罗阇即鹏，阿黎耶即鸱，亦皆为梵语译音。此外摩斯呱即狮，舍迦即兔，阿湿婆即马，僧伽彼即狮子，苏代罗即金，阿路巴即银，体揲婆福即珊瑚，摩罗迦隶即玛瑙，都是梵语，都被《本草纲目》引为药物。

除了以上两项异域输入的药物以外，更有一种药物，兼具各种音译名词的，这是表示这种药物，不仅由一处输入，乃是由南陆路与航路上输运，所运各国所产出的，如波罗蜜为梵语，为印度出品，而又有安南的名称，曩伽结，波斯的名称婆那婆，拂森国的名称阿萨弹。又如荜茇乃是扶南国所出（其音既衍为荜拨、毕勃、逼发）而又有拂森国的名称阿梨诃陀，波斯国的名称蒟酱。腽肭既有异域音译骨貀、骨讷的各种名词，又有突厥国的称呼阿慈勃他尔，胡椒既有佛誓国的名称荜澄茄，又有摩伽陁国的名称昧履支。（未完）

32. 国药之历史观与改进论（续廿五）

谓国医之学理荒诞者，西医之常语也。谓国药之功效确实者，西医之恒言也。学理何罪而遭诟病，国药何故而受赞美？两者同录于国医之门，而毁誉之迥异如此。夫诟病之至，固无庸自馁，赞美之来，亦无足轻重。此西医偏激之谬，别有用心，不足为平章之典要，然国药之价值，即无西医之代劳鼓吹，吾侪已知其不容忽，吾中国之药学，有广漠无涯之历史，吾中国之药学，经千万亿人之实验，发挥之，光大之。吾侪之责，然则取古药学而整理之，固时势之所急须，濡笔伸纸。一一介绍之，亦岂得已。

运斤成风，剖樟楠而从视之，以察其文理，是为纵剖面，操锯入山，断豫章而横视之，以观其年论，是为横断面。研究学问之方法，不出此纵横之范围。历史者，纵剖面之观察也。何炳松曰，史学之观察点及方法，虽与其他科学不同，然其为有条理之知识，初无二致，史学之志切求真，亦正与其他科学之精神无异。吾人为有组织之一人，社会又为已往生活之产品，吾人如欲有所贡献于所处之社会，则不特对于当代状况，亦应尚晓，视现代社会上之问题，为人类演化中之一部分。深悉演化之陈迹，始有解决之方法，此历史知识之所以可贵也。

诵穆之为此文，其一则拟以史学之方法，作一鸟瞰式之观察，以研究药学发达变迁之沿革，于古来药学界之文献，就所知者纲罗排比，参稽互察，冀能予以新意义，予以新价值，以求其会通因仍之道，以求其盛衰张弛之故，此纵剖面之观察也。

药学之历史既明，然后药学将来之趋势，可以逆料，更进而横观现社会研究药学之状况，析其利弊，促其改进，此横断面之观察也。顾以诵穆之浅陋，于四库着录，百弗睹一，吹竽已涩，汲绠不修，岂复敢以斯文自诡。虽然吾爱吾中国之药学，吾自忘其陋，吾不能自已，吾姑就吾所见及之一二，杂写之，以为吾将来研究斯学之息壤，流布之，以为吾将来研究斯学之华路蓝缕。世之鸿达，傥能芟削繁芜，增广阙略，矜其仰屋之勤，而俾免于覆车之愧，抑又幸矣。(未完)

33. 国药之历史观与改进论（续廿六）

（附）鸦片考

鸦片亦外来之药物也，故附论于外来药物之后。在一八八九年第九册万国公报，有艾约瑟君论鸦片之文，录之以代自作。其文曰：

中国隋唐之世，阿拉伯人自立为大食国，彼等极重视希腊医药，以治诸疾，所用各药，鸦片亦在内。希腊古代医家丢利哥斯低著万种药料集成，固尝言鸦片有安神止疼，使人多眠获愈之功效也。

大食国于唐太宗时已来中国通商，故阿拉伯人航海至广州等海口，携来象牙、乳香、宾铁棉花、白龙脑、白砂糖、琉璃器、蔷薇水等货，并各种药材，相与交易。罂粟或亦在药材中，揆厥情形，彼时之先，中国殆未尝有罂粟花也。一称为米囊花者，以其结实如囊，其子如米，故云然也。唐明皇时，陈藏器述嵩阳子言曰，罂粟有四叶，红白色，上有浅红晕，子具囊形。又唐郭橐驼种树书云，罂粟九月九日及中秋种之，花必大，子必满（见《图书集成·博物汇编草木典》罂粟部汇考，并花部。）按柳宗元有《郭橐驼传》，可证郭亦生于盛唐，与陈藏器年代殆相及。自太宗至明皇，时距百年，大食国通商中国久矣。中国已知自种罂粟，是固可有之事也。

宋太祖开宝六年，命尚药奉御刘翰道士、马志等九人，参订《开宝本草》，呼罂粟曰罂子粟，一名米囊子，又名御米，并言其米主治丹石发动，不下饮食，和竹沥煮作粥食极美。又宋仁宗诏天下郡县，图上所产药物，用唐高宗命英国公修成英公唐本草故事，专命太常博士苏颂撰述，成《图经本草》。其书中云，罂粟花处处有之，人多莳以为节，种有红白二花，微有腥气，其形如瓶，子有米极细，圃人隔年粪地，九月布子，涉冬至春，始生苗，极繁茂，不尔即不生，生亦不茂，俟瓶焦黄，乃采之。又云，治反胃吐食，有罂粥粟，用白罂粟米三合，人参末三钱，生山芋五寸，细切，研三物，以水二升三合，取六合，入生姜汁，及盐花少许，和匀分服，不计早晚，无妨别服汤丸。又宋徽宗政和中，医官通直郎寇宗奭撰《本草衍义》，略云罂粟子性寒，多食利二便，研此水煮，加蜜作汤，饮之甚宜。他如杨士瀛，《直指方》、王璆之《百一选方》、王硕《易简方》，均云罂粟壳治痢有特效。根据以上诸说，可证宋人已以罂粟子或其外壳煮汤制丸治疾，且以为治痢之珍品也。至宋诗有咏及罂粟者，于予前举苏轼、苏辙之诗外（原文缺此二诗），尚有苏迈咏罂粟七绝一首。诗云："错膏细细点花梢，道是春深雪未消，一斛千囊苍玉粟，东风吟作米长腰。"金刘河间《宣明方》，治咳嗽多年自汗者，用罂粟壳二两半，去蒂膜，醋炒取一两，乌梅半两，焙为末，服二钱，卧时白汤下。又李杲云，罂粟壳收敛固气，能入肾，故治骨病尤宜。又危亦林《得效方》，治久泄不止，即效。又朱震亨曰，今人虚劳咳嗽，多用粟壳止劫，及湿热泄痢者，用之止涩，其治病之功虽急，杀人如剑，宜深戒之。据以上诸谈，可知金元时代罂粟。不仅用以治病，且有用以治咳嗽治骨病者。至朱震亨谓其杀人如剑，宜深戒之。可见彼时已有因鸦片中毒而死之人也，至其见于文学者，冯子振十八赋云，或赟烘霁之罂粟，或戴凝霜以菊英，则罂粟花尚有观赏之用也。（未完）

34. 国药之历史观与改进论（续二十七）

第二十节　食性本草　蜀本草　开宝本草　日华本草　嘉祐注本草　图经本草

（一）食性本草

食性本草　伪唐陪戎副将剑州医学助教陈士良撰。集贤殿学士徐锴为之序。——《大观本草》三十一卷引《嘉祐本草》义例掌禹锡云，南唐陪戎副将剑州医学助教陈士良撰。取神农陶隐居、苏恭、孟诜、陈藏器诸家药。关于饮食者类之，附以食医诸方，及五时调养腑脏之法。李时珍云：书凡十卷，总集旧说，无甚新义，古有《淮南王食经》一百二十卷、《崔浩食经》九卷、《笠喧食经》十卷、《膳馐养疗》二十部、昝殷《食医心鉴》三卷、娄居中《食治通说》一卷，陈直《奉亲养老书》二卷，并有食治诸方，皆祖食医之意也。

（二）蜀本草

蜀重广英公本草，伪蜀翰林学士韩保升等，取《唐本草》并图经相参校正，更加删定，稍增注释，凡二十卷，今谓之蜀本草。——大观三十一卷引嘉祐义例李时珍云，蜀主孟昶，命翰林学士韩保升等，与诸医士，取《唐本草》参校增补注释，别为《图经》凡二十卷，昶自为序，世谓之《蜀本草》，其图说药物形状，颇详于陶苏也。

（三）开宝本草

开宝新详定本草，开宝六年，尚药奉御刘翰等九人，详校诸本，仍收陈藏器拾遗相参，颇有刊正增益，马志为之注解二十卷。

开宝重定本草，开宝七年，刘翰云详定，颇有增损，并目录二十一卷——大观本草三十一卷引嘉祐义例李时珍云，宋太祖开宝六年，命尚药奉御刘翰，道士观志等九人，取唐蜀本草详校，仍取陈藏器拾遗诸书相参，刊正别名，增药一百三十三种。马志为注解，翰林学士卢多逊等刊正，七年，复诏志等重定，学士李昉等详看。凡神农者白字，名医所传者墨字别之，并目录共二十一卷。序曰：

三坟之书，神农预其一，百药既辨，本草存其录，旧经三卷，世所流传。《名医别录》，互为编纂。至梁正白先生陶弘景，乃以别录参其本经，朱墨杂书，时谓明白，而又考彼功用，为之注释，列为七卷，南国行焉，逮乎有唐，别加参校，增药余八百味，添注为二十一卷。《本经》漏缺则补之，陶氏误说则证之，然而载历年祀，又逾四百，朱字墨字，无本得同，旧注新注，其文互缺。非圣主抚大同之运，永无疆之休，其何以改而正之哉，乃命尽考传误，刊为定本，类例非允，从而革焉。至于笔头灰兔毫也，而在草部，今移附兔头骨之下。半天河、地浆皆水也，亦在草部，今移附玉石类之间。败鼓皮移附于兽皮，胡桐泪改从于木类，紫矿亦木也，自玉石品而取焉。伏翼实禽也，由此鱼部而移焉，橘柚附果实，食盐附于光盐，生姜、干姜同归一说，至于鸡肠、蘩缕、陆英、蒴藋，以类相从而附之，仍采陈藏器拾遗，李含光音义，或讨源于便本，或传效于医家，参而较之，辨其臧否。至于突厥白旧说灰类也，今是木根。天麻根解以赤箭，今又全异。去非取是，特立新条，自余刊正，不可悉数，下采众议，定为印版。乃以白字为神农所说，墨字为名医所传，唐附今附，各加题注，详其解释，审其形性，证谬误而辨之者，署为今注，考文记而述之者，又为今按。义既刊定，理亦详明。今以新旧药合九百八十三种，并目录二十一卷，广颁天下，传而行焉。

（四）日华本草

日华子诸家本，国初开宝中四明人撰。不著姓氏，但云日华子大明序。凡廿——大观三十一卷引嘉祐义例掌禹锡云，国初开宝中人撰，不著姓氏，但云日华子大明序，集诸家本草，近世所用药，各以寒温性味华实虫兽为类，其言功用甚悉，凡二十卷。

李时珍云，按十家姓，大姓出东莱，日华子盖姓大名明也。或云其姓田，未审然否。

（五）嘉祐补注本草

李时珍云，宋仁宗嘉祐二年，诏光禄卿直秘阁掌禹锡，尚书祠部郎中秘阁校理林亿等，同诸医官重修本草，新补八十二种，新定一十七种，通计一千八十二条，谓之《嘉祐补注本草》，共二十卷。其书难有校修，无大发明。其序略云。

《神农本草经》三卷，药止三百六十五种，至陶隐居又进《名医别录》，亦三百六十五种。因而注释，分为七卷。唐苏恭等，又增一百一十四种，广为二十卷，谓之唐本草。国朝开宝中，两诏医工刘翰道士马志等修，增一百三十三种，为《开宝本草》。伪蜀孟昶，亦尝命其学士韩保升等，稍有增广，谓之《蜀本草》。嘉祐二年八月诏臣禹锡臣亿等，再加校正，臣等被命，遂更研核。窃谓前世医工，原诊用药，随效辄记，遂至增多，概见诸书，浩博难究，虽屡加删定，而去取非一，或《本经》已载，而所述粗略。或仅俗常用，而太医未闻，向非因事详著，则遗散多矣。乃请因其疏梧，更为补注。因医家诸书药谱，所载物品功用，并从采掇，惟名近迂僻，类乎怪诞，则所《类经》注杂糅，间以朱墨，并从旧例，不复厘改。凡补注并据诸书所说，其意义与旧文相参者，则从删削，以避重复。其旧已著见，而意有未完，后书复言，亦具存之。欲详而易晓，仍每条并以朱书其端云。臣等谨按某书云某事，其别立条者，则解于其末，云见某书。凡所引书，唐蜀二本草为先，他书则以所著先后为次第。凡书旧名本草者，今所引但著其所作人名曰某，惟唐蜀本则曰唐本云蜀本云。凡字朱墨之别，所谓神农本经者以朱字，名医因神农旧条，而有增补者，以墨字间以朱字，余所增者，皆别立条，并以墨字。凡陶隐居所进者，谓之《名医别录》，并以其注附于末。凡显庆所增者，亦注其末，曰唐本先附。凡开宝所增者，亦注其末，曰今附。凡今所增补，旧经未有，于逐条后开列，云新补。凡药旧分上、中、下三品，今之新补，难于详辨，但以类附见。如绿矾次于矾石，山姜花次于豆蔻，扶移次于水杨之类是也。凡药有功用本经未见，有旧注已曾引注，今之所增，但涉相类，更不立条，并附本注之末，曰续注。如地衣附于垣衣，燕覆附于通草，马藻附于海藻之类是也。凡旧注出于陶氏者，曰陶隐居云，出于显庆者，曰唐本注，出于开宝者，曰今注。其开宝考据传记者，别曰今按、今详、又按，皆以朱字别书于其端。凡药名《本经》已见，而功用未备，今有所益者，亦附于本注之末。凡药有今世已尝用，而诸书未见，无所辨证者，如葫芦巴、海带之类，则请从太医众论参议，别立为条，曰新定。旧药九百八十三种，新补八十二种，附于注者不预焉，新定一十七种，总新旧一千八十二条，皆随类附著之。英公陶氏开宝三序，皆有义例，所不可去，仍载于首卷云。

又医官玄稿卷一，有嘉祐补注总叙节略。云：

旧说本草经神农所作，而不经见，《汉书·艺文志》亦无录焉。平帝纪云，元始五年，举天下通知方术本草者在所为驾一封轺，传遣诣京师，楼护传称护少诵医经本草方术数十万言。本草之名，盖见于此。而英公李世勣等注，引班固叙《黄帝内外经》云，本草石之寒温，原疾病之深浅，此乃论经方之语，而无本草之名。惟梁《七录》载《神农本草》三卷，推以为始，斯为得矣。或疑其间所载生出郡县，有后汉地名者，以为似张仲景、华佗辈所为，是又不然也。淮南子云，神农尝百草之滋味，一日七十毒，由是药方兴焉。盖上世未著文字，师学相传，谓之本草。两汉以来名医益众，张机、华佗辈始因古学，附以新说，通为编述，本草由是见于经录。然旧经才三卷，药止三百六十五种，至梁陶隐居，又进《名医别录》，亦三百六十五种，因而注释，分为七卷。唐显庆中，监门卫长史苏恭，又摭其差谬，表请刊定，乃命司空英国公李世勣等，与恭参考得失，又增一百一十四种，分门部类，广为二十卷，世谓之唐本草。国朝开宝中，两诏医工刘翰道士马志等，相与撰集。又取医家尝用有效者一百三十三种，而附益之，仍命翰林学士卢多逊、李昉、王祐、扈蒙等，重为刊定，乃有详定重定之目，并镂板摹行，由此医者用药，遂知适从。而伪蜀孟昶，亦尝命其学士韩保升等，以唐本图经参比为书稍或增广，世谓之《蜀本草》，今亦传行。是书自汉迄今，甫千岁。其间三经撰著，所增药六百余种，收采弥广，可谓大备。而知医者犹以为传行既久，后来讲求浸多，参校近之所用，颇亦漏略。宜有纂录以备颐生欧疾之用（属稿至此，检《医籍考》卷十本草二。见《嘉祐补注本草》序始末完具，惮于追改，姑仍之，俟异日杀青时补入）。

（六）图经本草

序曰，昔神农尝百草之滋味，以拯万民之疾苦，后世师祖，由是本草之学兴焉。汉魏以来，名医相继，传其书者，则其吴普《李当之药录》，陶隐居、苏恭等注解，国初两诏近臣总领上医，兼集诸家之说，则有开宝重定本草，其言药之良毒，性之寒温，味之甘苦，可谓备且详矣。然而五方物产，风气异宜，名类既多，赝伪难别。以虺床当蘼芜，以荠苨乱人参，古人犹且患之，况今医师所用，皆出于市贾，市贾所得，盖自山野之人，随时采获，无复究其所从来，以此为疗，欲其中病，不亦远乎。昔唐永徽中，删定本草之外，复有图经相辅而行，图以载其形色，经以释其同异。而明皇御制，又有《天宝单方药图》，皆所以叙物真滥，使人易知，原诊处方，有所依据。二书失传且久，散落殆尽，虽鸿都秘府，亦无其本。《天宝方书》，但存一卷，类例粗见，本末可寻，宜乎圣君哲辅，留意于搜辑也。先是诏命儒臣重校神农本草等凡八书，光禄卿直秘阁臣禹锡，尚书祠部郎中秘阁校理臣亿，太常博士集贤校理臣颂，殿中丞臣检光禄寺丞臣保衡，相次被选，仍领医官，秦宗古朱有章等，编绎累年，既而补注本草成书奏御。又诏天下郡县，图上所产药本，用永徽故事，重命编述，臣禹锡以谓考证群书，资众见则其功易就，论著文字，出异手则其体不一。今天下绘事千名，其解说物类，皆据世医之所闻见，事有详略，言多鄙陋，向非专一整比，缘饰以文，则前后不伦，披寻难晓。乃以臣颂向尝刻意此书，于上建言奏请，俾专撰述，臣颂既被旨，则裒集众说，类聚诠次，粗有条目。其间玉石金土之名，草木虫鱼之别，有一物而杂出诸郡者，有同名而形类全别者，则参用古今之说，互相发明。其荄梗之细大，华实之荣落，虽与旧说相戾，并兼存之。崖略不称，则稍援旧注以足成文意，注又不足，乃更旁引经史，及方书小说，以条悉其本原。若陆英为蒴藋花，则据《尔雅》之训以言之，诸香本同，则用《岭表录异》以证之之类是也。生出郡县，则以本经为先，今时所宜次之。若菟丝生朝鲜，今则出于冤句，奚犹生于少室，今乃来自三蜀之类是也。收采时月有不同者，亦两存其说。若赤箭《本经》但著采根，今乃并取茎苗之类是也。生于外夷者，则据今传闻，或用书传所载，若玉屑、玉泉。今人但云玉出于于阗，不究所得之因，乃用平居诲行程记为质之类是也。药有上中下品，皆用本经为次第。其性类相近，而人未识的，或出于远方，莫能形似者，但于前条附之。若溲疏附于枸杞，琥珀附于茯苓之类是也。又古方书所载简要者，昔人已述其明验，今世亦常用之。及诸郡医工所陈经效之药皆并载其方，用天宝一例也。自余书传所无，今医又不能解，不敢以臆说浅见附会其文，故但阙而不录。又有今医所用，而旧经不载者，并以类次系于末卷，曰《本经》外类，其间功用尤著，与旧名附近者，次于逐条载之。若通脱次于木通，石蛇次于石蟹之类是也。总二十卷，目录一卷，撰次甫就，将备亲览。恭惟主上以至仁厚德，函养生类，一物失所，则为之恻然。且谓札瘥荐臻，四时代有救恤之惠，无先医术，蚤岁屡敕近臣，雠校岐黄《内经》，重定针艾俞穴。或范金揭石，或镂板联丝，悯南方蛊惑之妖，于是作庆历普救方以赐之。思下民资用之阙，于是作《简要济众方》以示之。今复广药谱之未备，图地产之所宜，物色万殊，指掌斯见，将使合和者得十全之效，饮饵者无未达之疑，纳斯民于寿康，召和气于穹壤，太平之致，兹有助焉。臣学不该通，职预编述，仰奉宸旨，深愧寡闻。嘉祐六年九月，朝奉郎太常博士充集贤校理新差知颍州军州兼管内劝农及管勾开治沟洫河道事骑都尉借紫臣苏颂谨上。赵希弁云。《图经本草》二十卷，目录一卷右皇朝苏颂等撰，先是诏掌禹锡林亿等六人，重校神农本草累年，成书奉御。又诏郡县图上所产药本，用永徽故事，重命编述，于是颂再与禹锡等裒集众说，类聚诠次，各有条目云。嘉祐六年上。

李时珍云，《图经本草》凡二十卷，考证详明，颇有发挥，但图与说异，两不相应，或有图无说，或有物失图，或说是图非。如江州菝葜，乃仙遗粮，滁州青木香，乃兜铃根，俱混列图。棠毬子即赤瓜木，天花粉即栝蒌根，乃重出条之类，亦其小小疏漏耳。

颂字子容，同安人，举进士，哲宗朝位至丞相，封魏国公。吴春晗江苏藏书家小史云，苏颂字子容，宋南安人，徙居丹徒，庆历二年进士，官至右朴射，兼中书门下侍郎，累爵赵郡公，（四库提要）建中靖国元年卒，年八十二（宋史本传）。又引镇江志云，苏丞相颂家藏书万卷，秘阁所传居多，颂自维扬拜中太一宫使，归乡里，是时叶梦得为丹徒尉，颇许其假借传写，梦得每对士大夫言亲炙之幸。（未完）

35. 国药之历史观与改进论（续二十八）

第二十一节　证类本草

《证类本草》，宋唐慎微著。《医籍考》录有两本：一曰《大观经史证类备急本草》，《宋志》三十二卷。一曰《重修政和经史证类备用本草》，三十卷。《四库提要》谓两本实为一书。云：

《证类本草》三十卷，宋唐慎微撰。案陈振孙书录解题，载此书三十卷，名《大观本草》。晁公武《读书志》则作《证类本草》三十二卷，亦题唐慎微。是宋时已有两本矣。玉海载绍兴二十七年八月十五日，王继先上校定《大观本草》三十二卷，释音一卷。诏秘书省修润付胄监镂板行之，则南宋且有官本，然皆未见其原刊。今行于世者，亦有两本。一为明万历丁丑翻刻元大德壬寅宗文书院本，前有大观二年仁和县尉艾升序，称其书三十一卷，目录一卷，陈氏所见盖此本，故题曰《大观本草》。一为明成化戊子翻刻金泰和甲子晦明轩本，前有宋政和六年提举医学曹孝忠序，称钦奉玉音，使臣杨戬总工刊写，继又命孝忠校正润色之，其改称《政和本草》，盖由此，实一书也。

此书内容，冶前此本草于一炉，颇有增益。

李时珍云，宋徽宗大观二年，蜀医唐慎微取《嘉祐补注本草》及《图经本草》，合为一书。复拾《唐本草》、陈藏器《本草》、孟诜《食疗本草》、旧本所遗者五百余种，附入各部，并增五种，仍采《雷公炮炙》及唐本、食疗、藏器诸说收未尽者，附于各条之后。又采古今单方，并经史百家之书，上之朝廷，改名《大观本草》。慎微貌寝陋，而学赅博，使诸家本草及各药单方，垂之千古，不致沦没者，皆其功也。丹波元坚云，按先子曰，金皇统三年，宇文虚中跋云，元祐间，虚中为儿童时，先人感风毒之疾，慎微疗之，乃为哲宗时人明矣。李东壁以为大观二年所著，误也。

行世之大观本及政和本，虽同为一书，而内容各有不同，大观本仍慎微之旧观，政和本则增入寇宗奭《本草衍义》。

《四库提要》云，大德中所刻大观本，作三十一卷，与艾晟所言合，泰和中所刻政和本，则以第三十一卷移于三十卷之前，合为一卷，已非大观之旧，又有大定己酉麻革及刘祁跋，并称平阳张存惠增入寇宗奭《本草衍义》，则益非慎微之旧，然考大德所刻大观本，亦增宗奭衍义。与泰和本同，盖元代重刻，又从金本录入也。

丹波元坚云，按余家元大德壬寅宗文书院刊《大观本草》。纸刻精良，不逊宋椠，中避孝宗嫌名，知是传刻南宋本者，而至衍义，则实不录入。明代俗刻，取大德之题识，以冠魏卿之本，其妄亦甚，《四库提要》所云元代重刻。又从金本录入者，盖以不见大德原刊之故耳（按魏卿为张存惠字，即校刻政和本者也，穆注）。

曹孝忠及晦明轩重刻此书时，皆有所刊正。

曹孝忠序云，臣以匪才，明列是职，兢临渊谷，而《证类本草》，诚为治病之总括，又得以厘而正之，荣幸深矣。谨奉明诏，钦帅官联，朝夕讲究，删繁缉简，务底厥理，诸有援引误谬，则断以经传，字画鄙俚，则正以字说，余或讹戾肴互，缮录之不当者，又复随笔刊正，无虑数千，遂完然为成书。凡六十余万言，请目以《政和新修经史证类备用本草》云。

《晦明轩记》曰，此书世行久矣，诸家因各不同，今取证类本尤善者为窠模，增以寇氏衍义，别本中论方多者，悉为补入。又有本经、别录，先附分条之类，其数旧多差互，今亦考正。凡药有异名者，取其俗称，注之目录各条下，俾读者易识。如蚤休云紫河车，食盐著古今二法之类是也。字画谬误，殊关利害，如升斗上下千十未末之类，无虑千数。或证以别本，质以诸书，悉为厘正。疑者阙之，敬俟来哲，仍广其脊行，以便缀辑。庶历久不坏，其间致力极意，诸所营制，难以俱载，不取一毫苟简，与旧本颇异，故目之曰重修。

晦明轩所刻，其字多仍古写，足资校勘。

段玉裁云，果人之字，自宋元以前本草方书，诗歌记载，无不作人字。自明成仁本草乃尽改为仁字，于理不通。金泰和间所刊本草，皆作人，藏袁廷梼所（《说文解字》注）。慎微身世，艾升作序时不载，故其序不详。陈振孙亦不知其里贯，而赵与岩宾退录，及宇文虚中政和本草跋，皆有言及。

赵与岩云，唐慎微蜀州晋原人，世为医，深于经方，一时知名。元祐间蜀帅李端伯招之居成都，尝著《经史证类备急本草》三十二卷，盛行于世。而艾晟序其书，谓慎微不知何许人，故为表出，蜀今为崇庆府（《宾退录》）。

宇文虚中跋云，唐慎微字审元，成都华阳人，貌寝陋，举措语言朴讷，而中极明敏，其治病百不失一。一语证候，不过数言，再问之，辄怒不应，其于人不以贵贱，有所召必往，寒暑雨雪不避也。其为士人疗病，不取一钱，但以名方秘录为请，以此士人尤喜之，每于经史诸书中，得一药名一方论，必录以告，因集为此书。尚书左丞蒲公传，正欲以执政恩例，奏与一官，拒而不受，其二子五十一、五十四（偶忘其名）及婿张宗说，字岩老，皆传其艺，为成都名医。元祐年虚中为儿童时，先人感风毒之病，审元疗之如神。又手缄一书，约曰，某年月日即启封，至期旧恙复作，取所封开视之，则所录一方。第一疗风毒再作，第二疗风毒上攻，气促欲作喘嗽。如其言，以次第饵之，半月良愈，其神妙若此。皇统三年九月望。成都宇文虚中书。

《天禄琳琅阁书目》云，宇文虚中所作书后，明言慎微字审元，成都华阳人，治病百不失一，不取一钱，但以名方秘录为请，以此士人喜之，得一药名一方论，必录以告云云，而文献通考所引书录解题，乃云慎微不知何人。考宋史虚中，字叔通，成都华阳人，大观三年进士，建炎二年，应诏为祈请使，使金不归，受官至翰林学士知制诰，兼太常卿，封河内郡开国公，金人号为国师。据此，则虚中本与慎微同乡，故能详其始未，又知其书，复经政和间奉晋国敕校刊在大观者，而非定本，故又题为政和，而分卷则三十耳，虚中使金，与宋隔绝，所作书后金又刻之，而宋人初未之见，故谓慎微不知何人也。（未完）

36. 国药之历史观与改进论（续二十八）

第二十二节　本草衍义　珍珠囊 用药法象　汤液本草

（一）本草衍义

《本草衍义》　宋寇宗奭撰　自序曰：

天地以生成为德，有生所重者身也，身以安乐为本，安乐所可致者，以保养为本，世之人必本其本，则本必固，发病何由而生，夭横何由而至，此摄生之道。无逮于此，夫草木无知，独假灌溉，矧人为万物之灵，岂不资以保养。然保养之义，其理万计，约而言之，其术有三：一养神，二惜气，三堤疾。忘情去智，恬憺虚无，离事全真，内外无奇。如是则神不内耗，境不外惑，真一不杂，则神自宁矣，此养神也。抱一元之本根，固归精之真气，三焦定位，六贼忘形，识界既空，大同斯契，则气自定矣，此惜气也。饮食适时，温凉合度，出处无犯于八邪，寤寐不可以勉强，则身自安矣，此堤疾也。三者甚易行，然人自以为难行而不肯行，如此虽有长生之法，人罕敦尚，遂至永谢。是以疾病交攻，天和顿失，圣人悯之，故假以保救之术，辅以蠲疴之药，俾有识无识，咸臻寿域，所以国家编撰《圣惠》，校正《素问》，重定本草，别为图经，至于张仲景《伤寒论》，及《千金》、《外台》之类，粲然列书府，今复考拾天下医生，补以名职，普救世人之疾苦，兹盖全圣至德之君，合天地之至仁，接物厚生，大赉天下，故野无遗逸之药，世无不识之病。然本草二部，其间不得无惑，今则并考诸家之说，参之实事，有未尽厥理者，衍之以臻其理（如东壁土、倒流水、冬灰之类），隐避不断者，伸之以见其情（如水自菊下过而水香，鼹鼠溺精，坠地而生子）。文简脱误者，证之以明其义（如玉泉、石密之类），避讳而易名者，原之以存其名（如药避本朝讳，及唐避代宗讳）。使是非归一，治疗有源，检用之际，晓然无惑，是以搜求访辑者，十有余年，采拾众善，诊疗疾苦，和合收蓄之功，率皆周尽，矧疾为圣人所谨，无常不可以为医，岂容易言哉。宗奭尝谓疾病所可凭者医也，医可据者方也，方可恃者药也。苟知病之虚实，方之可否，若不能达药性之良毒，辨方宜之早晚，真伪相乱，新陈相错，则曷由道人陈宿之蛊，主张果骈洁之齿，此书之意，于是乎作。今则编次成书，谨依二经数例，分门条析，仍衍序例为三卷，内有名未用，及意义已尽者，更不编入。其《神农本经》、《名医别录》、唐本先附、新补新定之目，缘本经已著，目录内更不声说，依旧作二十卷及目录一卷，目之曰《本草衍义》。若博爱卫生之士，志意或同，则更为诠修，以称圣朝好生之德。时政和大年丙申岁记

赵希弁云：

本草广义（即衍义）二十卷，右皇朝寇宗奭编。以本草二部著撰之人，或执用己私，失于商榷，并考诸家之说，参之事实，核其情理，证其脱误，以成其书。

陈振孙云：

《本草衍义》十卷，通直郎寇宗奭撰。援引辨证，颇可观采。

李时珍云：

《本草衍义》，宋政和中医官通直郎寇宗奭撰，以补注及图经二书，参考事实，核其情理，援引辨证，发明良多。东垣、丹溪诸公，亦尊信之。但以兰花、兰草、卷丹为百合，是其误也。书凡三卷，平阳张魏卿以其说分附（证类本草）各药之下，合为一书。

（二）珍珠囊

李时珍云，《洁古珍珠囊》书凡一卷，金易州名医张元素所著。元素字洁古，举进士不第，去学医，深阐轩岐秘

奥，参司天人幽微，言古方新病不相能，自成家法，辨药性之气味阴阳厚薄升降浮沉，补泻六气十二经，及随证用药之法，立为主治秘诀心法要旨，谓之《珍珠囊》，大扬医理，《灵》、《素》之下，一人而已，后人翻为韵语，以便记诵，谓之《东垣珍珠囊》，谬矣，惜乎止论百品，未及遍评。

（三）用药法象

李时珍云，《用药法象》凡一卷，元真定名医李杲所著，杲字明之，号东垣，通春秋书易，忠信有守，富而好施，援例为济源监税官，受业于洁古老人，尽得其学，益加阐发，人称神医。祖《洁古珍珠囊》，增以用药凡例诸经向导纲要活法，著为此书。

（四）汤液本草

《汤液本草》二卷，元王好古撰。好古曾问业于张洁古及李东垣，所著有《此事难知》、《斑论萃英》、《医垒元戎》等，此书则其论药之作也。王氏自序曰：

世皆知《素问》为医之祖，而不知轩岐之书，实出于神农本草也，殷伊尹用本草为汤液，汉仲景广汤液为大法，此医家之正学，虽后世之明哲有作，皆不越此。予集此书，复以本草正条，各从三阴三阳一二经为例，仍以主当者为元首，臣佐使应次之，首玉石，次草木，次虫鱼，以上中下三品为门也。如太阳经当用桂枝汤、麻黄汤，必以麻黄、桂枝为主，本方中余药后附之。如阳明经当用白虎汤，必以石膏为主，本方中余药后附之。如少阳经当用三禁汤，必以柴胡为主，本方中余药后附之。如太阴、少阴、厥阴之经所用热药，皆仿诸此。金匮祖方汤液外，定为常制。凡可用者，皆杂附之。或以伤寒之剂，改治杂病，或宜权宜之料，更疗常疾，以汤为散，以散为圆，变易百端，增一二味，别作他名，减一二味，另为殊法。《医垒元戎》、《阴证略例》、《斑论萃英》、《钱氏补遗》等书，安乐之法，汤液本草统之，其源出于洁古老人《珍珠囊》也。其间议论，出新意于法度之中，注奇辞于理趣之外，见闻一得，久弊全更，不特药品之咸精，抑亦疾病之不误，夭横不至，寿域可期，其《汤液本草》欤。

李时珍曰：

《汤液本草》书凡二卷，元医学教授古赵王好古撰，好古字进之，号海藏，东垣高弟，医之儒者也。取本草及张仲景、成无己、张洁古、李东垣之书，间附己见，集而为此。

《四库全书提要》曰：

《汤液本草》三卷，元王好古撰，曰汤液者，取汉志汤液经方义也。上卷载东垣药类法象、用药心法，附以五宜五伤七方十剂。中下二卷，以本草诸药，配合三阳三阴十二经络，仍以主病者为首，臣佐使应次之，每药之下，先气次味，次入某经。所谓象云者，药数法象也。心云者，用药心法也。珍者，《洁古珍珠囊》也。其余各家，虽有采辑，然好古受业于洁古，而讲肄于东垣，故于二家用药，尤多征引焉。考本草药味，不过三品三百六十五名，陶弘景《别录》以下，递有增加，往往有名未用，即《本经》所云主治，亦或古今性异，不尽可从，如黄连今惟用以清火解毒，而经云厚肠胃，医家有敢遵之者哉，好古此书所列，皆从名医试

验而来，虽为数无多，而条例分明，简单有要，亦可云适乎实用之书矣。(未完)

37. 国药之历史观与改进论（续二十九）

第二十三节　医与药之分途

黄胜白《医药通论》云：

窃考古之医人，药物皆须自采。故仓公教弟子论药法，及定五味和齐汤法之学，而仓公受诸其师者，亦有《药论》一书。盖古无药师及药市，凡药物须医者自采自治，故对于药学，若是其慎重也。

凡书称药囊、青囊、药笼、药壶，皆医者盛药具也。古之医人，以囊贮药，居则悬之。为人所呼，则系之肘后，故方有肘后之名。元化心辨锱铢，著称于识药，伯休守价不易，知名于女儿，故古称行医，直曰卖药。今人贺医师开业者，犹曰悬壶之喜。壶葫芦也，所以盛药，即谚谓壶芦里卖什么药之葫芦也。

陶隐居曰："医不识药性听市人，市人又不辨究，皆委采送之家，传习适作，真伪好恶，并皆莫测，以此疗病，固难责效。"

孙真人曰："古之医者，自解采取，阴干暴干，皆悉如法，用法必依土地，所以疗十得九，今之医者，但知诊脉处方，不知采药时节，至于出处土地，新陈虚实，一皆不悉，所以疗十能得愈五六者，实由于此。”

徐征君曰：“自宋以后，渐有写方不备药之医，其药皆取之肆中，今则举世皆然，夫卖药者不知医，从之可也。乃行医者竟不知药，则药之是非真伪，全然不问，医者与药不相谋，方即不误，而药之误多矣。”

综此诸说，徐君谓宋以后，渐有写方不备药之医，而孙思邈则谓隋唐之际，医者已然。孙君谓其时医者但知诊脉处方，不辨采药时节，而当陶征君之世，已有医不识药之讥，药学陵迟，医术不振，由来久矣。

昔人之诗曰，老医迷旧疾，朽药误新方，信哉言乎。谬妄相承，于今为烈，乌乎，医与药二者同系乎人命也，此岂容有所偏枯哉。是故西药学，有学校，有考绩，皆有专门人才。药剂师习国家法律，受卫生司检查，皆当备医学普通知识，凡药家非有专门毕业文凭，不得设肆，药肆须受法律取缔，更以警察官医及药学专门人员，时日检查之，可谓慎矣。

故在西国，非法律所许之医生而处方，以及医生处方而大倍于度量权衡者，皆当受裁于法，病家即欲之，药家得援法拒之，虽得方无从得药也。

故在西国医人，诚可不必自备药物，而法且禁医者自备药物。凡今文明之国，莫不医药分途，凡所以收挹注调剂之效，救医者之偏颇，而免民生于危险也。——《医药学杂志》三卷六号

案黄君谓古之行医，即是卖药，此说颇有理，杂采卖药事数条如下，以补黄君之阙。

《列仙传》云，崔文子者，秦时太山人也，志好黄老事，居潜山下，后作黄散赤丸药，卖之都市，其后去之蜀卖药。

又云，安期先生者，琅玡阜乡人也。卖药海边，李少君太山采药，病困殆死，遇安期，安期与之神楼散，服一钱匕遂愈。

又云，玄俗者，莫知其姓氏也，自言河间人。恒食巴豆、云母，卖药于都市，为人治病。《太平御览》九百八十四华峤《后汉书》云，张楷字公超，家贫无以业，常乘驴车，至县卖药。

赵德麟《侯鲭录》云，王彦伯医名既著，列三四灶，煮药于庭，老幼塞门而来请。彦伯指曰，热者饮此，寒者饮此，风者、气者各饮此，皆饮药而去，效者各负钱而酬。不来亦不责之。其普眼长者之流欤（李肇国史补云，王彦伯自言医道将行，列三四灶，煮药于庭，老幼塞门而请。彦伯指曰，热者饮此，寒者饮此，风者饮此，气者饮此）。

王彦伯唐时人，据此则医者备药之风，至唐时犹有存者，惟据陶隐居、孙真人之说，则后已有药肆，在入唐求法巡行记中，有药行名目。

入唐求法巡记卷四会昌五年正月条，“有敕问求仙由何药，具名目申奏者，道士奏药名目：李子衣十斤，桃毛十斤，生鸡膜十斤，龟毛十斤，兔角十斤等，敕令药行觅，尽称无。”

又现存之临安繁昌记内西湖老人繁胜录，载入多数之行市。

“诸行市：川广生药市　象牙玳瑁市　金银市　珍珠市　丝锦市　生帛市　枕冠市　故衣市　衣绢市　花朵市　肉市　米市　卦市　银朱彩色市　金漆桌椅行　南北猪行　青器行

处布行　麻布行　青果行　海鲜行　纸扇行　麻线行　蟹行　鱼行　木行　果行　笋行　京都有四百十四行”。

又《咸淳临安志》卷十九志疆域市条，举出行名，并记其所在。

“药市，在炭桥，今义和坊内芳润桥”。

据此，则宋时有药行市，药业之发达可想，明清以来，药业之繁荣，更不待言。同治甲子（三年）刊行之都市汇纂会馆各行之部，有药材会馆：

文昌馆（书行公立）

长春馆（玉器行公立）

颜料会馆（颜料行公立）

药材会馆（药材行公立）

正乙祠（银号公立）

仙城会馆（广行公立）

此种会馆制度，现在依然存在，此等史料，在中国商业史上，亦极有价值者也。(未完)

38. 国药之历史观与改进论（续三十）

第二十五节　理学与药学之关系

宋人疏说六经之理，而躬行实践，是谓理学。宋之理学，分为两派：一为朱熹，一为陆象山。朱熹务居敬，陆象山尊德行。朱陆理学，皆窃取佛学之旨意。朱近于佛家之守戒，陆近于佛家之明心见性。以佛学之目光观之，则陆高于朱，以儒家之目光观之，则朱尚依违于儒佛之间，而陆则几纯为禅学。明之王守仁，宗陆象山而创良知良能之说，即佛家心性本体之说。象山之学，至此乃大发达。

孔子以阴阳解释易经，以现代哲学之目光观之，属于二元论，佛学为不二法门，属于一元论。理学家既从佛学出身，当然不满一元论，因创为太极两仪之说弥缝之。自周敦颐以后，皆如是说法，后世理学家至谓五经皆逃不出一个太极，盖自理学兴，而孔子学说，潜移默化，已失去孔子之真精神。

在理学盛行时，天下从风而靡，医药亦受其影响。理学家喜穷理，故论医药者，亦喜求其所以然。唐以前，于药物之功用，但记其当然，而宋以后，则药效皆须求其所以然，此药学之一大变革也。寇宗奭《本草衍义》，以玄虚之说解释药理。《洁古珍珠囊》、王好古《汤液本草》变本加厉，明刘若金之《本草述》欲贯穿金元四家，打成一片，则又为四家之奴隶矣。理学对于药学之影响极大，今仅述其涯略。

第二十六节

《本草品汇精要》为内府秘本，极少流传，阚铎曾有《内府秘本本草品汇精要之一斑》一文，发表于同仁医学杂志。原文如下：

"《本草品汇精要》，系明弘治间抄本，为李时珍《本草纲目》未收之内府秘本，现存朱启钤先生处，按李时珍纲目以万历二十四进呈，此抄本以弘治十八进呈，在李氏前百年也。又按纲目始于嘉靖壬子，终于万历戊寅。在弘治乙丑后七十三年，此抄本每品皆有彩图，全文分朱墨色，与永乐大典同例。今特乞录载其序例凡例二篇，阅者窥窥一斑，当亦同声赞赏也。”

（未完）（序例凡例载下一期）

39. 国药之历史观与改进论（续三十一）

本草品汇精要序例

本草之兴，神农既辨药味，而即有其目。盖载之三坟者也，其三百六十五种，取以应度数耳。此即《神农本经》上药一百二十种为君，主食命以应天，无毒，多服久服，亦不伤人，故有轻身益气不老延年之说。中药一百二十种为臣，主养性以应人，无毒有毒，斟酌其宜，故有遏病补虚益损之用。下药一百二十五种为佐使，主治病以应地，多毒，不可久服，故有除烦热邪气破积聚愈疾之功。逮后品第之者，率由此也。其伊尹汤液之兴，本乎神农，仲景伤寒论作，出诸汤液，至梁陶隐居始进《名医别录》，亦三百六十五种。唐显庆中，命苏恭、李世勣等，摭其差谬，参考得失，又增一百一十四种，谓之唐本草。宋开宝中诏刘翰、马志、卢多逊、李昉、王祐、扈蒙等，又取医家常用有效者一百三十三种，刊定而附益之，谓之宋本。先是蜀孟昶命韩保升等以唐本图经，稍加增广，世谓之蜀本草。而汉书、唐宋千载之间，三经刊著增补，犹为未当，厥后宋之嘉祐二年，复命掌禹锡等参究诸家本草，再加校正补注而成，名曰《政和经史证类本草》（案原文如此，姑仍之）。世传既久，经阅贤哲，不为不多，每有识者病其繁乱，率不可正，虽有衍义之兴，以其讹正并存，用之难别。及王好古、杨明之、朱彦修等，皆作本草，俱简而略。皇上嗣登大宝，十有六年，常于万岁之暇，亦亲览之，特命臣等删繁补缺，纂辑成书，以便观览。然而仁民爱物之心，即神农黄帝之心也。掌太医院事右通政臣施钦臣王玉院判、臣刘文泰、臣王槩御医、臣高延和等，与同总督修辑。太监臣张瑜，膺命以来，夙夜警惕，敢不竭庸闻肤见，考证诸家之说，删定补辑，以副圣意。窃维臣等医固职业，所当司预者，非圣君简命，恐不能息偏执者之言，又何以垂乎绵远也。前代之人，虽妍于辞章，而方技之理，恐有未谙，但臣等才识浅陋，不足以当付任，盖阴阳五行，形而上者也，飞潜动植，形而下者也。皇极经世观物篇云，五行之具，各有相兼，飞走之情，不无草木，故石有水火之分，水有木石之异，如斯之类，不可不明。《品汇》所生，尤当识别。鸟兽虫鱼，别胎卵湿化之生，草木果菜，分丛植散寄之长，其《神农本经》朱书于前，《名医别录》墨书于次，此盖以旧本而参订之者也。常观旧本草，陶隐居已言于前，日华子复注于次，至于图经，宋按蜀本陈藏器，一物之名，言之二三，一品之情，序之再四，唐本既已辨其乖，《衍义》复以非其说，陶言既知少当，竟未删除，宗奭已鉴前非，不能尽释，立言者尚昧其真，考用者何所取据。今则定为二十四则，采诸家之确论，条陈于各则之下，取旧本之精微，参注于今昔之右，其图经议论，经前人之讲究者也，多有切当，故书于前，陶氏之言，择备于此。日华子、唐本、蜀本云，次第详其药性，衍义、陈藏器各著其要，但重叠荐赘者，亦从而删之，是非未决者，则才考而择用。如吴普、禹锡、沈括诸人之言，《斗门》、《博济》、《肘后》等方之说，不必尽言其人，俱谓之《别录》。若近代用之获效，舆论昭然者，则曰谨按。旧本不分者，如独活、羌活、青皮、陈皮、白术、苍术、青广、木香之类，功效颇殊，形质亦异，皆各立其条。旧本所遗者，若草果、三赖、八角茴香、樟脑、炉甘石之流，亦绘图增品。此医之所常用，而世之不能无者。其生长花叶形质性味，先究之于用者货者，复访之于土产之人，一言而必叩其端，未尝己意增损，其名请定宸宫，制曰《本草品汇精要》。臣等稽首奉行，是书既就非敢欲超越前代。但旧本之文，而志士鸿儒，则能斟酌其是非，新本之条，虽初学庸才，不待参详而即悟。大抵方技之书，何须义理渊微，治病之由贵乎功能易晓。臣等肤见如斯，条陈序次于后。(未完)

40. 国药之历史观与改进论（续三十二）

《本草品汇精要》凡例

(一)《本草品汇精要》 首玉石，次木，次兽，次禽，次虫鱼，次果，次米谷，次菜，每部悉遵《神农本经》，分为三品，共四十二卷。

（一）《神农本经》朱书于前，《名医别录》墨书于次，庶不紊乱。

（一）分二十四则：一曰名，记别名也；二曰苗，叙所生也；三曰地，载出处也；四曰时，分生采也；五曰收，书蓄法也；六曰用，指其材也；七曰质，拟其形也；八曰色，别青黄赤白黑也；九曰示，着酸辛甘苦咸也；十曰性，分寒热温凉收散缓坚软也；十一曰气，具厚薄阴阳升降之能也；十二曰臭，详腥膻香臭朽也；十三曰主，专某也；十四曰行，走何经也；十五曰助，佐何药也；十六曰反，反何味也，十七曰制，明炮爁炙煿也；十八曰治，陈疗疾之能也；十九曰合，取相与之功也；二十曰禁，戒轻服也；二十一曰代，言假替也；二十二曰忌，避何物也；二十三曰解，释何毒也；二十四曰赝，辨真伪也；亦以朱书于上，而各墨书着于其下。

（一）玉石　按皇极经世书，分天然、人为之异。盖金石之类，天然者也。盐、矾之类。人为者也，今据经世书而分石水火土金，庶几尽之。

（一）草木之生不一　今以特然而起者为特生，以乱而生者为散生，植立而生者为植生，牵藤而缘散者为蔓生，寄附他木者为寄生，依丽墙壁者为丽生，自泥淖中出者为泥生，各状其形，以便采用。

（一）禽兽虫鱼　分羽毛鳞甲蠃为五类，第类又分胎卵湿化之四生。

（一）玉石草木禽兽虫菜果米谷之类　旧本虽有名用而

无形质者，今悉博考之，绘图增补。

（一）有世所经用，而旧本未载者。如玉石之炉甘石、鹅管石，水之东流水、甘澜水，草之草果、三柰，木之樟脑、八角、茴香，果之香圆、马槟榔、平波八担仁、银杏、株子、必思答，米之豌豆、青小豆，菜之胡芦、甘露子、磨菰、香菜、薇胡萝卜、天花叶，禽之天鹅、鸨雌、鹁永鸷，兽之塔刺不花、豪猪之类，今则考其性质性味，各立其条，增补各部之内。

（一）有今名而异科古称者，用必致疑，今以通脱木名为木通，木通为通草，假苏为荆芥，薯蓣为山药之类，悉改世所通称之名也。

（一）有种同而用异者，如姜石之有麦饭石，独活之与羌活，枸杞之与地骨，樗木之与椿木，叶胡麻之与巨胜，木香之有青木香，栝蒌根之与栝蒌实，术之有茶，白芍药之有赤，石豺之与狼丹，雄鸡之有乌白雌雄之类，皆各析其条，使用者不难于拣用。

（一）如大盐、戊盐、光明盐、绿盐，俱系盐类。取次于食盐条后，又如殷蘖、孔公蘖、石花、石床之类，俱附于石钟乳条后。又如益智子、郁金香、藿香，皆草类也。俱自木部移附草部，阿魏、牡丹、芦荟皆木也。自草部移附木部，龙眼、椰子、榧实皆果也。自木部移附果部，棠毬自外经移附果部。凡系以类相从者，率皆移就一部之中，庶不乖紊。

（一）旧本诸家注释，皆依汉唐宋年代先后次序，今议图经之说，多为切当，是经前人所推究者也，故首书之，甚余如陶隐居、日华子、唐本、蜀本、陈藏器、唐慎微等说，必择考其当者录之，其重言迭论，皆不复琐屑。又《衍义》之言，多能折衷，虽书其末，实以正诸家之疑也。又如近代李明之、王好古、朱彦修、注释药味之言，有切于治用者，悉附于下。

（一）藏器、拾遗等本草之论，及华佗、吴普、徐之才、掌禹锡等注释，不须逐一详名，但曰《别录》云。

（一）药有近代用效，而众论佥同，旧本欠发挥者，今考着其详，则曰谨按。

（一）天有阴阳风寒暑湿燥火，三阴三阳上奉之，湿凉寒热四气是也。温热者天之阳也，寒凉者天之阴也，此乃天之阴阳也。地有阴阳，金木水火土，生长化收藏下应之，辛甘淡酸苦咸五味是也，皆象于地，辛甘淡者，地之阴也，酸苦咸者，地之阳也，此乃地之阴阳也。味之薄者为阴中之阳，味薄则通，酸苦咸平是也。味之厚者为阴中之阴，味厚则泄，酸苦咸寒是也。气之厚者为阳中之阳，气厚则发热，辛甘温热是也，气之薄者为阳中之阴，气薄则发泄，辛甘淡平凉寒是也。轻清成象，本乎天者亲上，重浊成形，本乎地者亲下，是以辛甘发散为阳，酸苦涌泄为阴，今于各品之下，皆法东垣，详其阴阳，以辨升降浮沉之理。

（一）"用药法象"有云，风升生热浮，长湿化成燥，降收寒沉藏，此五者，明五行禀五气之所生也，故曰生物者气也，成之者味也。以奇生则成而耦，以耦生则成而奇，寒气坚，故其味可用以火，热气耎，故其味可用以坚，风气散，故其味可用以收，燥气收，故其味可用以散，土者冲气所生，冲气则无所不和，故其味可用以缓，气坚则壮，故苦可以养气，脉软则和，故咸可以养脉，骨收故酸以养内，筋散则不挛，故辛可以养筋。肉缓则不壅，故甘可以养肉。坚之而后可以软，收之而后可以散，欲缓则用甘，不欲则弗用。用之不可太过，太过亦生病，今于各分品之下，各分生长收藏气味厚薄，以明五行五气所禀而生也。

（一）人部旧本不图，缘绘图之设，盖以取其便于识用耳。人身之物所同有者，故不复绘。

（一）如天名精之与地松、蘩蒌之与鸡肠草之类，名虽不同，其实一物者，皆并去之，仍类附于退出之次。

（一）书方土生产，依唐宋地名，欲更当代郡县，恐先后不同，难以考据，今复考其世称，载卷末。

（以上三十四篇见《神州国医学报》1934～1937年）

41. 帐中遗稿考

最近我从友人处借到一部帐中遗稿，是抄本，没有写出作者的姓名，其目录为——

上编

合匕说，制药说，打泉说，温泉考，营卫辨，潮热说，呼吸说，癥疝说，恶药说，服药辨，一气留滞说，瘀血辨，坐药说，冷服说，雀目说，产带说，唠论，蝮蛇酒，私拟策，肉食辨。

下编

五行论，脚气说，背腹说，风寒一体瘄说，知医论，吸匏说，读福冈医案，家君寿序，山蛤说，明理论序，伤寒玉函为一书辨，补泻辨，复早川书，复植木书，答文齐书，复高桥书，复久津名书，寄菊壮书。

当时我很想考出这部书的作者，一页页翻去，有如下的两段文字，引起我的注意。

其一——“吾六谓诸病皆生于一气留滞”。——复高桥利众书。

其二——“天地人身，苟一气之不开畅，则不可并立。捍格龃龉乾，均谓之变，衣食过于饱暖，精神凝于思虑，或风寒，或房室，有一于此，则肠胃之不充，而为罅隙，一点汁沫，依然不行，迫聚不散，日以为积，故疝瘕块痃癖蛔虫，或上或下，或左或右，盘结牢固，若元气一留滞于上，则头痛、赤眼、震耳、鼻渊、口眼㖞僻、齿挺、舌垢，留滞于下，则小便浑浊，大便秘结，痔漏脱肛，下血白沃，留滞于里，则烦渴心嘈，吞酸噫气，痰沫呕哕，畜水不食，千状万端，不可胜述”。——一气留滞说。

看到这两段文字，使人聊想起吉益东洞的万病惟一毒之说。又想起《东洞全集》里吴秀三他们说，吉益氏的万病惟一毒，是从后藤良山的万病由于一气之留滞而来的，因此，我想帐中遗稿既然有这种学说，此书多少同后藤良山有点关系，记得浅田宗伯《先哲医话》里，有后藤良山的学说，找出来一翻，头一张就是后藤良山的医话。其中有一条说，“凡病不论六淫七情，饮食男女，皆因一元气郁滞”。——《先哲医话》上卷。

于是我心里想，这倒很符合，又帐中遗稿下编答文齐兄书云：

“予尝治伤风寒者，不立阴阳卫营六经之说，或曰浅证，或曰深证，或曰闭证，或曰脱证，此可谓四者以括千变万化之证矣”。

再找后藤良山的伤风约言来看。在伤风大意篇里说：

“伤风者，须要明辨三证。精察体疗焉，一曰经证，此乃邪气初入之门。分而言之，则有浅深二证。其浅证古谓之太阳病，其深证古谓之少阳病，二曰闭证，古谓之阳明病，三曰脱证，古谓之太阴病少阴病厥阴病”（节录）。

两书都分浅、深、闭、脱四证，因此可以断定帐中遗稿是后藤良山这一派的人所作的，但究竟是谁所作的呢。

在伤风约言凡例中说：“古来量法，多难遵用，故吾门始以银输造七三等，其式，古之方寸匕上，更加方寸四片，围成方匕，有嘴属柄，如孙思邈称药升者。”

查帐中遗稿上编合匕说，也大致相同。说先君在时，尝审其意，以金银铜制造七三等。其式，古之方寸匕上，更加方寸四片，围成方匕，添嘴属柄，犹孙思邈称药升者乎。

据此，则银输造匕之法，始于后藤良山。而帐中遗稿提起“先君”二字，则帐中遗稿是后藤良山之子所作，但后藤良山的儿子，又叫什么名字呢。

在《先哲医话》里后藤良山论脚气的一条下面，原注说：

（后藤征曰，吾邦往昔风毒脚气消息无行，宝历以来，流行复煽，是以先子有此说）。

丹波元胤称他的父亲为先子，此处的先子，当亦相同，那么后藤良山的儿子叫做藤征，而帐中遗稿可以说是后藤征做的，但仔细一想，又发生问题，因为后藤良山究竟是否只有一个儿子，假使只有一个，只有一个后藤征，那毫无问题，否则，这部书究竟是后藤征做的呢，还是后藤征的兄弟做的呢，但后藤翁究竟有几个儿子，翻遍许多书，也找不出解答。因此，只能说：

“假使后藤良山只有一个儿子，则帐中遗稿为后藤征所作。”

虽然仅仅乎得了这样一个结论，但帐中遗稿伤风约言最重要的学说，已介绍给读者，尤其是以浅深闭脱来分配伤寒论的六经，这一点是最应当记住的。

中医病名之研究，下期续登，诵穆

（见《中医新生命》1937年）

42. 中国历代医学伪书考

自　序

梁任公云：“无论做哪门学问，总须以别伪求真为基本工作。因为所凭借的资料，若属虚伪。则研究出来的结果，当然也随而虚伪。研究的工作，便算白费，所以辨伪书为整理旧学里头很重要的一件事。”又云：辨伪的工作，由来已久，《汉书·艺文志》明注依托者七，似依托者三，增加者一。隋僧法经著众经目录，别立疑伪一门。此皆有感于伪书之不可不辨也。宋人疑古最勇，如司马光之疑孟子、欧阳修之疑易十翼、疑周礼仪礼，朱熹之疑周礼、疑古文尚书，郑樵之疑诗序、疑左传，皆为后世辨伪学先河。其他如《郡斋读书志》、《直斋书录解题》等，指斥伪书亦不少。晚明胡应麟著《四部正伪》，始专以辨伪为业。入清而此学益盛。清初最勇于疑古的人，应推姚立方际恒，他著有《尚书通论》辨伪古文，有《礼经通论》辨周礼和礼记的一部分，有《诗经通论》辨毛序。其专为辨伪而作的，则有《古今伪书考》。以上见清代学者整理旧学之总成绩。立方此书，列古书九十余种，逐一核其真伪，在辨伪学中，居重要之地位。此外则万季野斯同之群书疑辨，对《周礼》、《仪礼》、《左传》、《易传》等，皆持怀疑之论，其他诸经，亦有所判别。《四库全书提要》中明斥为伪书者，其数亦不少。姚万之作及《四库提要》，皆辨别多书。其专为辨证一部或几部伪书而著为专篇者，则有阎百诗若璩之古文尚书疏证，胡朏明渭之易图明辩，万充宗斯大之周官辨非，惠定宇栋之古文尚书考，范蘅洲家相之家语证伪，孙颐谷志祖之家语疏证，刘申受逢禄之左氏《春秋疏证》，康长素有为之新学伪经考，王静安国维之今本竹书纪年疏证，崔觯甫适之《史记》探原。其非为辨伪而著书，然书中多辨伪之辞者，则有魏默《深源诗古微》之辨、毛序书古微之辨、《汉志古文尚书》十六篇，邵位西懿辰礼经通论之辩逸礼，方鸿濛玉润诗经原始之辩诗序等。而其尤严正简系乾，则有崔东壁“契，大易系”者之考信录，此书虽非为辨伪而作，但对于先秦之书，除诗书、《易》、《论语》外，几无不怀疑，即《论语》也有 ·部分怀疑，其处处怀疑，事事求真之精神，实令人佩服。此外诸家笔记文集中，辨伪之著作不少。清儒在辨伪方面之成绩，殊为可观。以上隐括梁氏遗说，出清代学者整理旧学之总成绩及古书真伪及其年代。然于医家之书，仅略辨一二，未尽其类，盖考据家多不知医，知之或未暇专攻也。

余喜读中国医书，寝馈有年。医书之外，亦喜考据，于辨伪之业，略涉藩篱，恒思以辨伪之方法，衡鉴旧有医书。以为中国医学，有相当之价值，如采矿之山，煮盐之海，蕴藏至富，取汲无穷，但历世既久，伪造之医书滋多，往往真伪两书之理解，歧出而相矛盾，使学者有模糊无所适从之憾，歧途依违。精神虚糜，然此为研索者颇有学力，粗能怀疑，其害犹浅者也。伪托之医书，其简端标题之撰人，十九假名大医，以行其欺谩之术，设其书自具心得，精当可法，则虽厚诬古人，亦有可原，然陋劣滥竽者，累累皆是，习医日浅学力不足者，震于撰人之盛名，并伪书亦笃信之而不疑，日记览而蒙然不知，且施之于治疗，则影响尤巨，其害尤甚矣。故辨明古代医书之真伪，足以甄汰陋劣之伪书。廓清学者之头脑，发古人之虚妄，解后学之大惑，诚为切要之图，固不仅考正医学进化之历程，求医学史上记载之真实而已。频年涉猎，发现伪医书不少，考索所得，条次成册，凡三卷，辨医书百四十余种，厘为本草、方剂、诊法、伤寒、杂病、女科、医经、医史、医论等二十二类，颜曰中国历代医学伪书考。医书在辨伪学中，比之支流附庸，今汇辑辨伪文献编述成帙，由支流而汇为潢泽，附庸而蔚为大国，似稍足补前人未竟之业。吾国古代医学之要籍，大率在此，欲考镜其真伪得失者，当有取焉。民国二十六年十一月二十一日萧山谢诵穆颖甫记，时寄居于诸暨之珠稼坞

例言

姚际恒云："造伪书者，古今代出其人，故伪书滋多于此，真伪莫辨，而尚可谓之读书乎，是必取而明辨之，此读书每一义也。"古今伪书考序本书取中国历代医书百四十余种，一一辨其真伪犹姚氏之志也（本书自序中略述辨伪学之沿革，仅其涯略，若欲详知辨伪学发达之情况，及辨伪之方法者，则有古近辨伪诸专书在）。

医书及辨伪专著书目史籍文集笔记等论及伪医书者，一鳞半爪，必为采摭，惟学殖谫陋，自多纰漏，敬希大雅赐教。

梁任公谓古今伪书考篇帙太简单，未能尽其辞。见清代学者整理旧学之总成绩，因此，本书遇可以旁通曲证之材料，虽非直斥伪妄，亦酌量辑入，庶于医书之优劣，及传流之沿革，亦得明了（所引古书，间有稀见者，于附注中略述其内容。医家逸事，亦偶详于附注，思存医学史之史料也）。

俞曲园谓秦味经之五礼通考，"按而不断，无所折衷"。礼书通故序然折衷之事，亦非易言者，本书对各医书大抵有确定之断语，亦有众说杂呈，莫衷一是者，则罗列群言，以待读者之自择，别立简表，或曰伪，或曰疑为伪托，或曰不伪，或曰部分伪，或曰疑部分伪，或曰著者不明，以寄折衷之意。

本书所列医书。有书不伪，后人误疑其伪者，如孙思邈之《千金翼方》是也。有书虽出于伪托，而其言不可废者，如依附褚澄之《褚氏遗书》是也。有书既出于伪托，而其说亦不足取者，如依附叶天士之医效秘传是也。良窳不齐，当分别观之矣。

梁任公云，伪书非辨别不可，那是当然的，但辨别以后，并不一定要把伪书烧完，其故因为书断不能凭空造出，必须参考无数书籍，假中常有真宝贝，我们可把它当做类书看待。战国人伪造的书，一定保存了秦始皇焚书以前的资料，汉人伪造的书籍，一定保存了董卓焚书以前的资料，晋人伪造的书，一定保存了八王之乱以前的资料，因为那些造伪的人，生在焚书之前，比后人看的书多些。例如伪古文尚书采集极博，它的出处，有一大半给人找出来了，还有小半找不出，那些被采集而亡佚的书，反赖伪古文尚书以传世。又如列子是伪书，里向的杨朱篇，也有人怀疑，但张湛伪造列子时，谁敢担保当时没有他书记载扬朱学说，谁敢担保张湛不会剽窃那书，以做杨朱篇，同剽窃穆天子传以做周穆王篇一样，现在杨朱学说除了列子那篇以外，更没有什么可考，那篇当然在可宝贵之列，像这类的伪书，可以当做类书用，其功用全在存古书，这是一种。伪书第二种功用是保存古代的神话，拿神话当做历史看，固然不可，但神话可以表现古代民众的心理，我们绝不可看轻，而且有许多古代文献，别无可考，我们从神话研究，可以得着许多暗示，因而增加了解。伪书第三种功用，是保存古代的制度。如《周礼》一书，虽然绝不是周公所作，是伪托的书，而那种精密的政制，伟大的计划，是春秋以前的人所梦想不到的，可知必曾参考战国时多数的政制，取长去短而后成书，而战国政制赖以保存的，一定不少。还有一种保存古代思想的功用，也是伪书所有的，例如列子，我们若拿来当做列御寇的思想看，那便错了，若拿来当做张湛的思想看，再好没有了，若拿来和老子、庄子放在一起，那又错了，若拿来和王弼、老子注、何晏论语注放在一起，却又很有价值了。又如起信论《楞严经》，我们根据来研究印度的佛教思想，固然不可，若根据来研究中国化的佛教的一种思想，却又是极重要的资料了。像这类造伪的人，虽然假托别时别人，我们却不和他这样说，单要给他脱下假面具，还他的真面目，一面指出他伪造的证据，宣布他的罪状，一面还他那些卖出的家私，给他一个确定的批评，这么一来，许多伪书都有用处了，造伪的人隐晦的思想，也宣显了。由上面四点看，伪书有许多分明是伪而仍是极端有价值的，我们自然要和没有价值的分别看。（古书真伪及其年代）

（见《医史杂志》1947 年）

43. 中医伪书考

《汉书·艺文志》于著述存目之下，附注某书为依托书者七，似依托者三，增加者一。隋《僧法经》，著众经目录，别立疑伪一门。唐柳子厚读鹖冠子等，辨真伪甚详。盖子厚不徒以文辞胜，其读书之卓识，亦不可几绝也。宋人如欧阳修疑易十翼，疑周礼仪，朱熹之疑周礼，疑古文尚书，郑樵之疑诗序，疑左传，皆为后世辨伪学之先河。其他如《郡斋读书志》、《直斋诗录解题》等，指斥伪书亦不少。明初宋濂，著《诸子辨》。晚明胡麟，著《四书辨伪》，辨伪之学始专。清姚立方际恒著有《尚书通论》，辨伪古文；有《礼经通论》，辨《周礼》与《礼记》之一部分；有《诗经通论》，辨《毛序》。其专为辨伪作者，有古今伪书考，列书九十一部，虽体例凌杂，篇帙简单，要亦绝有价值之作也。中医书之今存者，不下三千各路，浅陋悠谬，至少十居其六，伪托者亦时时杂出。如叶天士之书，多为伪托，读者不察，遽信为叶氏手泽，以为叶氏之主张当如是，则流毒难尽矣。因仿姚际恒《古今伪书考》之例，辑为本篇。然医书之价值，往往与真伪无关，若以为伪者必一无足观，遽废弃不读，则非作者之初意也。

神农本草经

陶弘景云，昔神农氏之王天下也，画八卦以通鬼神之情，造耕种以省杀生之弊，宣药疗疾，以拯夭伤之命，此三道者历众圣而滋彰，但轩辕以前，文字未传，药性所主，当以识识相因，不尔何繇。至于桐雷，乃著在编简，此书应与《素问》同类。但后人多更修饬之尔。秦皇所焚，医方卜术不预，故犹得全录，而遭汉献迁徙，晋怀奔进，文籍焚废，十不遗一。今之所存，有此四卷，其所出郡县，乃后汉时制，疑仲景、元化等所记。——节《名医别录序》

姚立方云，《汉志》无，案汉平帝纪，诏天下举知方术本草者。本草之名，始见于此。梁录载《神农本草经》三卷，《隋志》因之，书中有后汉郡县名，以为东汉人作也。其后以代日增，今并杂为一，不可致诘矣。——《古今伪书考》（注：《汉志》即《汉书艺文志》，班固撰。《隋志》即《隋书经籍志》，长孙无忌撰。《梁录》为七录，阮孝绪撰，皆记载著作者）

栎荫杶云，孟子载为神农者言许行，而不言及医药。神农尝百草，制医药，世多引淮南子为证。余尝考淮南文，殊不然矣。曰古者民茹草饮水，采树木之实，食蠃蠬之肉，时多疾病毒伤之害。于是神农乃教民播种五谷，相土地宜燥湿肥浇高下，尝百草之滋味，水泉之甘苦，令民知所避就，当此之时，一日而遇七十毒。此其尝百草，为民之可食者，而非定医药也，乃神农之所以称神农也。陆贾新语曰，民人食肉饮血，衣皮毛，至神农以为行虫走兽，难以养民，乃求可食之物，尝百草之实，察酸苦之味，教民食五谷，亦可证矣。而其云神农定百药，仿见世本（《太平御览引》）。而郑玄周礼注神农子仪之术，盖其说之由来尚矣。——《医剩》

俞曲园云，世传神农尝百草药，其后黄帝因之，乃与鬼臾区之徒，著为医书，今之《内经》是已。然考之《汉艺文志》，无本草之名。平帝纪元始五年，征天下通知方术本草者，召诣京师。楼护传亦云，诵医经、本草、方术数十万言，则汉世固有本草矣，而不云出于神农。按陆贾新语《道基篇》曰：神农尝百草之实，教人食五谷，然所谓百草者，非尝药也。陆贾在汉初，所言当得其实，因有此说。后人著本草者，遂以属之神农此非实矣。——《原医篇》

作者案，本草二字，见《汉书·郊祀志》平帝纪楼护传，平纪及楼传。已见前引。《郊祀志》云：

及孝宣参山，蓬山之罘成山莱，山四时蚩尤劳谷五床，仙人玉女径路黄帝天神原水之属，皆罢。候神方士使者副佐本草待诏七十余人，皆归家（颜师古曰：本草待诏，谓以方药本草而待诏者，周寿昌汉书注校补云，本草颜注，谓方药本草。寿昌案。楼护传，护诵医经本草方术数十言，是西汉时已有方药本草一书。然艺文志不载，恐非今世传之神农本草也）。

案周寿昌谓西汉时已有方药本草一书，此失之武断，惟在汉时已有本草，则碻然不虚。高诱注淮南子云：王瓜，本草作段契。高氏东汉末季人，而引本草为注，此本草早有成书之证也。《神农本草经》，陶弘景作四卷，掌禹锡依《隋书经籍志》存目，谓是三卷。今敦煌石室，发现陶弘景《本草集注序录》，知四字不误。本草经虽名为神农所作，然弘景以下皆疑之，今以《本经》所载之药品证之，益知其出于依托。

龙眼为《本经》中品，见《南方草木状》。

《广雅》云，益智，龙眼也。

刘达注《吴都赋》云：龙眼如荔枝而小，圆如弹丸，味甘胜荔枝，苍梧交阯南海合浦皆献之，山中人家亦种之。

苏颂曰：汉时南海常贡之大为民害，临武长唐羌上书言状，和帝感其言。下诏止之。

苍梧南海，奉定百粤后，与中国通。龙眼既自苍梧南海输入，见于《本经》。则《本经》至早亦为秦以后之著作，更以葡萄、胡麻证之。葡萄据《史记》，当作蒲葡。

《史记·大宛列传》云，大宛左右，以葡萄为酒，汉使取其实来，于是天子始种苜蓿、葡萄肥饶地。

是葡萄至汉始有，则《本经》完成之时代，至少又降低一格。或谓葡萄为中国所固有，非征大宛以后所始有，持此说者，约有两种：其一为明之李时珍，其一为后汉郑玄。

时珍曰，汉书言张骞使西域，始得此种。而神农本草已有葡萄，则《汉书》前陇西旧有，但未入关耳。

《周礼》云：树之果蓏珍异之物。郑玄曰：珍异，葡萄、枇杷之属。

时珍之说不足据，无事深论。郑玄以《周礼》之珍异，为葡萄、枇杷之属。似周时已有此物，则葡萄已发生疑窦，不足据为典要矣。胡麻为《本经》上品，为张骞自大宛带来。

陶弘景曰，本生在宛，故曰胡麻。

从各方观察，胡麻为张骞后始有，似无疑义。为慎重计，则葡萄虽不足恃，而胡麻似可断定《本经》之时代矣。更以后汉之地名言之，则《本经》完成之时代，又将抑至后汉。惟北齐颜之推，清张炯、孙星衍，皆以郡县为后人所羼入。

颜子推曰，本草神农所述，而有豫章朱崖赵国常、山奉高真定、临淄冯翊等郡县名，皆由后人所羼入非本文。

张炯曰，郡县本属后人所附益，经但云生山谷、生山川泽耳。

孙星衍曰，按薛综注张衡赋，引《本草经》太一禹余粮，一名脑，生山谷，是古本无郡县名。《太平御览》引经上云，生山谷或川泽，下云生某山某郡，明生山谷，《本经》文也。其下郡县，名医所益。今大观本俱作白字，或合其文云某山川谷，某郡川泽，恐传写之误。

按颜张孙三说，以孙为最有理致。然古人注书，多不引全文，薛综之注为孤证，不足以证古本之无郡县名。名医以《本经》之文朱书，以名医之文墨书；大观以白字代朱书，墨书则仍为墨字。弘景亲见古本，《大观》又覆名医，似不致伪误。即诚如开宝所云，朱字、墨字，无本得同，然亲见古本之宏景，亦疑本经为后汉人所记，则其为后汉之著作，殆绝无可疑矣。故归纳言之，则《神农本草经》大抵完成于后汉。东人之说，有与吾侪契合者，录之如下：

久保田晴光曰，（汉时代）自本草方面观之，变化亦颇大。药品（尤以植物性药品）非常增加。盖（汉）武帝南征北讨，领土非常扩张，诸如广东西至海南岛，亦属其版图。前此所有者，为山西、直隶、山东、河南等之北寒带植物，自此而南方热带之植物，亦得收获。又武帝时之西纪前一二二年前后，张骞奉使西域，携来中国所无之石榴、胡桃、胡瓜、苜蓿、蒜、葫、胡荽、西瓜、无花果等种子而归。且以西域为介得悉西方诸国之事情，罗马帝国，亦于此时代，被中国所知，咸称为大秦国。如是海陆并进，渐次输入新植物，一面盛行研究此等新来植物之用途，于是药物之数大增加矣。……中国本草书之最古者，相传为《神农本草经》。此谅出于汉代者，已如前述。(下略)

小川塚治曰，陶弘景以这书为未有文字时代的神农的不刊之书，语其知识所传，实为后世桐君、雷公之辈所制作，究其出产的地名，亦不过是从后汉的制度而来，入于张仲景、华佗一辈之手的作品而已。这种的考证，较为合于当时的事实，现今观察其药品中的植物一类，如葡萄则为汉世自西域传来之物，又其效用，与汉以前的医家所承认者，不合之点也有。以之与《山海经》的药物相比较，便显著了更加一层的差异，彼则代表极幼稚的思想，此则为医学知识大有进步时的产物。由上文所述来说，《本草经》一书，大约为汉末，即西域交通以后，综合一切进步的药物学智识之大成，为最合情理。像这样进步的药物书，在《山海经》等书以前，断不会著作出来的，我以为自《艺文志》以后，至后汉之间，即西历二世纪的时候，《本草经》一书，作成于此时，这是可靠的考证。（下略）（待续）

44. 中医伪书考（续一）

内　经

《内经》命名之意义　丹波元坚曰，《汉书·艺文志》载《黄帝内经》十八卷，《外经》三十七卷及白氏《扁鹊内外经》之目。内外犹《韩诗内外传》、《春秋内外传》、《庄子内外篇》、韩非内外储说，相对名之焉尔，不必有深意。而吴昆、王九达，并曰：五内阴谓之内。张介宾曰，内者生命之道。杨珣曰，内者深奥也。方以智曰，岐黄曰《内经》，言身内也。然则其外经者，载身外之事，其言不深奥者与。既收诸医经中，则诸家之说，不可从也。经字，孔安国训为常，刘熙释为径。按汉时纬书，因考经原取之机缕，纵曰经，横曰纬，荀悦申鉴曰，五典以经之，群籍以纬之是也。《礼记大全》，严陵方氏云，经者纬之对，经有一定之体，故为常；纬则错综往来，故为变，此说得之矣。张华曰，圣人制作曰经，非也。

《内经》之内容，今之《内经》，为《素问》、《九卷》。

《素问》名见张仲景《伤寒论》序，序称撰用《素问》、《九卷》，《灵枢》综概谓《九卷》即是《灵枢》。《甲乙经》曰，按《七略》、《艺文志》、《黄帝内经》十八卷，今有《针经》九卷，《素问》、《九卷》，二九十八卷，即《内经》也。宋林亿作新校正，谓王氏指《灵枢》为《针经》。李濂引吕复云，王冰更“九灵”之名为《灵枢》，自是以后，遂以《内经》为《素问》、《灵枢》之合称。

《内经》之真伪　章学诚曰，圣人制作，守于官司，及末文胜。轶为百家口耳之学，不能无差，则著于竹帛，以授之其人，所以求传习之广焉。是以羲农黄帝之书，杂出于战国，连类于汉魏。其后有卓越之人，为药宗仰，法度犹传，笔札未录，则知之者亦述之而仍其人，此正古人言公之旨，不必以诚伪规度者。如《素问》……《难经》……虽有伪附，又不能定其著书之人，然终不当与虚造者华视。今四库所著录，诸家书目所胪列，医药术之数书，犹多依托。良由此等学说，不凭书籍以传耳。章学诚逊清一代史家，其学说贵于致用，其言《内经》为伪书之所以然，亦甚公允，《内经》之伪，约有四端：

（一）史事　《内经》中所载史事，类非古代所有，如禁服篇中“歃血而受”“阴阳离合论”中，“圣人南面而立”，“上古天真论”中“以酒为浆，以妄为常”皆非当时之事。桑悦曰，“《素问》乃先秦战国之书，作黄岐手笔，其称上古、中古，亦一佐证。”姚际恒曰，或谓此书失侯、失王之语，秦灭六国，汉诸侯王国除，始有失侯、失王者，予按其中言黔首。又“脏器法时”曰，夜半，曰平旦，曰日出，曰日中，曰日昳，曰下晡，不言十二支，当是秦人作，又有言岁甲子，言寅时，则又汉后人作。故其中所言有古近之分，未可一概论也。案其他如“方士”、“岁星荧惑”为秦汉时代之名词，而“天师”、“按跻”、“掣引”等，皆道家之伎俩。

（二）文字　丁福保曰，余尝以《内经》之文与秦汉时各书相似之处，汇录而参考之。如《上古天真论》云，“美其食，任其服，乐其俗。”《老子》八十章云，“甘其食，美其服，安其居，乐其俗。”又云“以酒为浆”，《汉书》鲍宣传“浆酒藿肉。”《四气调神大论》云：“渴而穿井，战而铸兵。”《晏子春秋》云：“临难而遽铸兵，噎而遽掘井。”《阴阳应象大论》云，“因其轻而扬之，因其重而减之，因其衰而彰之。”《吕氏春秋·尽数篇》云：“精气之来也，因轻而扬之，因走而行之，因美而良之。”《阴阳别论》云：“一阴一阳结谓之喉痹。”《春秋繁露》云：“阴阳之动，使人足病喉痹。”《六节藏象论》云：“立端于始，表正于中，推余于，而天度毕矣。”文元年《左传》云：“先王之正时也，履端于中，归余于终。”又云：“草生五色，五色之变，不可胜视，草生五味，五味之美，不可胜极。”孙子《兵势篇》云：“声不过五，五声之变，不可胜听也。色不过五，五色之变，不可胜欢也。喷水不过五，五味之变，不可胜尝也。”《脉要精微论》云：“阴盛则梦涉大水恐惧，阳盛则梦大火燔灼，阴阳俱盛，则梦相杀毁伤，上盛则梦飞，下盛则梦随，甚饱则梦予，甚饥则梦取。”《列子·穆王篇》云：“阴气壮，则梦涉大水而恐惧；阳气壮，则梦涉大火而燔焫。阴阳俱盛，则梦生杀，甚饱则梦予，甚饥则梦取。”《气穴论》云：“发蒙解惑，未足以论也。”《枚乘十发》

云："发梦解惑，未足以言也。"《营卫生会篇》云："上焦如雾，中焦如沤，下焦如渎。"白虎通引《礼运记》曰："上焦如窍，中焦如沤，下焦如渎。"《本神篇》云："生之来谓之精，两精相搏谓之神，随神往来者谓之魂，并精而出者谓之魄，所以任物者谓之心，心有所忆谓之意，意之所存谓之志，因志而存变谓之思，因思而远慕谓之虑，因虑处物谓之智。"此一节全同予华子，其他文势语气，类淮南子者颇多。桑悦曰："其论五岁四时收受之法，吕不韦著月令似之，其论五气郁散之异。董仲舒、郭景纯叙五行灾异祖之。"（未完）

45. 中医伪书考（续二）

《四库提要》云，国朝陈士铎撰。士铎字远公，山阴人，是书托名岐名所传。张机、华佗等所发明，雷公所增补。凡分一百二十八法，议论诡异，所列之法，多不经见。称康熙丁卯，遇岐伯诸人于京都，亲受其法，前有岐伯序，自题中清殿下宏宣秘录无上天大帝真君。又有张机序，自题广蕴真人。方术家固多依托，然未有怪妄至此者，亦拙于作伪矣。

案此书实为远公自作，乃托言岐伯所传，殊为可笑。然此书方药，间有可取，医者浏览，不无裨益。远公直认为自作可矣，奚必托之岐伯耶。（未完）

46. 中医伪书考（续三）

叶天士遗书

叶氏遗书行世者，舍《临症指南》及《叶案存真》外，余多出伪造。凌晓五《医学薪传》名家门，有如下之简单记载。

叶氏医书十种，国朝叶桂天士。

然《薪传》所载，只有七种。

（一）《本草经解要》，国朝叶桂香岩（见《薪传宜今门》，《冷庐医话》卷五，载杨希洛《本草经解要考证》一书）。（二）《临症指南医案》十卷，国朝叶桂，徐大椿批本（见《薪传学案门》）。（三）叶氏儿科一卷，国朝叶桂（见《薪传小儿门》，殆即《幼科要略》）。（四）《痘学真传》八卷，叶桂天士。（见《薪传痘疹门》）（五）叶氏眼科方一卷，国朝叶桂（见《薪传眼科门》，案此书在荔墙丛刻中。治法重在内服清散药，时用羌、防、芎、柴，与叶氏平素手法不同）。（六）医效秘传，国朝叶桂（见《薪传时术门》）。（七）《温热论》一卷，前人。（同上）

以上七种。其中《痘学真传》为叶大椿所作，见《冷庐医话》卷二今书门及卷五药品门。除去《痘学真传》，实得六种。凌氏记叶氏医书十种，尚缺四种，《冷庐医话》引叶氏书六种。

（一）叶天士医验录（卷一慎疾门）。（二）《景岳全书发挥》。（同上）（三）《本事方释义》。（四）《本草经解要》。（五）《医效秘传》。（六）《陶氏全生集评》（以上见卷二今书门）。

医验录、发挥、释义、全生集评四种，薪传皆不载，合薪传存目之六种，适得十种。市上流布之叶氏遗书，尚不止此。又周学海叶案存真凡例附识，记天士遗书七种。

（一）温热论（二）儿科要略（三）许氏本事方释义（四）本草经解（五）陶氏全生集评（六）景岳发挥（七）柯氏伤寒注评。

温热论至发挥六种见前，柯氏伤寒注评，为薪传、冷庐所未及，是天士遗著又增一种。丁福保历代医学书目，载轩岐心印四卷，题叶天士著。又叶案存真凡例云："家藏复有女科数卷，现在编校未成，俟续出。"今坊间有叶天士女科，殆即此书。坊间又有叶选医衡二卷，题叶天士著。吴子音刻三家医案，为叶天士、薛生白、缪宜亭三家，叶氏遗书之流传者，大略如此。然大率出于伪托，如景岳发挥为无锡姚球所作，《冷庐医话》卷二今书门云。

武进曹畸庵禾《医学读书志》，谓此书为梁溪姚球所撰，坊贾因书不售，剜补桂名，遂致吴中纸贵。（中略）余观数书中，《景岳全书》发挥为最胜，惟尽情斥詈之处，有伤雅道，知其非天士手笔也。

《冷庐医话》又引曹畸庵读书志，谓陶氏全生集评为山阴刘大化撰。《本草经解要》、《医效秘传》、《本事方释义》

皆伪托叶氏，是伪托者固不止发挥一书也。今搜录诸家辨伪托叶氏遗书之说如下：

周学海云：指南与此书（指案存真）乃后人所录，真伪不分。柯氏伤寒注评仅数条，不为成书。若景岳发挥与先生言行不害，伪托无疑，且其书琑琐屑溪刻，与《医贯砭》、《新方砭》相近，而远逊于《局方发挥》、《溯洄集》矣。——《叶案存真凡例附识》

柳宝诒云：吾吴叶天士先生世传医书数种，非其所手定，其中真赝相参，瑜瑕不掩，读者病焉。如《景岳发挥》一书，虽有阐发，而言多愤激，似非著作体裁。又有《本草经注》、《本事方释义》两种，类以五行五脏，配合敷衍，绝少精意，似亦非先生手笔。或者门弟子窃其绪余，著为成书，遂托其名于先生欤。惟《温热论》一卷，洵可法可传，而"温邪犯肺，逆传心包"一语，犹为后人指摘，则信乎著述之难，而医理之不可不衡以一是也审矣。——《叶选医衡序》

陆九芝云：坊间有《医效秘传》，亦云是叶先生语，为吴子音所刻。秘传已极不堪，至于叶、薛、缪三家医案，非特用药之谬，彼此相似，即词句间亦多有类同，明是一副笔墨，不问可知其伪。（下略，参阅本刊第二十四期）

诸家指出叶氏遗书多种为伪托，皆不利之论。盖叶士书除《指南》、《存真》、《温热论》、《幼科要略》外，其余皆后人伪造也（此文曾参考马士彦君之《叶天士评传》，特此声明）。（未完）

47. 中医伪书考（续四）

徐灵胎遗书

徐征士自序略云："康熙三十年五月十五日，余生于下塘毓瑞堂。年二十，从学于周意庭先生，是岁县庠入泮。始先祖名徐大椿，字灵胎，至是更名大业，后以钦召称字，遂以字名。余之习医也，因第三弟患痞，先君为过请名医。余因日与讲论，又药皆亲制，医理稍通。既而四五两弟又连病卒，先君以悲悼得疾，医药之事无虚岁，家藏有医书数十种，朝夕披览，久而通其大义。质之时医，茫如也，乃更穷源及流。自《内经》以至元明诸书，广求博采，几万余卷，而后胸有实获，不能已于言矣。谓学医必先明经脉腑脏也，故作《难经经释》。谓药性必当知其真也，故作《神农本草百种录》。谓治病必有其所以然之理，而后世失其传也，故作《医学源流论》。谓《伤寒论》颠倒错乱，注家各私其说，而无定论也，故作《伤寒类方》。谓时医不考病源，不辨病名，不知经方，不明法度也，故作《兰台轨范》。谓医道之坏，坏于明之薛立斋，而吕氏刻赵氏《医贯》，专以六味、八味两方治天下之病，贻害无穷也，故作《医贯砭》。谓医学绝传，邪说互出，杀人之祸烈也，故作《慎疾刍言》。"（下略）先生自序书七种，而袁随园为先生立传，谓

"所著有《难经经释》、《医学源流》等书六种"。《四库全书》著录四种（《神农本草经百种录》、《兰台轨范》、《伤寒类方》、《医学源流论》），存目二种（《难经经释》、《医贯砭》），亦只得六种。殆其时《慎疾刍言》一书，流布尚不广欤（陆九芝云：世所传徐氏六种，久已泽及海内矣。《慎疾刍言》最为晚出，以其在六种之外，几于湮没不彰。余初仅藏有抄本，继得陆秋丞观察于皖江刻之。今费芸舫太史视学中州又刻之，而此书遂以大显——《世补斋文》十三）。

王士雄曾刻《慎疾刍言》，改名为《医砭》。后又得《洄溪医案》一卷，海昌蒋光焴刻之。王氏题序云："袁简斋太史作灵胎先生传云：欲采其奇方异术，以垂医鉴而活苍生，因仓卒不可得，仅载迮耕石、汪令闻数条，而语焉未详，余甚惜之。今夏吕君慎龛，以《洄溪医案》抄本一卷寄赠，云得之徐君复村者，余读之如获鸿宝。虽秘本而方药不甚详，然其穿穴膏肓，神施鬼设之技，足以垂医鉴而活苍生，爰为编次，窃附管窥，用俟高明，梓以传世，余殷望焉。"徐龄臣《医粹精言》云："洄溪医案为王孟英所刻，其中疑有托名者，然观古人书立论处方，平正通达，便足师法。否则即使真本，亦难信从，正不必辨其真伪也。"

坊刻《内经诠释》，亦题徐先生撰。其前冠以王孟英序云："去冬余游硖川，得蒋氏藏先生医案《慎疾刍言》稿本，掇以愚见附之，排纂校正，付之手民。先生晚年孜孜研求，旁搜远绍，取古人之书重集之，节其冗，取其要，补其缺，正其偏，共成书十余种。曰：《内经诠释》、《脉学论》、《脉诀启悟》、《伤寒约编》、《六经病解》、《舌鉴论》、《妇科医案》、《杂病源》、《舌鉴辨色图说》、《医学抉微》、《药性本义》、《医方详解》、《洄溪仁术志评批》、《外科正宗》等书，余录以副本，藏之笥中，待人镌镂广传。”案王氏之医砭序，谓：“无锡张柳吟先生，邃于医学，与予交最深，别后寄示手抄洄溪《慎疾刍言》一册。”又王氏之洄溪医案序谓：“吕君慎盦以医案抄本寄赠，云得之徐氏及门金君。”今内经诠释序谓：医案、刍言二，得之硖川蒋氏，前后不符，余疑《内经诠释》等为伪书，即此一序，疑非孟英手笔也。

《内经诠释》等十四种，就中评批《外科正宗》等为徐作，余皆为伪造。如《内经诠释》中“刺禁论注”云：“膈肓之上，中有父母七节之旁，中有小心。注：小心即命门穴。中有相火代心，故曰小心。”诠释谓小心即命门穴，有相火代心，此为赵献可一流之学说，试取《医贯》相比较，即可知吾说之有据。《医贯》云：

命门在人身之中，对脐附脊骨，自上数下，则为十四节，自下数上，则为七节。《内经》曰：七节之旁，中有小心是也。然徐先生《医贯砭》对小心说，大加针砭。曰：

此句出《素问·刺禁论》，云：鬲肓之上，中有父母，七节之旁，中有小心。王注云，小心谓真心，神灵之宫室，乃指心包言，似得小字之意。按《灵枢·邪客篇》云：心者精神之所舍也，其脏坚固，邪勿能容也。故诸邪之在心者，皆在心之包络，可知心藏于内，必有出入之处，别有脂膜结于包络之间，形如小心，似有此理。针者中之即有害，故在刺禁之列，并非表明小心即命门，为十二经之主也。岂可因此刺禁中偶及之语，遂以一部《内经》，专为小心立论。

徐先生《医贯砭》之说如此，而《内经》诠释小心，乃与《医贯砭》相反，明出伪托，杂病肆论命门，其伪亦无疑义。脉学论即《医宗必读》之《脉法心参》、《脉诀启悟》系杂采张石顽之说而成，六经病解即柯韵伯之《伤寒论翼》。例如六经病解、太阳病解第四条云：

“今伤寒书皆以膀胱为太阳，故有传足不传手之谬，不知太阳为君、为父、为经，惟心为阳中之阳，故六经分位，首太阳，次阳明，膀胱位列下焦州都之官，必待气化而后出，与小肠同为受盛之器，此为经络之通行，非阴阳之大会。仲景以心为太阳，故得统一身之气血，内有五脏六腑之经隧，何得外司营卫，而为诸阳主气哉。”

又太阳病解第三条云：“仲景书只宗阴阳大法，不拘阴阳之经络也。夫阴阳数之可千，推之可万，以心为阳中之太阳，故更称巨阳以尊之。又中身之上，名曰广明，广明亦君主之尊称。广明居阳明之上，故六经分，首太阳，次阳明，又腰以上为阳，膀胱位列下焦之极底，其经名为足太阳。以手足阴阳论，实阴中之少阳耳，以六府为阳论，与小肠、大肠同为受盛之器，不得混膈膜之上，为父之太阳也。”

柯氏《伤寒论翼·太阳病解》中，有与此相类之一条。云：

“今伤寒书皆以膀胱为太阳，故有传足不传手之谬，不知仲景书只宗阴阳之大法，不拘阴阳之经络也。夫阴阳者，数之可千，推之可万，心为阳中之太阳，故更称巨阳以尊之。又中身而上，名曰广明。太阳之前，名曰阳明。广明亦君主之尊称，广明主阳明之上，故六经分部位，首太阳，次阳明，又腰以上为阳，膀胱位列下焦之极底，其经名为足太阳。以手足阴阳论，实阳中之少阳耳。以六府为阳论，与小肠、大肠同为受盛耳，不得混膈膜之上，为父之太阳也。仲景以心为太阳，故得外统一身之气血，内行五脏六腑之经隧。若膀胱为州都之官，所藏津液，必待上焦之气化而后能出，何能外司营卫，而为诸阳主气哉。"

观此则知六经病解即《伤寒论翼》之变相，其余《伤寒约编》、《舌鉴论》、《妇科医案》、《舌鉴辨色图说》、《医学抉微》、《药性本义》、《医方详解》、《洄溪仁术志》，无一不出于伪托。

又有《症治指南》，亦题徐先生撰，大部分抄袭《医宗必读》。又《洄溪秘方》一卷，在余啸松白岳庵杂缀中，为方二十三，称是方得之秀水吕慎庵，慎庵得之王孟英，孟英得之金复邨，复邨则洄溪弟子。秀水陆佐墀又补以《随山宇方钞》中所载灵宝香红丸、珠黄紫香二方，此书亦可疑。

《慎疾刍言》自序：谓批阅之书约千余种，今所传有《疡科选粹》、《临症指南》数种。《疡科选粹》所评，乖谬特甚，似非徐氏作也（坊刻王孟英叶案批谬，系从《潜斋简效方》后摘出，余前称《归砚录》，系误忆）。（未完）

鄙人所搜集之伪医书，达三百种，拟多集参考材料，再行执笔。三十一期起，源源续刊。诵穆附白。

（以上五篇见《中医新生命》1935～1936年）

48. 内经中关于血液之学说

《内经》一书，其言类多与西说相合，余不揣固陋，就平日浏览所及，辄录其关于血液之学说而释之，以就教于大雅，是否有当请斧正为幸。

（关于血液之功用者）《素问》曰：府精神明，留于四脏，气归于权衡。其注曰：膻中即心包络，为心之府，权所受之精，还禀命于神明。神明属心，五脏之君主，留当用流，流其精于四脏，则四脏之气，咸得其平，而归于权衡矣。总观以上经文及注，语虽未醇，其意则谓心房暂受血，而复注于心，所谓府精神明是也。于是心复流其血以营养他脏，所谓流其精于四脏也。《灵枢》曰：谷入气满淖泽注于骨，骨属屈伸泻泽，补益脑髓，皮肤润泽，是谓液。穆案经之所谓精液，即血液，即血也。胃化谷以益血，血以养骨，故骨属屈伸者，言骨得血润，屈伸如意也。

（关于血液之循环者）《素问》曰：诸血皆属于心，人身之血，皆由心出入，故曰诸血皆属于心。《素问》曰：心者生之本，其充在血脉。夫人之所以生者，以血之行耳，心主行血，故称为生之本，其充血血脉，言心将血满于血管耳。《素问》曰：夫脉者血之府也。又曰：脉气流经，经气归于肺，肺朝百脉，输精于皮毛，脉气流经，经气归于肺二句，言小血管总输于大血管，大血管复注于肺，故曰肺朝百脉者，言全身之血，皆过肺也。古人之所谓经络，即是血管，而血亦常与气并举。《素问》曰：经脉流行不止，环行不休。《灵枢》曰：血脉营卫，周流不休。皆明征也。《灵枢·经脉篇》曰：其支者从肺出络心，此言肺有经脉通于心也。

（关于消化器与血液者）《素问》曰：饮食未进，经络未盛。由此以演绎之，则经络之盛，由于进饮食，由于血液赴胃化食而盛也。但《内经》不过自其反而方之耳。《素问》曰：食气入胃，散精于肝。又曰：食气入胃，淫精于脉。按生理学言肝回血管自消化器输血至肝，受其作用，而注于上才回管以入心，散精于肝，即是明言此理，淫精于脉者，食物之质素，由消化作用，而为血所吸收也。

是以《灵枢》又论曰：胃者水谷之海，泌糟粕，蒸津液，化其精微，上注于肺脉，化而为血以奉生身，莫贵于此。又曰中焦，受气，取汁变化而赤，是为血。呜呼，古人之思想，何精锐若此耶，述是篇竟，有不能已于言者，则以古人在数千年前，于血液已论之明晰。我国古代之医学，固不下于西人也。言念及此不禁喟然三叹矣。

（见《上海医报》69期）

49. 徐灵胎评传

本文目次

一　徐氏的事略　二　他的著作　三　徐氏的思想　四　徐氏著作的批评　五　他对叶天士的意见　六　余滴

夜深了，时针的短针，已指在十二的字母上，我斜倚在沙发上，小小的笔杆，镌满了碎乱的齿痕，我凝视着这许多齿痕出神。

现代中医社征稿的信，弥漫了整个的心灵，诚挚的态度，婉妙的措辞，像柔和的春风，吹皱了恬静的脑海。

做点评论吧！无从评起，讲点医案呢？也不行。经过长时间的考虑，黑笔和白纸始终没有接触，徒然地烧去两根纸烟。

从唇际逸出的烟，一缕缕袅袅地上升，由动摇而幻灭，故乡的幻影，却展开在眼前。我的故乡，是钱塘的比邻，那一带清波碧浪的湘湖已赐给文质彬彬的骚人墨客，以许多吟咏的机会。我的一位很要好的朋友，卜居在湖上，当我从前学医的时候，他特地送我两部书：叶天士和徐灵胎的，一字字，一句句，一页页，我轻松而愉快的读完……

思之潮，由奔流而回旋，突然，我发生无名的喜悦，何不做一篇叶天士评传呢？不行，在杂志上已有相类的文字；徐灵胎，倒没有见过，不过，不容易讨好罢了。

评传是把一个人的生平思想，作一个有系统的叙述和批评，我只看见过张破浪，好像有一篇柯韵伯评传，其他我没有见到，或许是我读书不多的缘故。做评传并不是一件容易的事，材料要富丰，时间要充分，思想要周密，可是我呢？案头只有几本徐氏的旧医书，时间是百忙中抽出一点，连另起草稿都谈不到，再加上一枚其笨如驴的脑子，那所得的成绩，也就可想而知了。因此，我不得不要求我亲之又亲爱之又爱的读者，加以十三万零一分的原谅。

一 徐氏的事略

徐氏名大椿，生平的事实，除了袁随园先生的一篇传以外，零星的记述，我见过两三种，可惜都不在手头，在《临证指南》里，些微发现一点材料，做本篇的点缀。

徐氏少年的时候，家境很不好，所以他自己说：“我是个朴鲁寒儒”。在幼年，他本来想从读书上发展，六十自寿里说：“想当年束发从师，志薄风雷，也曾穷经辨史，也曾谈元讲理，也曾嗜癖探奇，原指望少博微名，幸叨半职，些微展布苍生计。”不幸得很，他父亲早死，“诸弟连催，只剩单亲独子，形影相依，朝持两浆辞娘出，暮倚柴门望子归”，景况是多么凄凉啊！

徐先生对于学问，并不因为穷苦而灰心。“口不厌粗粮糟糠，身不耻敝垢衣裳，打起精神，广求博访，有时敦诗说礼，有时寻着采药，有时征宫考律，有时舞剑抡枪，终日遑遑，终没有一时间闲荡，严冬雪夜，拥被驼绵，直读到鸡声三唱，到夏月蚊多，还要隔帐停灯映末光”。这种刻苦自励的精神，使我们发生无限的感想。

先生在严亲见背之后，就开始行医，“卖几片陈皮、甘草，权当负米回”。等到先生的慈母去世，先生的壮年，也已经成为过去，一切的壮志，都无从实现，这是他认为最痛心的一回事。

袁随园说：“先生每视疾，穿穴膏肓，能呼肺腑与之作语，其用药也，神施鬼设，斩关夺隘，如周亚夫之军，从天而下，诸岐黄家目瞠心骇，贴贴詟服，而卒莫测其所以然”。

先生初行医的时候，欢喜唐人的书籍。那时叶天士已享盛名，天士对人说，近日有徐姓秀才，治病颇有心思惜方药太杂耳，后来叶天士读了一部宋版《外台秘要》以后，又对人说，我前谓徐生方杂，今乃知有所本也。

“常熟汪东山夫人，患消证，夜尤甚，每夜必发米二升，煮薄粥二十碗，而溲便不异常人”，先请叶天士去看，“治以乌梅、木瓜等药，敛其胃气，消证稍瘥，而烦闷羸瘦，饮食无味。先生“以清火消痰，兼和中开胃调之，病情屡易，随证易方，半年而愈”。

“芦墟迮耕石，卧病六日，不食不言，目炯炯直视。先生曰：‘此阴阳相搏证也，’先投一剂，须臾，目瞑能言，再饮以汤，竟跃然起。喟曰：‘余病危时，有红黑二人，缠绕作祟，忽见黑人为雷震死，顷之，红人又为白虎衔去，是何祥也？’”先生笑曰：“雷震者，余所投附子霹雳散也；白虎者，余所投天生白虎汤也，迮惊以为神”。

迮耕石的故事，随园说得有点失实，和《洄溪医案》颇有出入，而且什么红人、黑人，说得神乎其神，未免渲染太过，即使真的像《洄溪医案》里所说的，有一黑人立其前，那也恐怕是病者的幻觉吧？

“乾隆二十五年，文华殿大学士蒋文恪公患病，天子访海内名医，大司寇秦公，首荐吴江徐灵胎（秦公名蕙田字味经，他的祖父对岩先生，和徐氏祖父釚，在康熙十八年，同举鸿博，偶然的，秦公和徐氏碰到，在叙述世好以后，交谊非常的深笃），天子召入都，命视将公疾，先生秦疾不可治，上嘉其朴诚，欲留在京师效力，先生乞归田里，上许之，后二十年，上以中贵人有疾，再召入都，先生已七十九岁，自知衰矣，未必生还，乃率其子爔，载楄柎以行，果至都三日而卒。天子惋惜之，赐币金，命爔扶榇以归”。

先生的儿子徐爔，字榆村，次子不详，三子熼早死，孙垣，乙卯举人，孙培，官奉新，曾孙嵚，字芝翘。

二　他的著作

徐先生关于医学的著作，现在刊行的种数不同，有的是八种，有的是十六种，有的是三十二种，再过若干年，或许要摇身一变，成为六十四种，像这样迅速的增加，于是乎徐先生吃百龄机了——有意想不到之效力。

据灵胎先生自己说：“余弱冠时，家多疾病，先世所茂医书颇多，因随时翻阅，不过欲稍识方药而已，循习渐久，乃上追灵素根源，下沿汉唐支派，如是者十余年，乃注《难经》，又十余年，而注本草，又十余年而作《医学源流论》，又五年而著《伤寒类方》，五十年中，批阅之书，约千余卷，泛览之书，约万余卷，每过几时，必悔从前疏漏，盖学以年进也”。

所谓注《难经》，当然是《难经经释》，注本草，大概是《神农本草经百种录》，照自叙看来，先生的书，只有四种，这或许是后出的没有叙入的缘故。

随园先生说：“所著有《难经经释》、《医学源流》等书，凡六种，其中钲刹利弊，剖析经络，将古今医书，存其是，指其非，久行于世”。

袁先生所说六种，除了《难经经释》、《医学源流论》

以外，还有四种，虽然我们知道总不出徐氏八种的范围，但不知道究竟指有哪几部书；至于徐氏八种，刻的倒不坏，是《难经经释》、《医学源流论》、《伤寒论类方》、《神农本草经百种录》、《医贯砭》、《兰台轨范》、《洄溪医案》、《慎疾刍言》八种，这八种是百读不厌的。十六种附有《外科正宗》等书，三十二种呢，更不行了，甚至有许多个是徐氏的手笔，也张冠李戴题上一个徐大椿著，如其徐先生地下有知，势必至于痛哭流涕。

徐氏八种里的《慎疾刍言》和《洄溪医案》，据王孟英说，是王孟英到硖川去的时候，从蒋姓家里得来的。在《洄溪医案》的前面，王孟英另外做了一篇序。又说是吕君慎盦，“以洄溪医案钞本一卷寄赠，云得之徐氏及门金君复村者”，这蒋姓和吕君的一重公案，也很有咀嚼的意味，可惜缺乏相当的材料，不能作进一步的探讨。

孟英又说：“先生晚年，孜孜研求，旁搜远绍，取古人之书，重集之，节其冗，取其要，补其缺，正其偏，共成书十余种；曰：《内经诠释脉学》、《论脉诀启吾》、《注伤寒约编》、《六经病解》、《舌鉴论》、《妇科医案》、《杂病源》、《辨色图说》、《医学抉微》、《药性本草》、《医方详解》、《洄溪仁术志》、《评批外科正宗》等书，皆抉内难之精髓，发前人之未发。”

孟英所说的十四种书，有许多靠不住的地方，像《内经诠释》，根本就不是徐氏做的，举一个例来说，譬如《内经诠释》解释“刺禁论”的一段，膈肓之上（膈肓乃脑中无肉空处）中有父母（阳气为父，阴血为母，心血肺气父母之象），七节之旁，（脊下第七节）中有小心（小心即命门穴中有相火代心，故曰小心）。

诠释说小心即命门穴，有相火代心，这很像赵献可一流的学说，可以做补肾的张本；可是徐灵胎对于赵献可的《医贯》，攻击得不遗余力。《医贯》说：

命门在人身之中，对脐附脊骨，自上数下，则为十四节。自下数上，则为七节。《内经》曰：七节之旁有小心，是也。

徐氏对小心表示反对，他说：此句出《素问·刺禁论》云：膈肓之上，中有父母。七节之旁，中有小心。王注云：小心谓真心神灵之宫室，乃指心包言，似得小字之意。按《灵枢·邪客篇》论云：心者精神之所舍也，其脏坚固。邪勿能容也，故诸邪之在心者，皆在心之包络，可知。载于内必有出入之处，别有脂膜结于包络之间，形如小心，似有此理；针之中者即有害，故在刺禁之列，并非表明小心即命门，为十二经之主也。岂可因此刺禁中偶及之语，遂以一部《内经》，专为小心立论。

在《内经诠释》和《医贯砭》对照下，徐赵之争，我们暂时搁起，不加是非；诠释之真伪，却不言而喻了。同时大谈命门的杂病源，我情愿发千古之大咒，也不敢承认他是徐先生的遗作。

孟英所说的脉学论，大概就是洄溪脉学，远有王氏所没有说起的证治指南，仿佛有点同《医宗必读》相像，读者如手头放着《医宗必读》，就请费神查一查。

《六经病解》，实际上大部分就是柯韵伯的《伤寒论翼》，倘使不相信的话，我立刻可以抄一段，给读者赏光；《六经病解》太阳病解第四条说：

“今伤寒书，皆以膀胱为太阳，故有传足不传手之谬，不知太阳为巨阳，为君为父为经，惟心为阳之阳。故六经分位，首太阳，次阳明，膀胱位列下焦州都之官，必待气化而后出，不过与小肠，同为受盛之器，此为经络之通行，非阴阳之大会，仲景以心为太阳，故得统一身之气血，内有五脏六腑之经隧，何得外司营卫，而为诸阳主气哉”。（下略）

又太阳病解第三条说：“仲景书只宗阴阳大法，不拘阴阳之经络也。夫阴阳数之可千，推之可万，以心为阳中之太阳，故更称巨阳以尊之，又中身之上，名曰广明，太阳之前，名曰阳明，广明亦君主之尊称，广明居阳明之上，故六经分位，首太阳，次阳明，又腰以上为阳，膀胱位列下焦之极底，其经名为足太阳。以手足阴阳论，实阴中之少阳耳，以六府为阳论，与小肠之太阳，同为受盛之器，不得混膈膜之上，为父之太阳也。”

在柯氏《伤寒论翼》太阳病解里，也有这么一段：

“今伤寒书，皆以膀胱为太阳，故有传足不传手之谬，不知仲景书，只宗阴阳之大法，不拘阴阳之经络也，夫阴阳者数之可千，推之可万，心为阳中之太阳，故更称巨阳以尊之，又中身而上，名曰广明，太阳之前，名曰阳明，广明亦君主之尊称，广明主阳明之上，故六经分位，首太阳，次阳明，又腰以上为阳，膀胱位列下焦之极底，其经名为足太阳。以手足阴阳论，实阴中少阳耳；以六腑为阳论，与小肠之太阳，同为受盛器耳，不得混膈膜之上，为父之太阳也。仲景以心为太阳，故得外统一身之气血，内行五脏六腑之经隧，若膀胱为州都之官，所藏津液，必待上焦之气化而后能出，何能外司营卫，而为诸阳主气哉。”

于是所谓六经病解者，我们已知道是《伤寒论翼》的变相，“六郎似莲花欤？莲花似六郎欤？”

医方详解，大约就是古方详解，旧题吴江徐大椿灵胎著，古吴潘霨增辑。群解所引的王孟英、陈元犀、唐容川，都在徐氏之后，当王孟英他们成名的时候，徐先生的墓木，已不知拱了多少时候，大概徐先生又吃了百龄机，所以会征引王唐诸先生的高论，这真是海外奇谈。

《外科正宗》，是徐氏亲加的批评，临证指南，也经过徐先生的批阅，指南虽没有徐先生的序，然而从徐氏的医书中，可以找出许多议论，都是为指南而发，在指南里徐批的主张，也不啻若目其口出，在这里，我既不扬徐，也不抑叶，关于徐叶两人的意见，我将很公平的加以评述，留在第五节再说。

此外冒充徐氏的医书，“自郐以下无讥焉”，算了罢！末了，我还希望一般读者，给我一个反应，理由正确而充足的，我立刻三跪九叩首接受，放弃我固有的意见，那么，我这篇急就的文字，总不算白做，化腐臭为神奇的一句抛砖引玉，也给我达到目的了。

50. 徐灵胎评传（续一）

三 徐氏的思想

因为有一件微乎其微的小事，使我不得不和这纸醉金迷的上海，作一个有诗意的小别，以至于徐灵胎先生的评传，也搁起在一边，暂时的不评，暂时的不传，劳读者久待，彷佛似乎觉得好像实在有点抱歉，阿弥陀无量寿佛！

思者思也，想者想也，如其解释思想两个字，是这样的简单，那么我们可以说：徐氏的思想者，吴江徐灵胎先生之思想也，于是乎一出四本铁公鸡的重头戏，可以很轻易地在淡锣冷鼓中混过去，还可以自吹自擂地说：这是龙门省字诀的神髓啊！然而事实上究竟办不到，倘使真的这样拆东北之烂污，势必至于吃国联之耳光。

因此，不得不提起精神，翻开古色古香的线装书，将徐老先生的思想加以大略的整理。

关于徐先生的思想，第一点应当注意的，就是他富有疑古的精神，这在《难经经释》里，已有充分的表现。《难经经释》里说：

"然此书（指难经）之垂，已二千余年，注者不下数十家，皆不敢有异议，其间有大可疑者，且多曲为解释，并他书之是者反疑之，则岂前人皆无识乎，殆非也。盖经学之不讲久矣，惟知溯流以寻源，源不得中道而止，未尝从源以及流也，故以《难经》视《难经》，则《难经》自无可议，以《内经》之义疏视《难经》，则《难经》正多疵也。"

的确，经学不讲，是一种很大的病根，源流两字，也非常的重要，先读古书，再读后世的书，这是从源及流的学医法，先读后世书，次读古书，这是从流及源的学医法，徐氏以经学源流，来考察难经，这是他独具慧眼的地方。他又说：

"其曰秦越人著者，始见于《新唐书·艺文志》，盖不可定，然实两汉以前书云”。《难经》这部书，有许多人都不敢说它是伪作，徐氏竟毅然决然地揭出，这种疑古的精神，是值得我们佩服的。《难经》虽然是伪作，然而一书之价值，并不因真伪而决定，真的不一定好，伪的不一定坏，书的本身如果有价值，那么就是伪也没有关系，书的本身如果没有价值，就是真也不足以增高其地位，所以《难经》的价值，是要以他自己的内容来估定的。

其次要谈到他对于司天运气的观念了。《医学源流论》司天运气论云：

“彼所谓司天运气者，以为何气司天，则是年民当何病，假如厥阴司天，风气主之，则是年之病，皆当做风治，此等议论，所谓耳食也。盖司天运气之说，黄帝不过言天人相应之理如此，其应验先候于脉，凡遇少阴司天，则两手寸口不应；厥阴同天，则右寸不应；太阴司天，则左寸不应；若在泉，则尺脉不应；亦如之，若脉不当其位，则病相反者死，此诊脉之一法也。至于病，则必观是年岁气胜与不胜，如厥阴司天，风淫所胜，民病心涌胁满等症，倘是年风淫虽胜，而民另生他病，则不得亦指为风淫之病也。若是年风淫不胜，则又不当从风治矣。经又云，相火之下，水气乘之，水位之一，火气承之，此乃亢则害，承乃制之理。即使果胜，亦有相克者乘之，更与司天之气相反矣。”又云：“初气终三气，天气主之，胜之常也，四气尽终，地气主之，复之常也，有胜则复，无胜则否，则岁半以前，属司天，岁半以后，又属在泉，其中又有胜不胜之殊，其病更无定矣。”

又云：“欲辨明分晰，终年不能尽其蕴，当时圣人，不过言天地之气，运行旋转如此耳。至于人得病，则岂能一一与之尽合？一岁之中，不许有一人生他病乎？故《内经》治岁气胜复，亦不分所以得病之因，总之见病治病，如风淫于内，则治以辛凉，六气皆有简便易守之法。”又云：“治诸胜复，寒者热之，热者寒之，温者清之，清者温之，无问其数，以平为期，何等划一。凡运气之道，言其深者，圣人有所不能知，及施之实用，则平正通达，人人易晓，但不若今之医者所云，何气司天，则生何病，正与《内经》圆机活法相背耳。”

徐先生的说法，非常的温而厉。他所信仰的运气，是简便易守的，并不是不可捉摸的，或者是胶柱鼓瑟的。但是徐先生另外有一篇病随国运论，那就妙不可言了，他说：

“天地之气运，数百年一更易，而国家之气运亦应之。上古无论，即近代言，如宋之末造，中原失陷，主弱臣弛，张洁古、李东垣辈立方，皆以补中宫，健脾胃，用刚燥扶阳之药为主，局方亦然。至于明季，主暗臣专，膏泽不下于民，故丹溪以下诸药，皆以补阴益下为主。至我本朝，运当极隆之会，圣圣相承，大权独揽，朝纲整肃，惠泽旁流，此阳盛于上之明征也。又冠饰朱缨，口燔烟草，五行惟火独旺，故其为病，皆属盛阳上越之症。数十年前，云间老医知此义者，往往专以芩、连、知、柏，挽回误投温补之人，应手奇效，此实与运气相符云云。”

徐先生说病随国运，并且举朱缨和烟草为证，实在有点可笑；陆九芝在世补斋里，提倡大司天大运气，或许是徐氏的余波。

但是我们要知道徐先生这一段妙论，绝不是无的放矢，实际上他是想藉此来反对温补，平心而论，应当谅解他的。

明朝的薛立斋、张景岳，都是温补派的巨头，景岳喜欢用熟地，别人送他一个雅号称张熟地。到了赵养葵，变本加厉，赵氏的《医贯》，以六味、八味为主。留良吕先生对赵氏非常信仰，吕先生负一时盛名，因为他这么一捧场，于是乎《医贯》一派的学说，不胫而走。但是温补的药，只能治一部分应温补的病，有许多头脑简单的医生，存了一个温补的念头，以温补应付百病，则其结果之糟不可言，是无待辞赘了。

徐先生看到这种现象，非常痛心，所以在他的著述里面，时常流露着反温补的论调，还使出狮子搏兔的全力，不惜工本特地做了一本《医贯砭》，海陆空三方并进，对温补派下总攻击令。

有位无锡姚球先生，做了一部《景岳全书发挥》，后来陈修园也做了一册《景岳新方砭》，姚陈两位仁兄大人阁下，倒是徐先生最忠实的同志。

徐先生还有一种最精密的议论，那就是论脉的意见了，他说：

“愚按脉之为道，不过验其血气之盛衰寒热，及邪气之流在何经何脏，与所现之症，参观互考，以究其生克顺逆之理，而后吉凶可凭。所以《内经》、《难经》，及仲景之论脉，其立脉反若甚疏，而应验如神。若执脉经之说，以为某病当见某脉，某脉当得某病，虽《内经》亦间有之，不如是之拘泥繁琐也。试而不验，于是或咎脉之不准，或咎病之非真，或咎方药之不对症，而不知皆非也。盖病有与脉相合者，有与脉不相合者，兼有与脉相反者。同一脉也，见于此症为宜，见于此症为不宜。同一症也，见某脉为宜，见某脉为不宜，一病可见数十脉，一脉可现数百症，变动不拘，若泥定一说，则从脉而症不合，从症而脉又不合，反令人彷徨，无所适从。所以古今论脉之家，彼此互异，是非各别，人持一论，得失相半，总出不知变通之精义，所以愈密而愈疏也。读《脉经》者，知古来谈脉之群密如此，因以考其异同，辨其得失，审其真伪，穷其变通，则自有心得，若欲泥脉以治病，必至全无把握，学者必当先参于《内经》、《难经》，及仲景之说而贯通之，则胸中先有定见，后人之论，皆足以广我之见闻，而识力愈真，此读脉经之法也”（见《脉经论》）。

千古脉学的癥结，给徐先生数语道破。中医的脉学，是最有兴趣的问题，过去的某一个时代，竟成为中西医辩论的焦点，我们对于徐先生的议论，虽然并不能彻底的满足，然而在徐先生以前，要找到这样精湛的思想，那真是凤毛麟角了。

我们知道，中国古代的治疗方法，在汤液之外，还有许多治疗的技术，就是药物应用的范围，也非常的广大。譬如外国药中，有皮肤刺激剂和腐蚀剂，这两种药品，在我们贵国的古书上，很多很多：

《肘后方》——治小儿秃疮，用白头翁捣根敷，一宊作疮，半月愈；又治热毒瘰疬，用小芥子末醋和贴之，消即止。

《本草纲目》——时珍曰：“山人截疟采叶挼贴寸口，一夜作泡如火燎，故呼为天灸目灸。”

皮肤刺激剂，能使皮肤局部的知觉兴奋，并唤起其充血或炎症，可以治疗风痹神经痛及一部分之内脏病。《肘后》所说的作疮，《纲目》所说作泡，就是唤起炎症的作用。

《普济方》——治痈疽瘀肉，用石灰半斤，荞麦、秸灰半斤淋汁，煎成霜，密封，每以针尽破涂之自腐。

《圣济总录》——治痣黡疣赘，用花碱矿灰，以小麦杆灰汁煎二味令干，等分为末，以针刺破，水调点之，三日三上，即去，须新合乃效。

《普济》和《圣济》的两方，都是腐蚀剂。腐蚀剂与物质，能起直接的变化，皮肤刺激剂则不能，这是两种药品的异点。比较上，皮肤刺激剂的用途广一点，刺激剂治疗的领域，不仅仅是外科，内科方面也得到许多的帮助，而且有许多疾病，并不是汤液所能完全解决。因此，我们晓得，在汤液之外，必然的需要别种疗法，徐先生对于这一点，曾赐给我们一个明确的启示，他说：

《内经》治病之法，针灸为本，而佐之以砭石熨浴导引按摩洒醴等法，病各有宜，缺一不可。盖服药之功，入肠胃而气四达，未尝不能行于脏腑经络，若邪在筋骨肌肉之中，则病属有形，药之气味，不能奏功也。故必针灸等法，即从病之所在，调其血气，逐其风寒，为实而可据也。况即以服药论，只用汤剂，亦不能尽病，盖汤者汤也，其行速，其质轻，其力易过而不留。惟病在荣卫肠胃，其效更速。其余诸病，有宜丸宜散宜膏者，必医者预备，以待一时急用，视其病之所在，而委曲施治，则病无遁形。故扁鹊云："人之所患，患病多，医之所患，患道少。"

徐先生末段引扁鹊的话，切当而扼要。前面论治病的许多话，也非常透彻，其中一部分，和现在的药理学，竟不谋而合，我们不能不惊为这是一奇迹。

此外徐先生还有两个主张，一是考试医学，一是医必备药，这两种主张，都有相当的理由。考试医学的故实，在宋代是比较的差强人意，四库全书里，有太医局程文九卷。

“其命题有六：一曰墨义，试以记诵之博；二曰脉义，试以察脉之义；三曰大义，试以天地之奥，与脏腑之源；四曰论方，试以证候主治之宜；六曰运气，试以一岁阴阳客主与人身感应之理。”——《四库提要》

至于医是否必需备药呢？那是一个很重要的问题！

《太平御览》九百八十四，华峤《后汉书》曰：“张楷，字公超，家贫无以业，常乘驴车，至县卖药。”

其实古代所谓卖药，就是行医，黄鸣龙说：“凡书称药囊、青囊、药龙、药壶，皆医盛药具也。元化心识锱铢，着称于识药，伯休守价不易，知名于女儿，故古称行医，直曰卖药。”但是在治晋以后，已有变动：

陶隐居曰：“医不识药听市人，市人又不辨究，皆委采送之家，传习好恶，造作真伪，好恶并皆莫测，以此疗病，固难责效。”

从陶隐居所说的看来，在梁的时候其情形已经如此，然而卖药的风气，到后来还有存在着：赵德麟侯鲭录云：“王彦伯医名既着，列三四灶，煮药于庭，老幼寒门而请。彦伯指曰：热者饮此，寒者饮此，风者、气者各饮此，皆饮而去。效者各负钱而酬，不来亦不责之。其普眼长者之流欤”（李肇国史补，亦载此事）。

大概到宋以后，医与药才完全的分途。就我个人的意见，有许多药、医者固然自备，但是要像古人那样开一个小规模的药店，那是不可能的，因为每一种事业的进化，愈分工进步愈快，医药之分途，未始不是一种好现象，然末流生弊，那又在意料之外了。

中国医学最大的弊病，是少系统，太庞杂，古代医者之有具体思想，有涵盖一切的头脑者，尤不多见。这一点，我很佩服徐先生，他目高于顶，观察清晰，能够将上下古今许多复杂不同的学说，融会解析，比较其得失，作系统之研究，绝不囿于一偏，他实在是一个有整理能力的人才，读者只要一读他的"方药离合论"、"方剂古今论"、"医学渊源论"等等，就可以知道他的大概了。但是他对于宋以后的学说，不甚信仰，对于温补热药，攻击得不遗余力。诚然，宋以后的医书，的确应当分别观之，汰劣留良，至于温补和热药，也有需要的地方，徐氏因噎废食，这是大醇之小疵。然他自已用药，也有用温的地方，原徐先生之心，实不足为盛德之累。

徐先生思想之述，至此已告一段落，至于我所提出的思想，不过是我个人认为比较切要的一点，至于这种思想，是否是徐先生思想的中坚，那是另一个问题。关于徐先生对叶天士先生而发的许多话，下期再谈，岁暮天寒，我也要归我的故乡去度岁，和这纸醉金迷的上海，又要作一次有诗意的小别，因为时间的局促，思考之不充分，掉一句酸溜溜的文，那真是"率捉笔成若干行"，我很惭愧的，觉得很对不起赞美我的人们；我很惶恐的，期待着爱我者的裁判。廿三年二月十日夜倚装（未完）

51. 徐灵胎评传（续二）

四、徐氏著作的批评

虽然回到上海有好几天，但憧憬于故乡的我，一时性的没有勇气，来捉住这小小的笔杆。偶然的，从邮差的手里，递来了新出版的现代中医，默默无言，将装璜美丽的医报，卷做一束，无名的歉疚，波动着脑海。

一丝丝的春雨，绵绵的下着，湿润了大地，一步都走不动，多烦闷啊！书，似乎也被雨气所粘连，一百页，有揭不开的感觉。

彼苍者天，似乎已参透了我的内心，射出金碧色的斜阳，冲破了灰色的愁云，反照在空庭的壁上，檐际的余滴，慢慢地下坠，愉快而别有风味的感觉，又似乎是雨后所引起的，而前铺着雪白的纸，欣欣向荣地，拈起了沾满黑墨的笔尖，在纸上又蜿蜒着蠕动了。

徐先生的八种著作，《难经经释》，成于雍正五年；《神农本草经百种录》，成于乾隆元年；《医贯砭》，成于乾隆六年；《医学源流论》，成于乾隆二十二年；还有《伤寒类方》，是在乾隆二十四年作的；《兰台轨范》，是在乾隆二十九年作的；《慎疾刍言》，完成于乾隆三十二年；至于《洄溪医案》，则不详其日月，无从知道是什么时候编集的。

难关又来了，以徐先生的博大精深，区区在下，也想扳他老人家的错头，天下可笑之事，孰有过于此者乎？我很懊悔，在当初写题目的时候，为什么不省去一个“评”字，以至于现在弄到非评不可的地步，如其评呢？又评无可评，评出来或许要闹笑话，这种骑驴之势，进退为难，我懊悔的程度，的确是噬脐莫及，然而，事已如此，不得不硬着头皮，掮出四库提要来，抵挡一阵。

除了《慎疾刍言》、《洄溪医案》之外，其他的六种，四库提要都提起，四库全书提要，分著录和存目两类，徐先生的书，四种受著录，两种在存目里，受著录的，是《神农本草经百种录》、《兰台轨范》、《伤寒类方》、《医学源流论》；在存目里的，是《难经经释》和《医贯砭》，都是江苏巡抚所采进，现在我一种种将提要原文录出来，再加上我个人的一些拙见：

《医学源流论》二卷，江苏巡抚采进本，国朝徐大椿撰。其大纲凡七，曰经络脏腑，曰脉，曰病，曰药，曰治法，曰书论，曰古今；分子目九十有三，持论多精凿有据。如谓病之名有万，而脉之象不过数十种，是必以望、闻、问三者参之，又如病同人异之辨，兼证兼病之别，亡阴亡阳之分，病有不愈不死，有虽愈必死，又有药误不即死，药性有今古变迁，内经司天运气之说不可泥，针灸之法失传，其说皆可取。而“人参论”一篇，涉猎医书论一篇，尤深切著明。至于有欲救俗医之弊，而矫枉过直者，有求生古人之心而大言失实者，故其论病，则自岐黄而外，秦越人亦不免诋排，其论方则自张机《金匮要略》、《伤寒论》之外，孙思邈、刘守真、李杲、朱震亨，皆遭驳诘。于医学中殆同毛奇

龄之说经，然其切中庸医之弊者，不可废也。——《钦定四库全书提要》

提要赞举徐先生的话，我很表同情，至于毛奇龄的说经的确有点怪僻，古文尚书被阎百诗驳诘得体无完肤，他偏要出来替古尚书撑腰，“生姜生树上，只图说得有理耳”。但徐先生的论医，并不像毛奇龄那样荒唐，提要的比拟，未免失当，但是源流论里，像病有鬼神论、乱方论，实在使读者有点怀疑。又徐先生说：

“臌膈同为极大之病，然臌可治，而膈不可治。盖臌者，有物积中，其症属实，膈者不能纳食，其症属虚，实者可治，虚者不可治。”——《源流论·臌膈论》

古代的病名，非常复杂，譬如臌病这个病名，非常笼统，我们仔细替他分析，知道他含有许多疾病在内，在中医混称为臌病，从西医方面来讲，知道他含有腹水、肝脏肥大、肝囊肿、腹腔肿疡、巨大脾许多病在内。读者试想，这许多不同的病，而中医混答为臌病，实在有点糟糕，所以古书上的积聚癥瘕，在男子大抵是内脏的毛病，在女子远有子宫和卵巢的毛病，中医却糊里糊涂的混称之为癥瘕，混称之为积聚，所以中医病名之有缺点，是无可讳言的。至于徐先生所说，臌比膈易治，这句话很有价值，不过臌病到了末期，徐先生也以为无从措手的。

《源流论》又说：“禁方之药，其制法必奇，其配合必巧，若轻以示人，则气泄而用不神，此又阴阳之理也。”——《禁方论》

中医最大的弊病，就是守秘，往往有许多灵验的药方，一经守秘，便至失传，徐先生这几句话，颇有鼓励守秘的嫌疑，我们不敢原谅徐先生。《源流论》又说：

“凡人偶感风寒，头痛发热，咳嗽涕出，俗语谓之伤风，非伤寒论中所云之伤风，乃时行之杂感也，人皆忽之，不知此乃至难治之疾，生死之所关也。盖伤风之疾，由皮毛以入于肺，肺为娇脏，寒热皆所不宜，太寒则邪气凝而不出，太热则火烁金而动血，太润，则生痰饮，太燥则耗津液，太泄则汗出而阳虚，太涩则气闭而邪结，并有视为微疾，不避风寒，不慎饮食，经年累月，病机日深，或成血证，或成肺痿，或成哮喘，或成怯弱，比比皆然，误治之害，不可胜数；谚云：‘伤风不醒变成劳。’至言也。”——《伤风难治论》

有许多热性病，它初起的证状，都酷像伤风，同时，伤风容易变成别的病，重一点的像肺炎。叶天士先生所说的温病，初起在太阴的病，差不多都是伤风，等到逆传心包，就是肺炎的重症，并且伤风远容易贻留别的病，像肺结核等，所以徐先生说，或成血证，或成肺痿，真真一点也不错。徐先生的腹内痈论一篇，比伤风难治论，远要精粹，可惜太长，请读者自己去找罢。

《千金》同《外台》，是医者不可不读之书，徐先生说，但读之者，苟胸中无成竹，则众说纷纭，群方淆杂，反茫然失其所据，故读《千金》、《外台》者，必精通于《内经》仲景、本草等书，胸中先有成见，而后取其长而舍其短，则可资我博采之益，否则反乱人意，而无所适从，这几句话，是甘苦之谈。

从古代到清朝，医学的变迁，移步换形，徐先生的《医学源流论》，对于医学变迁的利弊，有深刻的议论，原文长得很，恕我不复引了，关于源流论的批评，暂时告一小段落，第二部所要批评的，是《伤寒类方》。

《伤寒类方》一卷，江苏巡抚采进本，国朝徐大椿撰。世传《伤寒论》，乃晋王叔和搜采成书，非机所编次。金聊城成无已始为作注，又以己意移易篇章。自后医家，屡有刊定，如治尚书者之争《洪范》、《武成》，注《大学》者之争古本、今本，迄于有明，终无定论。大椿以为非机依经立方之书，乃救误之书，当时随症立方，本无定序，于是削除阴阳六经门目，但使方以类从，症随方列，使人可案证以求方，而不必循经以求症，虽于古人着书本意，未必果符，而于聚讼纷呶之中，芟除藤蔓之一术也。其中如大青龙汤下注云：脉浮缓，身不疼但重，乍有轻时，无少阴证者，此汤主之，大椿则以为病情甚轻，不应投以麻黄桂枝石膏，此条必有舛误。又甘草茯苓汤下注云，伤寒汗出而渴者，五苓散主之，不渴者此汤主之。大椿则以为此汗出者，乃发汗后汗出不止，非伤寒自汗，其辨证发明，亦多精到。凡分一十二类，计方一百一十有三，末附六经脉法，又论正证之外，有别证变证，附以刺法，皆有原委可寻。自谓七年之中，五易草稿乃成云。——《钦定四库全书提要·伤寒论》

这部书，研究的人非常多，但如喻嘉言这一类的人，予智自雄，喜欢更迭次序，自以为是，其实仍是群盲评古，为旁观者所窃笑。徐氏不被前人所惑，确有识见，至于整理的方法，不一而足。徐氏以方为纲，分为十二类，据他自己说，前宋《朱肱活人书》，亦曾汇治法于方后，但方不分类，而又无所发明，故阅之终不得其要领，可以知道徐氏的思想，是被朱肱所启发的。此外像日本吉益东洞的《类聚方》，方机、方极也是以方为纲领，给《伤寒论》作一个有系统的整理，柯韵伯的桂枝证柴胡证，可以说是异曲同工，其他以证候为提纲，来整理《伤寒论》的，如田中荣信的《长沙证汇》，和沈金鳌的《伤寒纲目》，以治疗的方法作骨干，来整理《伤寒论》的，像尤在泾有《伤寒贯珠集》。

徐先生这部书，也算是有价值的一部，不过错误的地方，总免不了，譬如桂枝去桂加茯苓白术汤，诸家的说法，都主张是去芍不去桂，而徐先生乃模棱两可说："今去桂枝，而仍以桂枝为名，所不可解。"这是一点，还有栀子生姜豉汤下，徐先生说，"按无物为呕，有物为吐，欲止其呕，反令其吐，吐之而呕反止，真匪夷所思也。"这也是徐先生错误的地方，因为栀子豉汤并不是吐药，生姜之效能止呕，加了生姜，更没有反而使病人吐的道理，所以这张方子，是止呕的药，并不是以得吐治呕的药，这又是一点，其他错误，慢慢地再讨论。

提要说末附六经脉法，又论正证之外，有别证变证，附以刺法，在坊刻的三十二种里，将六经脉法，别证变证，另立名目，为六脉证，以满足三十二之数。

《兰台轨范》八卷，江苏巡抚采进本，国朝徐大椿撰。大椿持论，以张机所传为主，谓为古之经方，唐人所传已有合有不合，宋元以后，则弥失古法，故是编所录病论，惟取《灵枢》、《素问》、《难经》、《金匮要略》、《伤寒论》、隋巢元方《病源》、唐孙思邈《千金方》、王焘《外台秘要》而止，所录诸方，亦多取于诸书，而宋以后方，则采其义有可推，试多获效者，其去取最为谨严。每方之下，多有附注，论配合之旨，与施用之宜，于疑似出入之间，辨别尤悉，较诸家方书，但云主治某证，而不言其所以然者，特为精密。独其天性好奇，颇信服食之说，故所注本草，于久服延年之论，皆无所驳正，而此书所列通治方中，于《千金方》钟乳粉、《和剂局方》玉霜圆之类，金石燥烈之药，往往取之，是其过中之一弊。观是书者，亦不可不知其所短焉。——《四库提要》

徐先生对于宋后的医书，非常不赞成，我觉得这是徐先生的偏见，宋后的医书，虽然不完全是好，但也不能够一笔抹杀，至于这一部书的好处就在病名确指，药味精切八个字，合于这八个字的，徐氏认为是好的，不合于这八个字的，徐氏就认是坏的，他的自序说：

“欲治病者，必先识病之名，能识病名而后求其病之所由生，知其所由生，又当辨其生之因各不同，而病状所由异，然后考其治之之法。一病必有主方，一方必有主药，或病名同而病因异，或病因同而病症异，则又各有主方，各有主药，千变万化之中，实有一定不移之法，即或有加减出入，而纪律井然，先圣后圣，其揆一也。”

诊病处方的方法，实不外此，能够把这几句话，体会得心下明白，看病的时候，自然胸有成竹，不至于模糊影响了。

以汉唐的方书为中心，学得好的，处方确实是精当，画虎不成的，就流于板滞；以宋后的方书为中心，学得好的，处方确实是灵活，刻鹄不成的，就流于浮滑。这种利弊，也是我们应当知道的。

《神农本草百种录》一卷　江巡抚采进本。

国朝徐大椿撰。大椿字灵胎，号洄溪，吴江人。世传

《神农本草经》三卷，载药三百六十五味，分上中下三品。今单行之本不传，惟见于唐慎微《本草》所载，其刊本以阴文书者，皆其原文也。大椿以旧注但言其当然，而不言其所以然，因于三品之中，采掇一百种，备列经文，而推阐主治之义。有常用之药，而反不收入者。其凡例谓辨明药性，使人不致误用，非备品以使查阅也。凡所笺释，多有精意，较李时珍《本草纲目》所载发明诸条颇为简要。然《本草》虽称神农，而所云出产之地，乃时有后汉之郡县，则后人附益者多，如所称久服轻身延年之类，率方士之说，不足尽信，大椿尊崇太过，亦一一究其所以然，殊为附会。又大椿所作《药性专长论》曰，药之治病，有可解者，有不可解者，其说最为圆通，则是书所论，犹属筌蹄之末，要于诸家《本草》中，为有启发之功者矣。——《四库提要》

《神农本草经》，虽然不是神农的手笔，但是先民的许多经验，都包容在里面，陶弘景说是仲景、元化所记载，也未见得，大概是方士一流的遗泽。徐先生这一部书，其最大的弊病，就在"要知其所以然"这一点，这不但是徐先生犯了这个毛病，就是金元的名家，也就吃这一点的亏。

从汉到唐的医书，阴阳五行少而方药多，他们只不过说某病用某药，某药治某病，所以本经别录的记载，非常简单，在有染上五行的色彩。到了金元，因为本经别录，只说其当然，而不说其所以然，他们非常的苦闷，非常的不满足，为满足他们知其所以然的欲望，所以不得不求援于阴阳五行一类的工具。但是阴阳五行这些东西，空洞而笼统。"夫百物之生，皆有阴阳附会，邹润安所凡物之生，必阴阳相抱也，今见其发热也清头目也发汗也，则于其药之形色臭味土宜时令之中，求其可以附会于阳者而说明之，见其泄下也，利小便是也，则于其药之形色味土宜时令之中，求其可以附会于阴者而说明之，其有两歧而不能一致者，则又造阴中之阳，阳中之阴之说以圆之，则更指挥如意，任所欲为矣。”或则“先求之于气味，见有可以附会者，则牵而合之，不得，则求之于形色，又不得，则求之于根茎花实苗叶发生收采之时令，及生产之时宜，多方诡遇，以冀有所弋获，此齐人乞食不足，则顾而之了之术也，安得而不得餍足乎哉”。——宋元以后本草药理论概要残页中录出

清代邹润安，很知道这种方法的不妥，所以他说：

“金元四家，颇欲明其所以然，而不校其性情功用这贴切于病机病情，凭空结撰属金属木入肺入肝诸语以连络之，谓有分派配合之妙，恐后人之滞于言者，贻误不少。”

徐先生对于金元四家不妥的地方，他也明白，所以在《兰台轨范》里，让他们为肤廓笼统之谈，但是他自己的百种录，也不免蹈了他们的覆辙，他自己说：

“气不能违理，形不能违气，视色别味察声辨臭，权轻重，度长短，审形之事也，测时令，详嗜好，分盛衰，别土宜，求气之术也，形气得而性以得，性者物所生之理也，由是而立本草，制汤液。”

可知徐先生的探求药效，仍不外乎肤廓笼统之谈，但比较上自然要切实一点。在菟丝子条下，徐先生说：

“凡药性有专长，此在可解不可解之间，虽圣人亦必试验而后知之，如菟丝之去面䵟，亦其一端也，以其辛散耶，则辛散之药甚多，以其泽耶，则滑泽之物亦甚多，何以他药皆不能去，而独菟丝能之。”

照这一段看来，徐先生对于形色臭味的怀疑，显然可见，“虽圣人亦必试验而后知之，足以破金元以来神农生知之谬说，挽盲从古言之陋习，实汉唐以前请求药效之正路，乃古人实事求是者之切实下手处也。特当其时，舍形色臭味土宜时令，更无他种工具，可以讲明药理，更无他种道路，可以攻究药理，更无他种方法，可以疏证药理，故不得不以形色臭味土宜时令为满足，实亦无可如何也。”——宋元以后药理论概要残页

（下期续完）

52. 徐灵胎评传（续完）

《难经经释》二卷，江苏巡抚采进本，国朝徐大椿撰。大椿有《神农本草经百种录》已著录。是书以秦越人《八十一难经》有不合《内经》之旨者，援引经文以驳正之。考《难经》、《汉艺文志》不载，《隋志》始著于录，虽未必越人之书，然三国已有吕博望注本，而张机《伤寒论·平脉篇》中所称经说，今在第五难中，则亦后汉良医之所为。历代以来，与《灵枢》、《素问》并尊，绝无异论。大椿虽研究《内经》，未必学出古人上，遽相排斥，未见其然，况大椿所据者《内经》，而《素问》全元起本，已佚其第七篇，唐王冰始称得旧本补之，宋林亿等校正，已称其“天元纪大论”以下与《素问》余篇绝不相通，疑冰取“阴阳大论”以补所亡，至“刺法”、“本病”二论，则冰本亦

阙，其间字句异同，亿等又复有校改，注中题曰新校正皆是，则《素问》已为后人所乱，而《难经》反为古本。又滑寿《难经本义》，列是书所引《内经》而今本无之者，不止一条，则当时所见之本，与今亦不甚同，即有舛互，亦宜两存，遽执以驳《难经》之误，是何异谈六经者，执开元改隶之本，以驳汉博士耶。——《四库提要》

丹波元胤说："详其设问之辞，称经言者出于《素问》、《灵枢》二经，而见于《灵枢》者尤多，亦有二经无所见者，岂越人别有摭于古经耶？"徐先生的经释、将《内经》、《难经》同异的地方，一一校勘，这是受了当时汉学的影响。在互相比较之下，发现了许多新意义，这是以前注《难经》者所不曾想到的。武断的地方，也所不免。提要替《难经》辩护，我们置之不论。

一难至二十一难，皆论脉，徐先生的论脉，非常精当，八难曰：

"寸口脉甚平而死者，生气独绝于内也。"

《难经》这两句话，实在有语病，如果曲为之解，那句已说"言内之生气已绝，则虽其病之脉甚平，而终不免于死也"，倘然正正经经地讲，那真如徐先生所说：

"按脉之流动，气实主之，未有生气已绝，而寸口脉尚平者，况生气之绝不绝，亦必诊脉而后见，若生气绝而脉犹平，则生气自生气，脉自脉，不相连属，有是理乎。"——《第八难注》

《难经》里说三焦的地方，也很不少，第八难说："三焦之源，一名守邪之神。"第二十五难说："心主与三焦为表里。"第三十一难说："三焦者，水谷道路，气之所终始也。”第三十八难说：“然所谓府有六者，谓三焦也，有名而无形。”第三十九难说：“然五脏各一府，三焦亦是一府。”第六十二难说：“三焦行于诸阳。”第六十六难说：“三焦之所行，气之所留止也。”

在中医的解剖生理学上，三焦亦是一个很重要的问题，几千年来，聚讼纷纭，莫衷一是，在内难以外，我可以引几则三焦的文献：

苏辙说：“斋大饥，群丐相食，有一人皮肉尽，而骨脉全，因得见三焦脉。”——《龙山志略》

又《医说》卷八引《龙川志》说：

“古者左肾，其府膀胱，右肾命门，其府三焦；丈夫以藏精，女子以系胞。以理言之，三焦当如膀胱，有形质可见，而王叔和三焦，有藏无形，不亦大谬乎？盖三焦有形如膀胱，故可以有所藏，有所系，若其无形，尚何以藏系哉！且其所以谓之三焦者何也？三焦分布人体中，有上中下之异。方人心湛寂，欲念不起，则精气散在三焦，荣卫百骸。及其欲念一起，心火炽然，翕撮三焦，精气流入命门之府，输泻而去，故号此府为三焦耳。世承叔和之谬而不悟，可为长太息也。予甚异其说，后为徐州从事，有一举子徐遁者，石守道之婿也，少尝学医，为卫洲，闻高敏之遗说，疗病有精思，予为道骧之言，遁喜曰：‘齐尝大饥，群望相脔割而食，有一人皮肉尽而骨脉全者，遁以学医故，往视其五脏，见右肾之下，有脂膜如手大者，正与膀胱相对，有二白脉，自其中出夹脊而上贯脑，意此则导引家所谓夹脊双关者，而不悟脂膜如手大者之为三焦也。闻君之言，与所见俱合，可以证古人之谬。”——《龙川志》

在《龙川志》以外，还有《本草纲目》里，也有三焦的解释，李时珍说：

脏，音夷，亦作胰，一名肾脂，生两肾中间，似脂非脂，似肉非肉，乃人物之命，三焦发原处也，肥则多，瘦则少，盖颐养赖之，故谓之颐。——《本草纲目》卷五十上

三焦者，元气之别使，命门者，元气之本原，盖一原一委也，命门指所居之府而名，为藏精系胞之物。三焦指分治之部而名，为出纳腐熟之司，盖一以体名，一以用名，其体非脂非肉，白膜裹之。在七节之旁，两肾之间，二系着脊，下通二肾，上通心肺，贯属于脑，为生命之原，相火之主，精气之腑，人物皆有之，生人生物，皆由此出。《灵枢·本脏论》已着其厚薄缓急之状，而扁鹊《难经》，不知原委体用之分，以右肾为命门，谓三焦有名无状。而高阳生伪撰脉诀，承其谬说，以误后人。至朱肱《南阳活人书》，陈言《三因方论》，戴起宗《脉诀刊误》，始着说辟之，而知之者尚鲜。——《纲目》卷三十胡桃条下

在《啸亭杂录》里，也说三焦是白膜包裹精液。以上的许多说法，各有各的理由，说得像煞有介事，中医学说之如是庞杂，实在令人叹息。但归纳起来，他们都以为三焦是有形的，徐先生也说三焦应当有形，对于《难经》三焦无形之说，表示不满。徐先生其他的注释，有许多可议的地方，姑且从略。

《医贯砭》二卷，江苏巡抚采进本，国朝徐大椿撰。大椿有《神农本草经百种录》已著录。初明赵献可作《医贯》，发明薛己《医案》之说，以命门真火真水为主，以八味丸、六味丸二方通治各病，大椿以其偏驳，作此书辟之。

考八味丸即《金匮要略》之肾气丸，本后汉张机之方，后北宋钱乙，以小儿纯阳，乃去其肉桂、附子，以为幼科补剂，名六味丸。至明太医院使薛己，始专用二方为补阳补阴要药，每加减以治诸病，其于调补虚损，未尝无效。献可传其绪论，而过于主持，遂尽废古人之经方，殆如执诚意正心以折冲御侮，理虽相贯，事有不行，大椿攻击其书，不为无理，惟词气过激，肆言辱詈，一字一句，索垢求瘢，亦求免有伤雅道。且献可说不能多验，今其书已不甚行，亦不必如是之诟争也。——《四库提要》

病万变药亦万变，治病的不易可想，专以六味、八味为治，天下没有这样简单的事，《医贯》的荒唐和错误，得徐先生而正之，养葵地下有知，亦当首肯，但辱詈太甚，有伤雅道，提要所说，也很不错。因为这一部书的主张，简单而一贯，没有什么地方可以指摘，不在话下。

《慎疾刍言》，是徐先生晚年的著作，这部书比较的浅近，顾名思义，大概是写给病家看的。陆九芝先生有一篇《慎疾刍言》书后，他说：

探河源者，必穷星宿之海，观日出者，必登泰岱之巅，学医而不通《灵》、《素》，后世百家，言人人殊，其将何道之从欤？洄溪先生为吴江望族，博通经史，复肆力于医学，而其得力处，尤在潜心《灵》、《素》，世所传《徐氏六种》，久已泽及海内矣。《慎疾刍言》，最为晚出，以其在六种之外，几于湮没不彰，余初仅藏有钞本，继得陆秋丞观察于皖江刻之，今费芸舫太史视学中州又刻之，而是书遂以大显。书仅十余页耳，而历叙所言，如“延医”一章，谓人不可以耳为目，而不考其实学何如，治效何如，此即《内经》病为本医为标，必使标本相得者是也；其“补剂”一章，谓伤风则防风、荆芥，伤寒则苏叶、葱头，皆历圣相传之定法，千古不能易者，此即《内经》邪之新客，未有定处，推之则前，引之则止者是也；其阴证一章，谓阴证无发热之理，而亦无补寒之法，以发热之病，目为阴证，全用温补，直是以药试病，此即《内经》谨熟阴阳，毋与众谋者是也；其“老人”一章，谓治老人勿用热药，如其阳之太甚，日当清火以保其阴，即《内经》年四十而阴气自半，及所谓其阳当隔，隔则当泻者是也；其“中暑”一章，谓暑字名义，与寒字相反，乃天行热毒之病，当以香薷饮、藿香正气散主之，此即《内经》后夏至日为病暑，暑当与汗皆出勿止者是也；至所谓内外十三因，试问何一因是当补者，病去则虚者亦生，病留则实者亦死，此更如《内经》所云，身汗得利，则实者活，虚则可治，实则死者是也。味其所言，无一语不本于《内经》，其于《兰台轨范》，尚不过罗列《内经》于前，此则更撷经义以教人，非第引经以起例也。先生著书时，在乾隆丁亥，丁亥去今垂一百年，而俗尚又一变矣。先生当日所深恶而痛绝者，为温补药，今则温补之弊仍在，而又动则谓人阴虚，即病家习闻此语，亦无不自谓阴虚者，是不独温补之弊，而又为清滋之弊矣。温清似乎不同，而滋之与补，其误一也。且以清滋而加病者，其弊更隐，坏于温补而病者，其弊显也。凡新出医书多矣，其立意每不明教病家，先生之书，则专教病家者也。此其所以可贵也，余生也晚，不护亲炙先生，以求进于至道，而恨不能使病家皆知治病之理，则犹是先生之遗意也，先生虽往，其亦许为私淑之人矣乎！——《世补斋》卷十三陆九芝先生的文字，明快而透彻，他所说的话，很中明肯，很动人，所以不读世补斋则已，一读世补斋，不由你心向往之，好比看梅兰芳的戏一样，你一次听过，下次不由你不耳痒，成为不可救药的“梅毒”了。

徐先生《慎疾刍言》论小儿之病，可以说是深明利弊，他说：

小儿之疾，热与痰二端而已，盖纯阳之体，日抱怀中，衣服加暖，又襁褓之类，皆用火烘，内外俱热，热则生风，风火相扇，乳食不歇，则必生痰，痰得火炼，则坚如胶漆，而乳仍不断，则新旧之疾日积，必至胀闷啼哭，又强之食乳以止其啼，从此胸高气塞，目瞪手搐，即指为惊风，其实非惊，乃饱胀欲死耳。

民间一见小儿有病，往往就说是惊风，即使不是惊风的病，也用惊风的药去医，于是小儿之枉死，更仆难数。徐先生所说的，是伤食的重证，居然被称为惊风，食在胃中，也要说：“得其所哉！得其所哉！”实际上，伤食而被称为惊风，固然牵强到不可一世，还有似是而非的手足抽搐，也被称为惊风，那更不容易辨别，要说明这一层道理，先要知道惊风的沿革：

《潜夫论》说：“婴儿有常病，贵臣有常祸，父母有常失，人君有常过，婴儿常病，伤于饱也；贵臣常祸，伤于宠也；哺乳多则生痫。”

哺乳多则生痫，这一种病，就是徐先生所说的伪惊风，并不是真正的惊风，

戴原礼说：“痫者，俗名猪痫风也。”

娄全善说：“仆地作声，醒时吐沫者为痫。”

这一种痫，就是民间所说的羊痫风、猪痫风，也不是真正的惊风。真正的惊风，在《巢氏病源》里说：

痫者小儿病也，十岁以下为痫其发之状，或口眼相引，而目睛上摇，或手足掣瘲，或背脊强直，或颈反折。

这才是真正的惊风，惊风又叫做惊痫：

《伤寒论》说："若被火者，微者发黄色，剧则如惊痫，时瘛瘲。"

《千金方》也总称一切痫为惊痫，惊痫两字，在从前是很通行的名词，那么痫的种类又有多少呢？

小儿二十四种惊痫——见《颅囟经》

二十五痫——见《千金方》大黄汤条下

主小儿十二惊痫——《本草经》钩藤条下

主五惊十二痫——《本草经》龙齿条下

主治小儿十二种惊痫——本经蛇蜕条下

痫有一百二十种——时珍引《医学集成》。读者看了以上不同的种类，更可为中医学说庞杂的明证，中医学说需要整理，是何等的急切啊！还有《大明本草》的热狂惊痫和虚痫。虚痫大概就是《千金方》的阴痫，也就是钱仲阳的慢惊风，热狂惊痫大概就是《千金方》的阳痫，也就是钱仲阳的急惊风，其他还有许许多多的痫名，说不胜说，不过只要记牢我上面所说的几段，以此方针分析各种痫病，自然头头是道，秩序井然，不致为群言所淆乱了。

还有一个很重要的问题，就是惊风与手足抽搐的辨证。读者诸君，看到这里，或许也要疑心，啊！你老先生怎么糊涂起来了，生惊风病的，手足抽搐的，怎么你把惊风和抽搐分开来，还要辨它一辨呢！

但是读者要晓得，抽搐不过是一个证候，这个病可以见抽搐的证状，那个病也可以见抽搐的证状，所以惊风可以见抽搐的证状，不是惊风，也往往有抽搐的证状。见手足抽搐的病，分析起来，至少三十种。如其因为看见抽搐的缘故，将非惊风当做惊风，那又糟不可言了。我敢搬出西医的病名，来告诉读者，否则，离经叛道，攻乎异端一类的金冠，会不胫而走，不翼而飞，无条件地给我行加冕礼，还是老实点，说点自己的家园货罢！从古医书上，我们找出下面的几条：

叶天士说："幼稚之疟，都因脾胃受病，然气怯神弱，初病惊痫厥逆为多，在夏秋之间，断不可认为惊痫。"

王肯堂说："疹后热不除，忽发搐，不可与急惊同论。"

《医方易简》说："惊搐与惊风相似，凡欲出痘疹者，先身惊跳抽搐，此似惊风而非惊风也，最宜辨认当服发散药，切不可作惊风治之。"

《广温热论》说："小儿受温邪，悉与大人同，而时见惊抽，类于惊风，误治多死，用大人当汗当清诸法，减少其剂以治之则愈。"

根据以上的说法，我已经可以证明我的前提，归纳起来，那么我们可以说，惊风必抽搐，抽搐不必皆惊风，费发许多力气，所得到的结果是如此，然而这两句话的关系，却非常重大。

因为徐先生替伪惊风登报声明，所以引起了我的许多思想，徐先生的话，能启发我们许多意义，这是不得不向徐先生表示感谢的。

《洄溪医案》里所载的许多治难，神妙之至，可以为后学开无量法门，不过有几件鬼怪的医案，徐先生言之凿凿，真是不可索解。

关于徐先生的著作，最可信的八种，作了这样一个潦草的批评，我自己也不满意，在将来有空的时候，慢慢地修改罢。

五、他对叶天士的意见

叶天士先生，是清朝的一代名家，生平没有什么著作，像《景岳发挥》、《医效秘传》、《本事方释义》等，都是伪托，华岫云集他生前的方案，成为一部《临证指南》，后来叶万青又刊行一部《叶氏医案存真》。

叶氏没于乾隆十年，比徐先生早，在《指南》里，徐先生对于叶氏有许多意见，《兰台轨范》、《慎疾刍言》，也有对叶氏而发的话。

如其将《指南》里徐先生的意见一一叙述，那就麻烦而不得要领，所以只要将徐先生主要的意见，提出来作一个详细的讨论，比较上来得简要而有兴味。

伤寒温病，是有清一代的公案，叶氏号为善治温病，徐先生却偏偏的说他不善治伤寒，徐先生说：

“伤寒为万病之首，其六经现证，不得混入诸门，独阙此一症，想此老不长于伤寒，故无独开生面之方也。”

徐先生的意思，以为叶氏短于伤寒，但在《指南》卷三寒门，又自动的替叶氏辨误，他说：

“今此编独阙此一门，则平日所习何书，所治何病耶？此老数十年医道大行，岂无数千百大症经手，乃竟录此数方以了局，此非此老之过，乃编书者之胸中茫无定见耳。”

在这里，徐先生又归过于编者，于是乎说叶氏不善治伤寒的话，轻轻撇去，这是徐先生忠厚的地方。

叶氏用药，有许多奇诡的地方，像卷二吐血门，用海参胶，淡菜胶，徐先生很不赞成，他说：

“海参如何熬膏，若腥盐之汁，则人食之而怕呕者也，造此说者，必有一人，此不可学者也。”

又卷二同门，叶氏以五味鲜河车、胶熟地同用，徐先生说：“胃气必倒。”在《慎疾刍言》里，徐先生又说：

“医药为人命所关，较他事尤宜敬慎，今乃炫奇立异，竟视为儿戏矣，其创始之人，不过欲骇愚人之耳目，继而互相效尤，竟以为行道之捷径。（中略）其弊何所底止。”

这也是为叶氏而发的，还有《兰台轨范》序例中说：

“凡事最忌耳食，孔子所谓道听而途说也，如治浮火者，当引火归元，乃指肾脏害寒火不能纳，非治实火及别脏之火也；如类中风用地黄引子，乃治少阴纯虚之痱证症，非治风火痰厥之中风也；如暑天用大顺散，乃治夏日贪冷中寒之症，非治暑热正病也；如大便不通用芦荟丸，乃治广肠坚结，诸药不效之病，非治津枯液燥之病也；虚劳用建中汤，乃治阳虚脉迟之症，非治阴虚火旺之症；近人耳闻有此数方，并不细审病因，惘然施用，受祸必烈。”

这也是为叶氏而发的，徐先生对于叶氏的意见，这三点是比较的重要，关于这三点，当世自有公论，也毋庸我多说。

六、余　滴

徐灵胎先生的评传，到此已经差不多，还有一点未尽的意思，写出来算是余滴，作为本评传的结束。

《洄溪医案》后面，附刻许辛木农部札，他里面说：疡科选粹批点，确是徐氏手笔，足与正宗相辅而行，徐先生这一种著作，我没有说起，补读于此。

徐先生的《伤寒类方》，不拘于六经条数，是其胆略过人处。古来研究《伤寒论》的，都说《伤寒论》可以牢笼一切，通伤寒之法，可经应付许多病，就我的意见不说，我觉得伤寒所记载，并不是一个狭义的伤寒病，有好些病也记载在内，这是一层；而且《伤寒论》所注重的是证候，证是有相通的性质的，这又是一层；为有许多病也记载在内，所以伤寒论能牢笼许多病；因为证候治疗方法的原则，有相通的性质，所以伤寒论的治疗原则，可以应付许多病；中医因为疾病的含混，所以诊断的时候，你要他说出病名，是办不到的，至于治疗，完全以证候为凭，从证候再加以辨别，这种方法，几千年一线相传，我们应特别注重，加以研究，作一个有系统的整理；虽然，我感觉到自己能力的缺乏，但是我很希望这一种工作，有人来做，使我们“知识的饥饿考”，也得到一点甘美的食粮。同时，在本文结束的时候，我本着我一贯的忠实的态度，渴望读者的指教，渴望读者的批评，我是如何的期待着。(完)

(以上四篇见《现代中医》1934 年)

53. 陈修园

先哲传记之一

（一）事略

（二）学说之大概与其批评

陈修园先生是清代大医之一，他的著作很多，自公余六种以至二十三种、三十二种、四十八种、五十种、七十二种，卷帙繁富。实际上，陈先生自己并没有这许多著作，坊贾取别人的书，附刊在一起，才有这些名目。陈先生的著作，平易近人，读者非常普通，影响自然很大。不辞谫陋，将陈氏的学说，作一个概括的叙述，略为加一点批评。

（一）事略

陈邦贤《中国医药史》第九章，有记载陈修园的一节，太简略，不足尽修园之生平。吴去疾先生曾钩考陈氏遗事，撰陈修园别传，发表于《神州医报》二卷四期，非常精密详尽，用不着我再费心，直抄如下。——以下是吴先生原文。

陈修园，名念祖，号慎修，闽之长乐人也。少孤，家徒四壁，习举子业外，兼事刀圭，目睹时医竞尚唐宋以后各方书，而于古圣相传之《内》、《难》、本草，以及祖述伊圣经方之仲景书，弃而弗习，心焉悯之。乃上溯炎黄，专宗仲景，寝馈其中者数十年弗倦，自《千金》以下无讥焉。乾隆壬子，登贤书，寓都门，适伊云林患中风证，不省人事，手足偏废，汤米不入口者十余日，都门名医，咸云不治，陈氏以二大剂起之，名震一时，就诊者无虚日。后因某当事强令馆于其家，辞弗就，拂其意，乾隆癸丑秋，托病而归。嘉庆六年辛酉，罢试南宫，奉旨试令三辅，直臬传廉访，素耳其名，题其医集，有东皋制义慎修医万顷汪洋，孰望涯之语，见陈至，优加款接，陈深感之。时直隶妇女患阴挺者多，传以询陈，陈因畅论其义，并着治法语多可采，是年夏大水，修园奉檄勘灾恒山，以劳遘疾，脉脱而厥，诸医无一得病情者，迨夜半阳回，神识稍清自定汤液，二服愈。时温疟流行，误于药者比比，修园悯之，遂于公余采时方一百八首，韵为歌括（即《时方歌括》）。出缮本付刀主家，按法施治，多所全活。嘉庆七年壬戌，直督熊谦山患手指麻木，两臂及手腕痛，召修园诊之。按其脉，左手兼弦，两寸略紧，断为半身以上有痹痛等症，若不早治，必至中风，主以黄芪五物汤常服，以治其肝风，又拟丸方，以补肾而兼养肝，说详《时方妙用》（是书为嘉庆癸亥年作，见陈氏自序），中风门，不具录。是年秋杪，母忧回籍，自是家居者数年，至戊辰春仲复出。谢芝田吏部患头项强痛身疼，心下满，小便不利，服表药无汗，反烦，六脉洪数，修园诊之，以为病有形之太阳，但使小便一利，则所有病气，俱随无形之经气而汗解矣，用桂枝去桂加茯苓白术汤，一服遂瘥。瘥后夜间不寐，修园曰：此名虚类烦，因辛热贻害，禁用枣仁、茯神、远志等药，投以栀子豉汤，病不复作。嘉庆十五年庚午秋七月，前天津尹丁攀龙过陈长，谈次，见面上皮里黧黑，环唇更甚，卧蚕微肿，鼻上略青，直告之曰，君有水饮之病根，挟肝气而横行无忌，此时急疗可愈。若迟至二十日，病一发作，恐医日多方日杂，总不外气、血、痰、郁四字，定出搔不着痒之套方，即有议及水饮，缓治以六君二陈加减，峻治以滚痰、黑锡专行，此敷衍题面，而题量题神则尽错矣。以药试病，试穷而变计，虽卢扁莫何。丁怪其言之过激，弗听，至七月下旬病作，中秋后渐重，九月下旬邀诊，陈氏语之曰：向者所陈之弊，今一一蹈之，本无庸再药，苟必欲施治，惟有金匮十枣汤尚合病情，姑拟以待有识者用之。坐中有一老医，力争不可，陈遂拟龙牡甘苓行水化气等药而退。丁不复再延，日招多医，以熟地、枇杷叶、炮姜、附子、肉桂、人参服之不断，渐至大喘肿胀，吐血大衄，耳目俱出，小水全无而殁。陈氏记其事于怪灾病案内，深为之惋惜。其论治精审，有如此者。蒋庆龄氏谓修园少年气盛，治病时喜与人争辨，出山后敛抑才华，其言讷讷然，如不能出诸口（见《神农本草经读》序）。今观于丁氏之事，似犹未改其姜桂之性矣。嘉庆二十四年己卯，修园以年老乞休，归闽后，讲学于嵩山之井上草堂，从游者日众，修园亦诲人不倦，有来请业者，必先授以自著之《伤寒论浅注》及《金匮要略浅注》二书，命之诵读。盖欲其取法乎上也。其子陈蔚云，家严是二书，稿凡三易，自喜其深入显出，古人于学问一道，穷毕生之精力以赴之，不肯稍假借俗，儒偶有一得，非故步自封，即沾沾举以为能，以彼例此，其孰得孰失，必有能辨之者。修园著书多，今所行世者，有《伤寒论浅注》、《长沙方歌括》、《金匮要略浅注》、

《金匮方歌括》、《神农本草经读》、《灵素集注节要》、《伤寒真方歌括》、《伤寒医诀串解》、《医学三字经》、《医学从众录》、《医学实在易》、《女科要旨》、《时方歌括》、《新方八阵砭》、《十药神书注解》，此外尚有《伤寒论注》、《重订柯注伤寒论》、《伤寒论读》、《金匮读》、《重订活人百问》、《医医偶录》（此书余前在江西会见之，内容与《笔花医镜》大同小异），《医约》、《医诀》等书均不传，子二，长蔚，次元犀，孙心典，均能世其业。

论曰：时贤丁福保先生著历代名医列传，于清代医家，只取徐灵胎、叶天士、尤在泾及陈修园四人，虽以喻嘉言、吴鞠通、王孟英、陆九芝辈之雅负时望，亦不与焉，余读之颇病其隘，而陈修园一传因无事实可考，竟取蒋庆龄氏一序，以充篇幅，何其略也。余之习医，固服膺陈氏者，前既为之搜辑医案（坊间虽出有陈修园医案一书，竟然陈氏医书中附载之案，其书竟未之有，且书晚出，无可征信，恐系后人为托，余故另为之搜辑也），以为学者津梁。端居多暇，复取陈氏各书，择其事有可考者，为之排比成文，虽未能尽陈氏之生平，然大略可者矣。昔陆九芝先生，以后汉书不为张仲景立传，特博采群书，为之补，余今之所为，亦犹陆氏之志也。惜余贫薄，家鲜藏书，于陈氏之家世，及生卒年月，无所稽考，他日有缘，或能得长乐县志全闽通知而读之，当更为之增补焉（按修园之死，当在道光三年（癸未）。《医学实在易》霍乱门，陈元犀有言："道光三年，家君年七十一岁，于三月初旬，右肋生一疮节，延至新秋，病势转剧，水米不能沾牙者十余日"，虽未言其死于何时，然以魏敬中序《医学从众录》之言合而观之，可以证百言之不谬。魏氏云，“修园勘灾恒山后三十余年，余返自都门，与修全闽通志，时先生已捐馆数载”，查修园勘灾恒山之时，为嘉庆六年辛酉，由此递推而下，至道光十一二年，恰三十余年之数，其时陈氏已捐馆数载，于十二年之中，除去数年，而以陈元犀之言证之，则陈氏之死，其必在道光三年也明矣)。因无书可考，姑附所见于此，愿世之好读陈氏书者，其有以教我。

54. 陈修园（续）

（二）学说的大概及其批评

修园的医学思想，是以仲景学说为中坚的，他的《伤寒论浅注》说：

仲景书本于《内经》，法于伊尹，《汉艺文志》及皇甫谧之言可据，盖《内经》详于针灸，汤液治病，始自伊尹，扁鹊食公因之，至仲景专以方药为治，而集群圣之大成，医门之仲景，即儒门之孔子也。

这虽然是门面话，但修园的方药，并没有染上叶派的习气，可以知道修园的确是宗师仲景的，修园所著的《伤寒论浅注》、《金匮浅注》，初学也可以一读。陆九芝先生说：

《伤寒论》三百九十七法，既不见于仲景原文，又不见于叔和序例，岂圣法而真有琐屑焉者，乃自林亿创其言，成无已踵其说，而元泰定间，又有程德而者，作《伤寒钤法》，言之凿凿。累及王安道信以为真，左算不合，右算不合，更觉无谓，即不差秒忽，亦何补于古人，亦何益于来者，徒令后之人见此巨数，望而生畏，愈觉《伤寒论》之深不可测，则有之耳修园《伤寒浅注》，本张隐庵、张令韶二家言，撇去叔和重集诸篇，但就六经分解，适得三百九十七节，谓一节便是一法，即此为三百九十七法，割却千载葛藤，而《伤寒论》从此为康庄大路矣。仲景《金匮》原文，本只二十二篇，其二十三篇以下，前贤皆谓是宋人所续，故修园作金匮读四卷删之，其为浅注时，亦不加诠释，朱紫之混，自此始得一清，名曰浅注，盖示人浅近易从，总欲令读者无涉海问津之叹，嘉惠固非浅也。或曰，读此可由浅而见深，余谓读此由深以见浅，庶几圣道中庸，尽人可到，此则修园之志耳，修园可议处亦多，而两书浅注，则皆可读之书也。——《世补斋文》十三

伤寒及金匮两种注本，于仲景原文中视以小注，这种小注，可以与仲景文联络起来读，成为很通畅的文字，是否合理，那是另一问题。修园说伤寒本于《内经》，这实在是违心之论，因为在《伤寒浅注》的读法里，修园曾说：

按仲景《伤寒论》六经，与《内经》热病六经，宜分别读，王叔和引热病论文为序例，冠于《伤寒论》之首，而论中之旨，反因以晦甚矣，著作之难也。

这明明知道《内经》的六经与仲景的六经不同，但表面上仍旧说仲景本于《内经》，不是矛盾吗，然而这实在是修园的一片苦心，我们应当原谅他，修园解释伤寒，并不采用运气，但在《伤寒浅注》读法中，却又推崇运气，他说：

按六气之本标中气不明，不可以论伤寒，《内经》云：

少阳之上，火气治之，中见厥阴；阳明之上，燥气治之，中见太阴；太阳之上，寒气治之，中见少阴；厥阴之上，风气治之，中见少阳；少阴之上，热气治之，中见太阳；太阴之上，湿气治之，中见阳明。所谓本也，本之下，中之见也，见之下，气之标也，本标不同，气应异象，《内经》此旨，深邃难测，即王太仆所注，亦不过随文敷衍，未见透彻，惟张景岳本张子和之说而发挥之，洵可谓千虑之一得也。又《伤寒浅注》凡例云，惟张隐庵、张令韶二家，俱从原文注解，虽间有矫枉过正处，而阐发五运六气、阴阳会通之理，恰仲景自序撰用《素问》、《九卷》阴阳大论之旨吻合，余最佩服。

修园论药，也采用运气之说，然而修园真的信服运气吗，那也不见得，《神农本草经读》凡例说：

隐庵专言运气，其立论多失于蹈虚。

又在《医学实在易》卷一司天在泉诗后，附录张飞畴运气不足凭说，如其修园道道地地信仰运气，掩饰之不暇，为什么会说张隐庵蹈虚呢，为什么又附录运气不足凭说呢？

修园除了宗师仲景以外，对于唐宋以下医学的态度，在《医学从众录》里，也有说起。他说：

余向有《金匮》、《伤寒》各种医书，累累数十万言，先为医士治膏肓之疾，不曰《灵》、《素》，则曰南阳，虽有道经之志，却非语下之方，畏其难者中阻，而工于欺人之术者，别户分门，遂多簧鼓，而余之汲汲苦心，终为未逮也。余观近世医士，不学者无论，有能读薛立斋、王金坛、赵养葵、张景岳、张石顽、李时珍、李士材、喻嘉言八家之书，即为不凡之士，尚可与言。盖此八家虽未能合《内经》之旨，仲师之法，而书中独得之秘，亦复不少。

自《千金》、《外台》以下，《从众录》采取不少，修园以唐宋以后的方剂算时方，仲景方算经方，这是修园对于经方、时方的观念。修园对于张景岳，非常不满，特著《新方砭》以攻之，修园论脉，以张心在所著持脉大法为主，脉法本来是中医诊断学上之谜，像张石顽《诊宗三昧》医学篇说："王氏脉经，全氏太素，多合经语，溷则亲说于中，偶一展卷，不无金屑入眼之憾，他如紫虚四诊，丹溪指掌，撄宁枢要，濒湖脉学，士材正眼等，要皆刻舟求剑，按图索骥之说，夫得心应手之妙，如风中乌迹，水上月痕，苟非智慧辨材，乌能测其微于一毫端上哉"。风中乌迹，水上月痕，都是不可捉摸的事情，张石顽的牛，未免吹得太大了。然而论脉者，大概都是这一类的派头，修园向不信这些神乎其神的瞎说，不能不说是他的卓见。修园论女科，也有点意思，他的学说虽然平易，但有些地方，切实可用，不过所著的《医学从众录》，早年曾托名叶天士，他所刻的《十药神书》，系从程永培的《六醴斋本》翻刻，并不一定是叶天士的家藏本，修园却贸然地说"此叶天士家藏本也"，这种依托的做作，我们却不敢赞同。

（以上二篇见《中医新生命》1936年）

55. 札记一则——犹太之贵显人物

历史观已作至《神农本草经》，工作异常艰辛，极难卜笔。当此岁暮天寒归心如箭之际，即欲下笔，亦无从下起。旧历正月中旬到沪后，当续成之，以赎中止之过。并录此札记一则，为神州补白，以谢读者。诵穆谨白

犹太为亡国之民，流离于各国，北宋之际，犹太人已至中国。明弘治二年重建清真寺记曰：七十姓等进贡西布于，宋帝曰：归我中夏，遵守祖风，留迹汴梁云云。是犹太人宋时已至中国，盖无可疑。寺号清真，与回教同名而异实，谓道必本于清真礼拜，清者精一无二，真者正而无邪也。

犹太人在异国备受蹂躏，在中国则受历代君王之优待，一视同仁，或自致于贵显，明永乐二十一年犹太人俺诚医生，以奏闻有功，钦赐赵姓，授锦衣卫指挥，升江浙都指挥佥事，俺诚后裔赵映乘，顺治丙戌进士，官至福建漳南道按察司佥事，事见康熙碑。

（见《神州国医学报》1935 年）

临床性论文

56. 腹　诊

谢诵穆

吉益东洞云："腹为有生之本，百病根于此焉，是以诊病必候其腹。"和田氏曰："此千古未发之论也。"考之《难经》，实已具腹诊之法，第十六难曰：然假令得肝脉，其外证善洁，面青善怒，其内证脐左有动气，按之牢若痛，其病曰肢满。闭淋溲便难转筋，有是者，肝也，无是者非也。假令得心脉，其外证面赤口干喜笑，其内证脐上有动气，按之牢若痛，其病烦心，心痛掌中热而啘，有是者心也，无是者非也。假令得脾脉，其外证面黄善噫善思味，其内证当脐有动气，按之牢若痛，其病腹胀满，食不消，体重节痛，怠惰嗜卧，四肢不收，有是者脾也，无是者非也。假令得肺脉，其外证面白善嚏，悲愁不乐欲哭，其内证脐右有动气，按之牢若痛，其病喘咳洒淅寒热，有是者肺也，无是者非也。假令得肾脉，其外证面黑善恐欠，其内证脐下有动气，按之牢若痛，其病逆气小腹急痛，泄如下重，足胫寒而逆，有是者肾也，无是者非也。案《难》中所言，脉证之是非，姑置不论，然古昔已有临病诊腹之法，从可知矣。故杨玄操丁德用《难经》注亦曰，此医家四诊之外，不可缺之事也。复次，如《伤寒论》、《金匮》，其所述腹证，尤更仆难数。试就其腹诊略举数条以见一斑，如“伤寒六七日，结胸热实，脉沈而紧，心下痛，按之石硬者，大陷胸汤主之”。“病者手足厥冷，言我不结胸，小腹满，按之痛者，此冷结在膀胱关元也”。“肿痈者，少腹肿痞，按之即痛，如淋，小便自调”。“按之心下满痛者，此为实邪也，当下之，宜大柴胡汤等”。四条此腹部之触诊也。其属于腹部之听诊者：如“其人素盛今衰，水走肠间，沥沥有声，谓之痰饮”，及“腹中寒气雷鸣切痛……”是也。腹部之视诊：亦数见不鲜，如“心胸中大寒，痛呕不能饮食，腹中满，上冲皮起出见，有头足上下……”又“皮水其脉亦浮……其腹如鼓……”以上所举，皆视诊也。故自难经大论金匮观之，则腹诊一道，古人固已辨悉精详，独后东洞能用之耳，韩非谓胥略有过誉，吾于和田氏亦云。

（见《自强医学医刊》1930 年）

57. 温病论衡（续）

天士温病之学说，前已言之，而犹未尽也。所谓温证论者，《吴医汇讲》刻之，贮春仙馆刻之，拜石山房刻之，种福堂又刻之，王孟英等所视为金科玉律者也。然循其字里行间而核之，则有自相矛盾者，有混杂不清者，凌乱支离，不可卒读，不意歌讴赞美，珍同环宝之温证论乃如此不堪。彼终身由之而不疑，信之而不违者，亦事理之不可解者也。

《温证论》曰："伤寒多有变证，温热虽久，在一经不移，以此为辨。"然其后则曰："三焦不得从外解，必至成里结，里结于何？在阳明胃与肠也。"所谓胃者，为手阳明乎，抑足阳明，则所谓温病传足不传手者，其说固无以自存，而既能传胃，则久在一经之说，亦自相矛盾矣。

"温邪上受，首先犯肺，逆传心包。"此十二字者，温证论之总纲也。其后则曰："湿温病大便溏，为邪未尽，必大便硬，乃为无湿，始不可再攻也。"湿温之病，隶于胃肠，此吾所谓系之温病，与肺系无关之温病也。则此十二字者，仅为犯肺温病之纲领，决不能包括湿温等胃系温病，以肺系温病之纲领，兼统胃系之温病，此所谓张冠李戴，泾渭不分者也。

薛生白之温病观

南园薛生白，与叶天士同时，所著有《医经原旨》等书行世，原旨有薛氏自序，辨《内经》为伪书，识解卓越，集注亦明白简练，注虽采自各家，然既经薛氏之镕裁，即不啻为薛氏之意见，故就《医经原旨》之注解，以求薛氏对于温病之主张，似较可恃。

《医经原旨》卷一，冬伤于寒春必温病。薛氏集注云：冬伤于寒者，以类相求，其寒入肾，其寒侵骨。其即病者，为直中阴经之伤寒；不即病者，至春夏则阳气发越，营气渐虚，所藏寒毒，为外邪唤出，名为温病。所藏者少阴，所合者太阳，与少阴为表里也。所发者少阳，所病者寒热，由内出外，而未及于表也。

又《原旨》卷二，因于寒体若燔炭，汗出而散节。薛氏注云：感寒邪则发热，得汗而解。南人曰伤寒，北人曰热病，其所感阴阳虚实，经络脏腑，即病不即病，传变不传变，惟仲景书另为圣经，所当玩索者也（温热家以热病与温病合称温热，薛氏则以为热病即是伤寒，其不同如此）。

《原旨》卷五，薛氏集注曰：止言足经，不言手经者，以伤寒为表邪，欲求外症，但当察于周身，而周身上下脉络，惟足六经尽之矣。手经无能遍也，且手经所至，足经无不至者，故但言足经，则其左右前后阴阳诸证，无不可按而得，而手经亦在其中，不必言矣（薛氏对于手经、足经之观念如此）。又卷五，凡病伤寒而成温者，先夏至日为病温，后夏至日为病暑节。薛氏集注云，寒邪中人而成温病、暑病者，其在时则以夏至前后言，在病则以热之微甚言。故凡温病、暑病，皆伤寒也。世传湿热赘言（或作湿温）为先生手笔，条辨所论，大部分为真伤寒，即所谓肠窒扶斯。观其文气，与原旨迥不相侔，谓此出于伪托，予则信之。

吴鞠通之温病观

吴瑭鞠通，剌取天士医案，著《温病条辨》四卷，以温病从口鼻入，治在手太阴肺，皆叶氏之余绪也。惟划分三焦，则与天士不同。天士医案中之三焦，除上焦之意义，略有确定外，其他援引三焦处，多为套语，吴氏乃从而指实之，遂不免胶柱鼓瑟之诮。

吴氏上焦篇，列温病之大纲凡九。曰：风温、温热、温疫、温毒、暑温、湿温、秋燥、冬温、温疟、暑温，命名之不妥，姑不具论。举若干种不同之病，悉纳之于温病之中，而号之曰温病。此温病之所以芜杂而不可理钦。

章虚谷之温病观

章楠虚谷，著《医门棒喝》二集，发挥温病之旨，而着重于六气之变化，文繁不能多载，摘其要义如次。

章氏曰：夫经论伏邪为病，四时皆有，惟温病则有内伏而发外者，有外感虚风贼邪，随时气而成温病者，其由内而伏发外者，又有虚实两证，如经所云，冬伤于寒，春必温病，是冬寒伏于少阴，郁而化热，乘春阳上升而外发者为实证。如云冬不藏精，春发温病者，为虚证也。仲景所论内发之温病，亦有虚实之别，然止十余条，而《灵》、《素》论热病颇详，温甚即为病，故节录其要者，次于仲景条后，即证其理焉。若外感温病，近世叶天士论之，辨明渊流，而与伤寒不同，亦与内发之温病各别，故录其语附后，学者苟能潜心体会，则时邪与伏气，源流已清，庶不至牵混误治也。

王孟英之温病观

渊雷夫子云：王氏与叶桂、吴瑭，俱称温热家，而士雄识字较多，俗医之信仰士雄，亦因此不如叶吴也。士雄所著，有《温热经纬》四卷，经纬者，以《内经》仲景之文为经，以叶薛诸家之说为纬也，录其自序如下。

《内经》云：天有四时五行，以生长收藏，以生风寒暑燥湿。夫此五气，原以化生万物，而人或感之为病者，非天气有偶偏，即人气有未和也。《难经》云：伤寒有五：有中风、有伤寒、有湿温、有热病、有温病。此五气感人，古人皆谓之伤寒。故仲圣著论，亦以伤寒统之。而条分中风、伤寒、温病、湿暍五者之证治。与《内经》、《难经》渊源一辙，法虽未尽，名也备焉。《阴符经》云：天有五贼，见之者昌，后贤不见，遂至议论愈多，至理愈晦，或以伤寒为温热，或以温热为伤寒，或并疫于风温，或并风温于疫，或不知有伏气为病，或不知有外感之温，甚至并暑、暍二字而不识，良可慨已。

陈祖恭之温病观

云间陈祖恭，字平伯，扬州叶子雨，谓陈氏立论偏于清凉，《温热经纬》中所收之风温一篇，传为陈氏所作，王孟英疑之，谓究难考实，姑从俗标其名氏，而论次于王氏之后。

陈氏谓《内经》冬不藏精，春必温病之语。乃就近指点，总见里虚者表不固，一切时邪，皆易感受。学者可因此而悟及四时六气之为病矣，是陈氏之意，以为温病无所谓伏邪，第有四时六气之感耳。

陈氏风温之提纲曰：必身热咳嗽烦渴，此真叶氏之所谓温邪上受，首先犯肺者也。犯肺之病，固无所谓伏邪，温热家谓《内经》之伏邪温病，为由内达外，而叶天士犯肺之温病，则分明由外入内，两两相衡与《内经》不合，故别创外感温病以缘饰之。王士雄既心知《内经》不藏精两句，无所谓伏邪，而经纬卷一，仍列之伏气温热中，亦可见其自相凿枘矣。

柳宝诒之温病观

澄江柳宝诒，著《温热逢源》三卷，论伏气外感之义，亦无创见，惟谓六经形证，伤寒与温病不殊，是其特异处。

柳氏曰：冬令受寒，随时而发者为伤寒，郁久而发者为温病，就温病言，亦有两证。有随时感受之温邪，如叶香严、吴鞠通所论是也。有伏气内发之温邪，即《内经》所论者是也。

又曰：所列六经形证（内经热论篇），伤寒与温病，初无二致。

又曰：伏温之病，随经可发（或由三阳而出，或肺胃，最重者热不外出，而内陷于手足厥阴，或肾气虚，不能托邪，而燔结于少阴）。

戴北山之温病观

戴天章，字麟郊，晚号北山，著《广瘟疫论》四卷。陆九芝先生谓此书所论，实为温病，因改题《广温热论》。议论治法，虽不尽善，而可以表里两证为纲领，则条理清晰，有足多者。

戴氏谓瘟疫（从原文）一证，历代名哲具有成方（如仲景、河间、易老、东垣等）。惟无专书，亦无特名，至吴又可先生，贯穿古今，融以心得，著时行瘟疫一论，真可谓独辟鸿濛，顾其书具在，而时贤有未见而不用其法者，或虽见而不能信者，不揣固陋，而取吴子之原本，或注释，或增订，或删改，意在辨瘟疫之体，异于伤寒，而尤慎辨于见证之始，开卷先列辨气、辨色、辨舌、辨神、辨脉五条，使阅者一见了然，则吴子之书，人人可用云云。

陆九芝温病观

逊清医坛，为叶香严所宰据者，垂百年之久，一代英杰，皆不能自拔。迨元和陆九芝先生出，而香严温热之学说，始起一绝大之变化，先生以犀利之文词，抒独得之精义，读其书者，无不神移色动。先生以为医不审伤寒论命名，故不善用伤寒方，乃作伤寒有五论，俾人知风寒温热之皆在论中，论中之方，可治风寒，亦治温热。先生以《伤寒论》六经并重，而风寒温热之病，以阳明为渊薮，故作阳明病释，先生以为戴北山之《广瘟疫论》，所论为不染之温热，非传染之瘟疫，故删改而刊行之。凡所以辨明伤寒温热之方治者，细微曲折，无不谆谆言之，今节其温热说如下。

余既取《难经》、《伤寒》有五之文，明仲景撰用《难经》之意。凡温热之治，即常求诸伤寒之论者，无疑义矣。而其二曰伤寒，与四曰热病，五曰温病，则伤寒自是伤寒，温热自是温热，正有不可不辨者，而余谓此亦易辨也。何以辨之？则仍辨以《伤寒论》太阳、阳明两经之证，以经言之，太阳在外阳明在内，以证言之，太阳为表，阳明为里，伤寒由表入里，其始仅为太阳证。温热由里出表，其始即为阳明证。苟非能识伤寒，何由而识温热，苟非能识伤寒之治，何由能识温热之治。人苟于太阳、阳明之部位，既从两经历历辨之，再勘定其人之所病，或仅在于太阳，或已在于阳明，而寒与温之分途，自截然而不爽，故必能识伤寒，而后能识温热也（《世补斋前集杂》文节录）。

先生又云："人病之热，惟胃为，胃热之甚，神为之昏，从来神昏之病，悉属胃家。"案神昏大热，归之于胃，本为通常之观念。故主张犯肺之温热家，亦有劫尽胃汁之说。惟先生谓肺病无神昏，则殊不尽然。盖先生所推演之温病，本为胃之一系，故有此主张耳。

结论

综上所述，于温病学说之变迁，已略具梗概，此二十七家中，舍奇特不中于理，在温病学说思想上无甚影响者而外，其最可注意者为王安道、叶天士、陆九芝三人，温病学说之剧变，王安道启其端，温病名实之淆乱，叶天士为祸首（虽不止天士一人，而天士之过最大）。处叶、吴学说积威之下，作大举之驳击，则陆九芝殿其后，王安道以后之变革，约有三端：一为病因（伏气新感），二为病理（由内达外），三为治疗（注意清里热）。迹其用药之对象，大抵为胃，至叶天士始别创犯肺之说。而温病之病所，遂有肺胃两系，此时胃系之温病，虽尚存在，然已处模糊之状态中，渐为医者所淡忘。厥后温热家以“温邪上受，首先犯肺，逆传心包”十二字，为温病之纲领。于是胃系温病之起病，不由于犯肺者（如湿温），亦一律以此十二字兼统之。于是胃系温病初期之病因为理治疗诸学说，一律平空割去。另冠以肺系之证治，此真俗语之所谓张冠李戴。最后则胃系温病之中期、末期，亦皆以治肺之药治之，而治疗之成绩，遂不可问（陆九芝先生曰：夫人之所病者胃，而医之所言者肺，可以为证）。此种流弊，无形中蔚然为风气，流行于时医之腕底，彼等所著之温热书，则兼收并蓄。仍以《内》、《难》、仲景装点门面，以掩其用药轻淡之陋。其他各种流弊尚多，细考之皆有所从来，陆九芝先生目击其祸，因奋笔著世补斋医书，阐明胃系温病之证治，文词虽不免偏激，然切中肯綮，为救时之良药。惟陆氏一意阐发胃系之温病，置肺系于不顾，甚至谓胃病有神昏，此则失之武断，适贻主张犯肺者以口实，彼必谓尔所说之温病，为胃系之温病，为肺系之温病，尔阐发胃系温病。纵有若何妙义，排斥肺系温病，纵如何剧烈，皆与我无干。所谓尔亦一是非，我亦一是非，尔为尔，我为我，两不相涉。是则温病肺胃之问题，仍未解决，而温病肺胃之争，亦将终古而无已。

进一步想，则九芝先生之阐发胃系温病，不可谓不力，批评肺胃温病，亦不可谓不尽。然卒未能荡平叶、吴之壁垒，绝叶吴之根株，盖未捣叶、吴之巢穴，斫叶、吴之根本耳。

凡批评一种学说，目光必笼罩此学说之全体。从大处落墨，若支支节节，攻其局部，则此剿彼窜，永无宁日。九芝先生之批评，尚为支支节节之铲除，一句一章之芟削，故仅成对抗之形势，无以扼叶、吴之要吭。

今当进而讨论肺系温病之根本问题，第一点当先问所谓肺系温病，本来是否称为温病。第二点当问所谓肺系温病，是否阑入温病之范围，有否阑入之必要。第三点正名责实，当问所谓肺系温病应否冒温病之名，应否承认其为温病。第四点。叶氏治此肺系温病之疗法，有无价值。第五点既不承认此种病为温病，应择何种病名以名之，根据温病学说思想变迁之经过情形，逐点解答如下。

一、温邪上受，首先犯肺之温病，考其证状，在叶天士以前，并未称为温病。人谓叶天士所发明，吾谓叶天士所杜撰。人谓叶天士所特创，吾谓叶天士所混称。

二、从温病学说思想之变迁上考察，所谓温邪上受，首先犯肺之温病，确是节外生枝，中途平空阑入。温病之含义，本已复杂（已行复杂，不足为可以阑入之理由）。再阑入此漠不相关之温病，益令名实淆乱，故并无阑入之必要。

三、本非温病，中途阑入，不应冒温病之名，不应承认其为温病，当摒于温病范围之外。

四、叶氏以治肺之药，治犯肺之病，不误用消导攻伐，克削无辜，意见颇合。惟药力轻不及彀，致常有所谓逆传心包之变。叶氏之意见保留之，用药改革之（以治肺之药治胃，为叶氏以后之流弊，其过不在叶氏之本身，以此责叶氏，叶氏不任其咎）。叶氏治疗意见之合否，与叶氏对于此病之命名，不生关系。

五、此问题于后文详论之。

要而言之，中医之病名，最为庞杂。所谓温病，非一病也，特以温病括之耳。在犯肺之病，未摒出以前，固极凌乱庞杂之致，已摒出以后，亦未入厘然有序之境，特以犯肺之病，本非温病，摒之温病范围之外，无损于犯肺之病之治疗，而有利于温病学说之整理，所以缩小温病之范围，核其名实之是否相符。俾易于整理耳，非有所好恶于间也。

章虚谷等，称叶氏犯肺之病，为外感温病。其实外感之病，不止犯肺一种（如暑病，俗亦谓之外感温病，至伏暑则另是一种说法），苟以为摒去犯肺之病即似被完全推翻，仿佛从此温病只有伏气之治法，而无外感温病之治法，以为温病之治疗，缺而不完，中心惶惶无所主者，皆谬见也。盖所谓外感温病者，既不止犯肺一种，则外感温病之大部分，依旧存在，似无所用其杞忧，以此为惧，何惧之有（伏气外感，当于后面批判之）？一般心理，多误认为叶氏犯肺之病，即温病之全体（此种误会之发生，大抵出于真以为温邪上受十二字，为温病之纲领之故）。以为推翻叶氏犯肺之病，即不啻推翻温病之全体，因之大起恐慌，此种见解，更为谬绝。吾前言叶氏之温病，仅为温病学说之一部分，不是全体温病学说之代表，则推翻叶氏之温病，仅为推翻温病学说过程中之一部分，绝非推翻温病之全体。进一步言，则犯肺之病，尤仅为所谓外感温病中之一部分，多之徒乱耳目，少之无关重要（叶氏胃之一系之温病，虽或背古旨，然尚可附带辨正，故废礼存羊，留而不削）。故吾所摒去之温病，匪特非温病之全体，抑且非叶氏外感温病之全体，芟此赘疣，则温病学说之整理，或将厘然而有序。

（二）温病病名名实之歧异

一、湿温——章太炎先生曰：夏秋之交，有病寒热往来如疟，胸中满闷者，久久不治。或致小肠蓄血，始作时，时师辄谓之湿温。按湿温名见《难经》，为五种伤寒之一。但言其脉阳濡而弱，阴小而急，犹未志其证状。《脉经》卷七云：伤寒湿温，其人常伤于湿，因而中暍，湿热相搏，则发湿温，病苦两胫逆冷，腹满叉胸。头目痛苦妄言，治在足太阴，不可发汗，汗出必不能言，耳聋不知所痛所在，身青面色变，名曰重暍，如此者医杀之也（以上《脉经》）。然则暍病有湿，名曰湿温。犹温病有风，则曰风温，状亦猛烈，非汎汎似阴阳两歧者。其后朱肱《活人书》，许叔微《本事方》，皆据《难经》之脉，《脉经》之证，以定湿温，而以白虎加苍术汤治之。异是者不在湿温之域（两胫逆冷，而用白虎，犹厥阴伤寒脉滑而厥者，主以白虎也，皆以里热故）。今之所谓湿温者，果两胫逆冷耶，果头目痛苦耶，病数十日以内，果已妄言耶。徒以其病在夏秋，身又有汗，遂强傅以湿温之名，叶桂创之。吴瑭以来附之，众口雷同，牢不可破。夫病之治疗，古今或容有异。若以病状定病名，此不能违古而妄更，叶吴之所谓湿温，可谓悬牛头，卖马脯矣。——节时师误指伤寒小柴胡证为湿温辨

诵穆案：《脉经》之湿温，非叶吴之湿温。同一病名，而内容之歧异如此。叶吴之湿温，盖因袭湿浊之旧名，而遗湿温之旧实矣。时师所谓湿温，即远西之肠窒扶斯。太炎先生以为即《伤寒论》中小柴胡证，当以柴胡等治之。《脉经》之湿温，殆即俗医之所谓暑湿，此说今不甚能用，而

叶吴之说，反流行无阻，习医者皆深中其说，骤难抽易，不如两存其名论，而整齐其治法，各行其是，似亦无所窒碍也（湿温之病在胃肠，为叶氏胃系之温病）。

58. 温病论衡（续）

二、风温——取仲景、叔和之风温，与天士、平伯之风温，较而论之，则此数者之证治，大相悬异。仲景之言风温曰：太阳病发热而渴，不恶寒者为温病，若发汗已，身灼热者，名曰风温。风温为病，脉阴阳俱浮，自汗出，身重多眠睡，鼻息必鼾，语言难出。叔和《脉经》七卷云：伤寒有五，皆热病之类也。同病异名，同脉异经，病虽俱伤于风，其人素有痼疾，则不得同法，其人素伤于风，因复伤于热，风热相搏，则发风温。四肢不收，头痛身热，常汗出不解，治在少阴厥阴，不可发汗，汗出谵语独语，内烦躁扰不得卧，善惊，目乱无精，治之复以其汗，如此死者，医杀之也（以上《脉经》，案王氏伤寒例云，更遇于风，变为风温）。仲景与叔和相去不远，而其所述之证状，已有歧异。持此以较天士、平伯，则尤不可以道理计。叶氏之言风温曰：风温者，春月受风，其气已温，经谓春气病在头，治在上焦，肺位最高，邪必先伤，此手太阴气分先病。失治则入手厥阴心包络，血分亦伤，盖足经顺传。如太阳传阳明，人皆知之。肺病失治，逆传心包络，人多不知。俗医见身热咳喘，不知肺病在上之旨　有见痰喘，便用大黄礞石滚痰丸，大便数行，上热愈结。……陡变惊痫莫救者多矣（见《幼科医案》）。陈平伯云：风温为病，春月与冬季居多，或不恶风，必身热咳嗽烦渴，此风温证之提纲也。天士、平伯之风温，皆归其病于肺，读者思之，此与仲景、叔和之风温，果相同耶。

张石顽曰：凡温病之热，咸从内而发于表，所以最忌辛温发汗。……故仲景云：太阳病……为温病云云，此温病误汗而为风温也。又伤寒例云：阳脉浮滑，阴脉濡弱，更遇于风，变为风温，此温病更遇于风之风温也（张氏以为叔和之风温，即仲景之风温）……举世皆以风热咽痛唾痰声嗄者为风温，虽治法不远，殊失风温本旨矣。

诵穆案：张氏所谓举世皆以为风温之病，即叶天士一流之风温，张氏谓殊失风温之本旨，盖深知风温名实之有异矣。

三、温毒——伤寒例曰：阳脉洪数，阴脉实大，更遇温热，变为温毒。温毒为病最重也。

《活人书》曰：初春病人肌肉发斑隐疹，如锦纹而咳，心闷但呕清汁，此名温毒也（《巢氏病源》名此为温病发斑候）。

吴鞠通曰：温毒咽痛喉肿，耳前耳后肿，颊肿面正赤，或喉不痛，但外肿甚则耳聋，俗名大头瘟、虾蟆瘟者。普济消毒散去柴胡、升麻主之，初起一二日再去芩、连，三四加之佳。

诵穆案：自叔和至《活人书》所说之温毒，其主证为发斑，此与鞠通温毒之悬殊，无待辞赘。鞠通所说之温毒，即俗所谓鸬鹚瘟，或名发颐，或名炸腮。西名耳下腺炎，耳聋为炎症并发之中耳炎，鞠通谓俗名大头瘟，则又非是，大头瘟另有一种证状，为丹毒之一症，亦不得伪袭也。

四、温疟——《金匮要略》曰：温疟者，其脉如平，身无寒但热，骨节疼烦时呕，白虎加桂枝汤主之。渊雷夫子云：疟论，以先热后寒者，为温疟，但热不寒者，为瘅疟。《金匮》则瘅疟似无别（诵穆案：《内经·疟论》之温疟，与瘅疟不同，《金匮》则瘅疟与温疟似无别，故《金匮》之温疟与《内经》之温疟不同）。

五、冬温——《小品方》葛根橘皮汤，疗冬温未即病，至春被积寒所折不得发，至夏得热，其春寒解，冬温毒始发出，肌中斑烂隐疹如绵文（《巢氏病源》名此为温病发斑候，《活人书》名此为温毒，谓初春所发，见前温毒条）。

吴坤安《伤寒指掌》曰，烦劳多欲之人，阴精久耗，适遇冬月非时之暖，感而即病者，冬温也（入乎太阴肺）。

诵穆案：小品之冬温，若以后世言伏气者观之，可假称之为伏气冬温。吴坤安之冬温，殆所谓新感冬温矣。又案：如第一条之湿温，病名相同而证状不同，是谓名同而实异。如第五条之《小品》冬温，与《活人书》之温毒，病名虽异，而证状则大致相同，是谓名异而实同。名异而实同，亦不可以辨。外此则不复毛举细故，以扰读者之视觉。

温病之名实，其淆乱如是，淆乱之故，由于温病学说之变迁，由变迁而生异同，有异同则形成淆乱，故同一湿温，有甲乙两种，攻甲则遗乙，攻乙则遗甲，非数名同举，分道深入，决不足以窥其本而穷其变，故于述温病学说变迁之后，复析其名实如上。

（三）伏气与外感——温病之病因

伏气外感，为温病之两大原因，深入人心，左右研究温病者之思想，逐节细绎之如下。

伏气外感说之源流

伏气外感之说，底定于章虚谷，沿流溯源，则汪石山有伏邪新感之辞，王安道、王叔和有即病不即病之别，伤寒平脉篇亦有伏气字面，《内经》冬伤于寒一节，温热家尤视为伏气之铁证。

冬伤于寒一节，意义简单，不须穿凿。《伤寒论》平脉法云：伏气之病，以意候之。今月之内，欲有伏气，假令旧有伏气，当须脉之。若脉微弱者，当喉中痛，似非喉痹也。病人云：实喉中痛，虽尔今复欲下利。案平脉法非仲景遗文，渊雷夫子谓辞气颇类叔和，义理乖张亦甚。此条所说，亦支离不可强解，王叔和伤寒例，以即病为伤寒，不即病为温病。即病不即病，为温病、伤寒分划之界线，王安道亦仅以即病不即病，别伤寒与温病。以温热家之目光观察之，则时之伤寒为外感（或新感），为感而即病。此时之温病则为伏气，为感而不即病。伏气之病，仅有温病，温病亦只有伏气一种。温病范围以内，尚无伏气外感之对立。换言之，即此时伏气外感之并存，无异为伤寒、温病之对峙，是为伏气学说之第一时期。汪石山分温病为伏气与新感两种，于是温病之原因，由一种伏气，而再增一种新感，成为两种。叶天士《临证指南》中之伏于少阴，即所谓温病，首先犯肺，逆传心包，即所谓新感温病。章虚谷之外感温热，意义与新感相近。惟章氏所指，为叶氏首先犯肺之病，与石山所指者不同，字义虽相近，而包举者有异。至是而温病由伏气一种原因，加入新感，成为两种，是为伏气学说之第二时期。

温病伏气陷入之时期，初仅冬令，冬令所伏，《内经》只出一寒字，王叔和谓其冬复有非节之暖，名为冬温之毒。《小品方》有冬温未即病，至春被积寒所折，不得发，至夏时得热，其春寒解，冬温毒始发出等语，于是冬令陷入之伏气有两种：一为寒，一为温，其非节之暖，中而即发者，名为冬温，又与中寒即发之伤寒相对待。

《内经·阴阳应象论》云："春伤于风，夏生飧泄，夏伤于暑，秋必痎疟。秋伤于湿，冬生咳嗽。冬伤于寒，春必病温。"四气所伤，惟寒病温。风暑与湿，在此亦为伏气，温热以为《内经》所论之飧泄等，虽非温病，而温病固亦有春夏秋三时之伏气。此叶天士所以有伏暑之说，而沈宗淦则直谓四时之气，皆有伏气而发者也（《温热逢源》引沈宗淦曰：伏气为病，皆自内而之外，不止春温一证。盖四时之气，皆有伏久而发者，不可不知也）。

喻嘉言《秋燥论》曰：《内经》病机一十九条，独遗燥气。他凡秋伤于燥，皆谓秋伤于湿，历代诸贤，随文作解，弗察其讹，昌特正之。大意谓春伤于风，夏伤于暑，长夏伤于湿，秋伤于燥，冬伤于寒，觉六气配四时之旨，与五运不相背戾，而千古之大疑始一决也。吴鞠通取秋燥编入《温病条辨》，而秋燥又成为温病一种。

伏气所藏之地

伏气所藏之地，王叔和谓正在肌肤（伤寒例云：寒毒藏于肌肤。喻嘉言驳之曰：辛苦之人，邪藏肌肤则有之。若膏粱辈冬不藏精者，其寒邪且有藏于骨髓者矣，是未可以一端定也）。《病源》谓藏肌骨中，与叔和相去一间，喻嘉言等谓藏于少阴，主少阴者最多，为其合乎《内经》，冬不藏精之旨也。

伏气由少阴外出，或谓发于太阳，或谓发于少阳，或谓发于阳明。柳宝诒则谓随经可发。柳氏云：邪伏少阴，随气而动，流行于诸经，或乘经气之虚而发。其发也，或由三阳而出，或由肺胃，最重者热不外出而内陷于手足厥阴。或肾气虚，不能托邪，而燔结于少阴。是温邪之动，路径多歧，随处可发，初不能指定发于何经，即不能刻定见何脉象也。

伏气藏于少阴，温热家言之已详，惟春夏秋伏久而发者，不知藏于何处，叶天士谓伏暑阻于气分，亦笼统之辞，仍未说明其潜伏之所在，若谓伏于募原，则吴又可之故智耳。

外感与时行

外感为中而即病，时行亦中而即病，以即病言之，初无二致（时行亦有谓中而不即病者，主此说者极少）。惟旧说以为外感无传染性，时行则有传染性。

《阴阳大论》曰：凡时行者，春时应暖而复大寒，夏时应大热而反大凉，秋时应凉而反大热，冬时应寒而大温，此非其时而有其气，中以一岁之中，长幼之病，多相似者，此则时行之气也。

时行二字，顾名思义，即有流行传染之意。长幼相似，益为传染之征（时行亦即天行，其详见第四节《伤寒温病时疫辨》）。时行之病，又谓之疫，疫分两种，一为寒疫，一为温疫。

伤寒例曰；从春分以后，至秋分节前，天有暴寒者，皆为时行寒疫也。

周扬俊曰：自晋以来，疑鬼疑蜮，沿陋无已。如崔行文之解温，用白术、乌头、细辛、桔梗四味，更加附子，名老君神明散，更加萤火，名务成子萤火丸。热药相投，以火济火，谁其辨诸。柳宝诒曰：此必当时有寒疫流行，用此得效，因而相传也。

陆九芝曰：疫有两种，曰温曰寒，以其病为大不相同，长幼相似，如役使，如徭役，故古人谓之役，后人称为疫，至宋以后，又称为瘟，瘟即疫也。温与寒，则疫中之两症也。

兼感

由伏气而致疾，不杂其他原因者，为纯粹之伏气温病。若本有伏气，复有新感得，谓之兼感，兼感者，伏气兼外感也。

王安道曰：春夏有恶风恶寒，纯类伤寒之证，盖春夏暴中风寒之新病，非冬时受伤过时而发者，不然，则或是温暑将发，而复感于风寒，或因风寒而动乎久郁之热，遂发为温暑也。

周扬俊曰：伏气之源，虽由冬日，然安保风之伤人，不在伏气将发未发之时乎，故兼外感者，必先头痛或恶寒，而后热不已，此新邪引出旧邪也。

柳宝诒曰：伏温之邪，由春夏温热之气，蒸动而出，此其常也。亦有当春夏之间，感冒风寒，邪郁营卫，而引动伏气，初起一二日，第见新感之象，意其一汗即解。乃得汗后表证略减，而里热转甚，昧者眩其病状，几若无可把握，不知此新邪引动伏邪之症，随时皆有。

伏气兼内伤——伏气与外感合，既知其为兼感，“伏温而兼内伤者，则因内伤而留滞，伏温不得爽达，治之不得其法，每有因此淹缠，致成坏症者。即如平时有郁气病，则肝木不畅，络气郁滞，温邪窜入肝络，即有胸板胁刺咳逆等症。邪郁不达，久而化，即蒙冒厥阴，而有昏痉之变。平日有痰饮内停者，抑遏温邪，不得疎越，郁之既久，外冒之痰浊，尚未蒸开，而内藏之津液，早已干涸。一旦热势猝发，如烈火燎原，不可措手者，亦往往有之……”（柳宝诒语）。案病邪深入，而病者素有内伤，无论是否潜伏，要皆施治棘手，柳氏所述，固不可废。

重感——重感与兼感不同，兼感为本有伏气，再遇外感，重感为本有伏藏之温气，再遇外来之温气，所谓温气，如为风寒之邪，则实际上无甚歧异。

王叔和曰：若更感异气，变为他病者，当依两感症而治之。……重感于寒者，变为温。……更遇温热，变为温毒，温毒为病最重也。……更遇瘟气，变为瘟疫。

汪石山曰：有温病未已，更遇温气，与重感温气相杂而为病。

据后世温热家之意见，以为叔和之重感于寒为兼感，更遇瘟气为时行，皆不在重感之域。

两感——张石顽曰：若两感于寒者，一曰太阳，与少阴合病。二曰阳明，与太阴合病。三曰少阳，与厥阴俱病。至水浆不入，不知人事者，六日死。然伤寒病两感者亦少，惟温病热病居多，以温病从少阴发太阳，即是两感之证。柳宝诒曰：两感证是内外合邪，温热是由内达外，其外面见证虽同，而病之来源各异，本不可同日而语也（案见证虽同，来源各异，可谓蛋中寻骨）。

伏邪

柳宝诒曰：伏邪之名，从前未经道及，自蒋问斋著《医略十三篇》，煌然著伏邪之名，而伏温一病，始昭然大白于天下，惜乎其所撰伏邪篇，历引《内经》仲景之文，既详且备，而掺入吴又可募原之论，谓伏邪即与温疫同条共贯，殊不知温疫之邪，从口鼻吸受，所受者湿秽之邪，藏于募原，则发为寒热痞闷呕恶等证。伏温之邪，从经络内袭者风寒之邪，伏于少阴，发为寒热身右之候。病原见证，两者截然不同，蒋氏不能细加审别，而伏邪论中，每每将募原说牵涉掺混。

蒋问斋曰：伏邪者，冬寒伏于募原之间，化热伤阴，表里分传，多为热证，以始得病溲即浑浊或黄或赤为据。

蒋氏历引《内》、《难》仲景之文，指为伏邪，复历引掌故为之证。蒋氏云：

《吕览礼记》，以非时之气为疫，即伏邪因感而发。

史记齐中御府长信，冬时堕水濡衣，至春病热，此伏邪化热可证（柳宝诒曰：吕览一条，既以非时之气为疫，而又谓伏邪因感而发，是将疫邪伏邪，牵合为一，蒋氏之病根在是矣）。

《太平御览》载曹植说疫气致病，悉被褐茹藿之子，荆室蓬户之人，若夫殿处鼎食之家，若是者鲜矣。此亦饥寒伤正，邪伏而后发也。

通鉴唐纪，关中比岁饥馑，兵民率皆瘦黑，至麦始熟，市有醉人，当时以为嘉端。人乍饱食，死者五之一。此人饱食，非受风寒，盖有伏邪内动也。

李东垣《辨惑论》，载壬辰改元，京师戒严，受敌半月，解围之后，都人之不病者，万无一二。既病而死者，接踵不绝，将近百万，岂俱感风寒耶。盖伏气所致耳。

元史耶律楚材，用大黄治士卒病疫，亦足见其邪之病于里也。

柳宝诒曰：以上各条所论，均系疫证，而蒋氏引之，每条牵入伏邪，其实疫证中有专病疫者，有兼伏邪者，当随证审治，若将两证牵合立论，则不特伏邪之证治不清，并疫证亦茫无依据矣。

对于伏气之批评

温病之原因，不外伏气外感两端，与虚实寒热脏腑时令等相接触，又参互错综，发生种种不同之变化，化为各种不同之说法，考其根本，仍归纳为伏气外感两端。此两大原因中，有一发生动摇，则全部温病原因学说脉络线索，悉摧毁崩断，不可收拾。

病毒入于人体致人于疾，由病体虚实等之不同，证治俱因之有异，前人所述，间亦有足多者，因不得一笔抹杀，惟未发病时之原因与已发病后之证治，不得相提并论。证治可覆按，原因多臆测。古书所说之病原，什九皆向壁虚造，伏气自不能例外。削去涂敷之伏气，无损于证治之辨析，前人之经验，依然可以吸收而应用，以切实之文字，述前人之经验，审其异同而疏通之。察其晦滞而显明之，整齐之使之有条理，支配之使之有系统，即不附以科学之解释，亦觉其切实而不泛，何必谈伏气。

日本吉益东洞等，治病主辨证用药，弃疾病之原因不谈，何以故？以原因之纷纭而无当也。谓医者果不必究心病因乎，是又不然，亦视病因学说之何如耳。荒唐之学说，舍之不足惜；精当之学说，撷取而露布之，则又学者之分内事也。温病者，若干种热病之总名，谓其学说之不妥则可，谓绝无此病则不可。关于温病之证治，诸家皆言之有物，尚非信口开河捏造，惟名实淆乱，不中绳墨，尚待整理。而用药之是否得当，其中一部分之证候，亦尚待商讨耳。欲知温病之原因，当先将温病所包含之各种疾病，分别提清，某病有某病之原因，一一辨明，不得再以笼统之说掩蔽之。古人复杂之温病，从未一一分清，逐渐将各种热性病，滥收入温病范围之内，历年愈久，范围愈扩大，学说愈分歧，故不得不以伏气等笼统之辞贯穿之，时代所限，亦无足怪。

西医论传染病，有所谓潜伏期，似可为伏气之护身符，然普通之传染病其潜伏之日期，亦不过二星期左右，绝无冬时陷入，延至春夏之理。伏气之不惬人心，古人亦有言之者，吴有性、钱天来、陈平伯皆著论驳之，为温病学说中之一隙微明。王孟英纂《温热经纬》，于陈氏学说之攻击伏气者，皆潜为削去，诚深得掩耳盗铃之术矣。（未完）

59. 温病论衡（续）

（四）伤寒温病与时行

伤寒、温病之争，为中医一大公案。而温病之与时行，时行之与伤寒，回黄转绿，复发生学说上无数之纠纷，皆尊其所闻，毁所不见。义理纷驰，骤难得其要领，兹分析而归纳之如下。

伤寒、温病、时行三者，古无明确之界限。

伤寒与温病——《内经》之论伤寒曰：热病得，皆伤寒之类也。热病之范围至广。今谓为伤寒之类，则伤寒范围之广可知。《难经》之论伤寒曰：伤寒有五，有中风，有伤寒，有湿温，有热病，有温病。则伤寒既为热病、温病等总名，又为热性病专名之一也。仲景《伤寒论》有中风，有伤寒，有温病，有风温，温病亦与中风、伤寒同冠太阳病三字，则其书为泛论中风、伤寒、温病之书，与《内》、《难》同一机阖者，又可知也。

丹波元简曰：伤寒者，外感之通称也。凡外邪之伤人，尽呼为伤寒，仲景所以命书者，只取于此已，如麻黄汤证，则对中风而立名者，即伤寒中之一证，其义迥别矣。

余师愚曰：古人以温热皆统于伤寒。故《内经》云，热病者伤寒之类也，《难经》分列五种之伤寒，《伤寒论》辨别五种之治法。叶子雨曰：古医经伤寒为外感之通称，故云凡病伤寒而成温，盖春温夏暑，随气而化，亦随气而命名也。

温病既统伤寒之内，则仅为伤寒之一证，与《难经》二曰伤寒之狭义伤寒，自相平列，若广义之伤寒，则不得平列也。古人于伤寒、温病疆界之划分，如是而已。

温病与时行——时行二字，有非时与流行之义，此处所称之时行，即为时疫之代名辞。时疫之类不齐，陆九芝分之为寒温两种，刘松峰分之为三种，叶子雨分之为四种。刘松峰曰：疫者民皆疾也，约言之，则有三焉：一曰瘟疫，二曰寒疫，三曰杂疫。叶子雨云：东坡所论之圣散子，寒湿之疫也。东垣所论，虚疫也。吴又可所论，湿热相搏之疫也。余师愚所论：暑燥之疫也。时疫与温病，清医视为绝不相同之两种病，然古人则有以为温病即是时疫者。

喻嘉言云：湿温一证，即藏疫疠在内，一人受之则为湿温。一方受之则为疫疠。

湿温为温病之一种，以后世之目光视之，则温病中之湿温与时疫，漠不相关。今西昌谓湿温即藏疫疠在内，是并湿温与时疫而一矣（叶子雨曰：喻西昌以明湿温之重者即温疫，是囿于吴又可一家之说矣）。吴又可著《温疫论》，直以温热病与时疫视为一病。

吴氏云，《伤寒论》曰：发热而渴不恶寒者为温病，后人去“氵”加“疒”为瘟，即温也。不可因易其文，以温、瘟为两病。夫温者热之始，热者温之终，温热首尾一体，故又为热病，即温病也，又名疫者，以其延门合户，如徭役之役，众人均等之谓也。今省去“彳”加“疒”为疫，又为时疫时气者，因其感时行戾气所发也。因其恶疠，又谓之疫疠。此外又有风温、湿温，即温病夹外感之兼证，名各不同，究其病则一，然近世称疫者众，书以温疫名者，弗遗其言也。

吴氏之后，有杨栗山著《寒温条辨》，辨伤寒、温病之异。刘松峰《说疫全书》。周杓元著《温证指归》，皆宗镜又可。杨氏之温病，周氏之温证，实皆又可之温疫，与温热家心中之温病不同。

杨栗山曰：（上略）凡治温病，可刺五十九穴，只言温病，未有所谓瘟疫也。后人省“氵”加疒为瘟，即温字也。省“彳”加疒为疫，即役字也，皆后人之变易耳。不可因变易其文，遂以温病、瘟疫为两病。

刘松峰曰：古人言诸瘟病者，多作温热之温，夫言温而不言瘟，似为二症。第所言与瘟病相同，则温、瘟为一病也明矣。其曰春温、夏温、秋温、冬温，总属强立名色，其实皆因四时感瘟气而成病。其曰风温、湿温、温疟、温暑者，即瘟病而兼风温、暑疟也。曰热病之发于夏者而言之耳。

周杓元曰：《溯洄集》始辨明寒温，灿如列眉，后此喻嘉言《尚论篇》云，温暑、温热之气，交互结蒸，人在其中，无隙可避，病者当之，魄汗淋漓，一人病气，足充一室。况于联床并榻，沿门合境，种种恶秽，人受之得，亲上亲下，各从其类，谓大头诸温，名状不一。（下略）

吴、杨、刘三氏，皆以为温病即是瘟病，其说当否，姑置不论。惟吴氏等心中有一定之主张，与相当之识见。周杓元则于温病之源流沿革毫无所见，全属茫然不解。瘟疫书中，此为下驷。又吴氏以湿温等列入温疫之中，而杨栗山则谓风温、暑温、湿温、秋温、冬温之名，与温病（即温疫）不相干涉，此则与又可稍异矣。

吴鞠通以温疫为温病之一。沈辛甫曰：鞠通混疫于温，实为无识。

时行与伤寒——古称伤寒为天行，亦称为时行，以与本题有关，故附论之。

《肘后方》曰：贵雅胜言，总呼伤寒，世俗因号为时行。

《千金方》引《小品》伤寒雅士之辞，云天行温疫，是田舍间号耳。

《外台秘要》引许仁则论天行病云，此病方家呼为伤寒，姚公集验，伤寒时气同毒。

准斯以谈，是晋唐以前，亦有目伤寒为时行之病者，所谓有传染性之病也。

《儒门事亲》曰，春之温病，夏之暑病，秋之疟及痢，冬之寒气及咳嗽，皆四时不正之气也。总名之伤寒。

孙应奎以六气之病，归之于伤寒，张子和以四时不正之气，总名之为伤寒。皆耐人寻味之说也。

如上所陈，则伤寒与温病，温病与时行，时行与伤寒，循环校验，皆无明确之界限也。

主张伤寒与温病有区别者之学说

清以前论伤寒、温病之区别者，综合之约有四点：为病因说、病理说、症状说、治疗说，润分述之如下。

病因说——伤寒、温病之原因，由《内经》至王安道，皆以为同起于寒，惟一则感而即发，一则感而不即发，为病因说区别之一。

王安道曰：大伤于寒即病，谓之伤寒，不即病谓之温与暑。夫伤寒温暑，其类虽殊，其所受之原，则不殊也（其他原因，详见第八期伏气外感节）。

周禹载曰：凡病伤寒最重，温热尤烈。伤寒仅在一时，温热暑疫，每发三季。案一时指冬令，余三季为温病发生之时令，时令之说，为病因说区别之二。

秦皇士《伤寒大白》，谓南方无正伤寒，于是宋佑甫辑南病别鉴，以温证及伪造之《湿热条辨》充篇幅谓南方之病，皆为温热，故号之曰南病也。柳宝诒亦谓南方无正伤寒，凡病之险且重者，皆温热病，此皆秦皇士《伤寒大白》之嗣响也。书名大白，伤寒于是乎不白矣，南北地域之划分，为病因说区别之三。

病理说——王安道云：伤寒寒邪在表，温病怫热，自内达外（方广、章虚谷略同），由外入内，与由内达外，为病理说区别之一。

《温证论》云，伤寒多有变症，温病虽久，总在一经，案传经与不传经，为病理说区别之二（温热家柳宝诒等，别有传经之说，与此相反）。

张石顽曰：伤寒自气分传入血分，温病自血分发出气分，案气分之出入，为病理说区别之三（与叶天士之气分、血分说，又略有殊异）。其他手经、足经、三焦、六经等说，详叶天士之温病观中，不复引。

症状说——王安道曰：太阳病发热而不渴不恶寒者为温病，则知不恶寒者非温病，此以恶寒不恶寒作症状之区别也。张石顽曰：凡初病不恶寒，便发热烦渴，三四日间或腹满，或下利者，此温病也。若先恶寒发热，三四日后表邪传里，变烦渴者，此又伤寒热邪传里，而显内实也。案王安道所辨，为初起之症状，此则论三四日以后之证状也（与周禹载说略同）。

柳宝诒曰：温病如邪出太阳，亦见太阳经证，其头项强痛等象，亦与伤寒同，但伤寒里无郁热，故恶寒不渴，溲清无内热，温邪则标见外，而热郁于内，虽外有表证，而里热先盛，口渴溲黄，尺肤热，骨节疼，种种内热之象，皆非伤寒所有。其见阳明、少阳见症亦然。案此就六经表里，以别伤寒温热之症状也。第七期中，陆九芝先生论伤寒、温病之区别甚详，可参阅。

治疗说——王安道曰：伤寒与温病热病，其攻里之法，若果是以寒除热，固不必求异，其发表之法，断不可不异也。案此谓伤寒、温病之治，异在发表也，发表之异，在药性之寒热。

吴鞠通曰：伤寒由毛窍而入，始足太阳，足太阳膀胱属水，温病由口鼻而入，始手太阴、太阴金也。温者火之气，风者火之母，火未有不克金者，烛其为火之病也，而凉之寒之。（下略）

章虚谷曰：伤寒邪在太阳，必恶寒甚，传至阳明，其邪化热，不恶寒，始可用凉解之法。若温邪为阳，只宜轻散，始解表用辛凉（各家学说尚多，兹从略）。

主张温病与时行有区别者之学说

杨栗山等所说之温病，以温热家目光视察之，殆所谓口温病而心瘟疫者欤，此处所说之时行，所指仍为时疫。

柯韵伯曰：温热利害，只在一身，瘟疫利害，祸延乡里。

周禹载曰：一人受之，则谓之温；一方受之，则谓之疫。

黄坤载曰：温病者一人之病，非众人之所同，其州里传染，众人同病者，谓之瘟病。

柳宝诒曰：温疫之邪，从口鼻吸受，所受者湿秽之邪，藏于募原，则发为寒热痞闷呕吐等证，伏温之邪，从经络内袭，所袭者风寒之邪，伏于少阴，发为寒热身疼之候，病原见证，两者截然不同。

陆九芝曰：明乎传染之有寒有热者为瘟疫，即知不传染而有热无寒者为温病，其所以异于瘟疫者，只在此不传染之三字。

主张时行与伤寒有区别者之学说。

《千金方》引《小品》，谓时行是伤寒之俗号，然此为《小品》之意见，非孙真人之意见，孙氏固以为伤寒非时行温疫也。

孙真人曰：论治者不判伤寒与时行温疫为异气，云伤寒是雅士之辞，天行温疫，是田舍间号耳。不说病之异同也，考之众经，其实殊矣，所宜不同，方说宜辨。

喻西昌曰：伤寒之邪，由外廓而入，温疫之邪，则直行中道，伤寒邪中外廓，故一表即散，疫邪行在中道，故表之不散。

吴又可曰：夫伤寒必有感冒之因，时疫初起，原无感冒之因，伤寒投剂，可一汗而解。时疫发散，虽汗不解。伤寒不传染于人，时疫能传染于人。伤寒之邪，自毫窍而入，时疫之邪，自口鼻而入。伤寒感而即发，时疫感久而后发。伤寒汗解在前，时疫汗解在后。伤寒投剂可使立见汗，时疫汗解，俟其内溃汗出，自然不可以期。伤寒解以发汗，时疫解以战汗。伤寒发斑为病笃，时疫发斑为外解。伤寒在经，以经传经，时疫以邪在内，内溢于经，经不自传。伤寒感发甚暴，时疫多有淹缠二三日，或渐加重，或淹缠五六日，忽然加重。伤寒初起，以发表为先，时疫初起，以疏利为主，种种不同。其所同者，伤寒时疫，皆能传胃，至是同归于一。(未完下期载作者之意见)

60. 温病论衡（续）

作者之意见

伤寒、温病、时行，皆疾病之集团也。伤寒有五，几成套语。温病概风温、湿温之类。时行涵葡萄瓜瓤诸瘟。征诸旧说，则所包皆不止一病，冠以集团之类头衔，固名实悉称者也。三者之所包罗，既不止一病，则所包之病，得无有相同者，或伤寒与温病同，温病与时行同，时行与伤寒同，苟有所同，则三者相异之藩篱，即有崩决之倾向，而以温病与伤寒对抗者，将自显其悠谬。以时行与伤寒为绝相同者，亦将自呈其败缺也。

叶天士以后，言温病者多其支流。今之所论，亦以叶氏一派为标的，叶氏以后之湿温，考其症状，实为远西之肠窒扶斯。而丁福保氏等，则以肠窒扶斯之证状，为在伤寒论中。

丁氏曰：轻症肠窒扶斯，即古书之所谓太阳病也。若轻症不愈，而变成重症，其热为稽留状，或往来，或间歇者，即古书所谓转少阳也。病重者其热稽留而不往来，即古书所谓阳明症也。若合并胆液、热肠、胃热者，即古书所谓少阳病胸胁苦满，或太阴病腹满是也。迁延神经热，即古书所谓少阴病也（下略）。

丁氏以肠窒扶斯为伤寒，渊雷夫子以湿温为肠窒扶斯，章师次公以肠窒扶斯为湿温，其所编之医案讲义中有曰：湿温症……按之西医籍，亦甚吻合。已故西医钱崇润之言曰：伤寒病人之心脏，易为伤寒杆菌所侵害，故易于心脏衰弱。(下略)。

一则湿温，再则伤寒，此处之伤寒，为肠窒扶斯译名之一。两两对举，则肠窒扶斯非湿温而何？由是言之，伤寒湿温肠窒扶斯者，一病而三名也。故渊雷夫子谓湿温即是伤寒，伤寒即是肠窒扶斯，病名有三，实为一病。温病中居重要地位之湿温，已与伤寒一贯，则伤寒、温病之间，宁复有鸿沟可划耶。近人有谓肠窒扶斯不当译作伤寒者，然考其证状，固多与大论合，使症状不相符，则虽强名之曰伤寒，其势不可得，症状而合矣，则字之曰伤寒也庸何伤。

温病与时行之区别，在乎传染与不传染，然湿温即肠窒扶斯，为传染病之一，是传染病与否，又不足以界限温病时行也。喻嘉言云一人受之则为湿温，一方受之则为疫疠。盖亦知湿温有传染性也，喻公精思冥悟，其妙契如此。

丁福保氏曰：据《素问》、《难经》之说，则知伤寒为发热病。据仲景之说，则知伤寒为传染病。盖必发热传染二者相兼，而后伤寒之条件完成也。惟伤寒能传染，是以古人称为天行，实已得其真相，故就传染一点观察，则伤寒时行，亦无庸各立门户矣。

要之，伤寒、温病、时行三者，为热性病之三个集团，实皆含有传染病，故不免有相同之病而无从严分界限，然三集团所含之病并不一致，因不一致，故三种病亦不能绝对视同一病也。故谓三种病绝对不相同，则以共有传染病，此说绝不能成立。谓三种病绝对相同，则所含之病不一致，其说亦不能成立。质言之，则三种病虽不能谓为绝不相同，然以含量之不一致，则正有不同可言，所谓不同，不在整个伤寒集团，与整个温病集团之不同，而在伤寒集团中所含之某一部分病，与温病集团所含之某一部分病不同，非全体之不同，乃局部之不同，故伤寒等三集团既不能谓为整个相同，亦不能谓为整个相异。一一考察其所含之疾病，同其所同异其所异，斯不主故常，无所偏执矣。

关于伤寒、温病、时行异同之意见，略具于是。有不惬于理，不安于心者数事，一为寒温之检讨，二为伤寒之范围，三为南方无正伤寒，请为读者毕其辞。

伤寒温病，简称寒温。然伤寒证候之全经过，未必皆寒。温病症候之全经过，未必皆温。温寒之证候，可分为寒温两大端，温病之证候，亦宜分为寒温两大端，此吾之所谓寒温，非杨栗山等伤寒只有寒，温病只有温之寒温也。握刀圭以施治者，自不能囿寒温两字而不变。吴鞠通谓烛其为水之病也，而温之热之，烛其为火之病也，而凉之寒之。鞠通以为伤寒皆当温之热之，故但见大论有桂、麻诸方，而不见大论有芩、连、膏、黄诸方。以为温病皆当寒之凉之，故条辨经纬，药皆偏凉，所录温散诸方，取其温散寒湿，并不用以以救逆，备员充数而已。非于元气脱，急待救逆之际，有真知灼见于其间也。故下焦篇所列复脉、救逆两方，皆软弱依违，全不得力也。湿温用参附之法，录之如下：

湿温月余，身热汗多，神识模糊，谵语郑声，唇燥口干，不欲饮，谷食不进，舌苔干腻，脉象沉细，此湿邪久困太阴，陷入少阴。湿为阴邪，最易伤阳，卫阳失于外护，则汗多，浮阳越于躯壳，则身热，神不守舍则神糊，与热入心包者，有霄壤之别。动则微喘，胃气不纳也，十余日未更衣，此阴结也。脉证参合，正气涣散，阴阳脱离，即在目前。急拟参附回阳，龙牡潜阳。苟能阳回神定，庶可望转危为安之幸。

别直参　熟附块　生牡蛎　大砂仁　仙半夏　炙远志　花龙骨　朱茯苓　炒枣仁　北秫米　浮小麦

渊雷夫子谓湿温阴证，当用附子。此案从丁甘仁先生医案中录出，其用意与渊雷夫子不谋而合。次公师云："录此案以见湿温症、谵语神昏、唇燥口渴，有用参附之法。湿温症三候以前，医者果能头头是道，丝丝入扣，本非难医之病。若一月以后，则难于应付矣。病人等是神昏谵语，而此间有虚实之分，等是烦躁口渴，而此间有寒热之判，稍一不慎，功亏一篑。甘仁先生此案，病者脉已沈细，其为当温当补，固显然已知。倘病人脉大而软，则淆乱医者思路，再有胆识，尚不难毅然以参附与服。若在市医，则顾虑其苔腻不当补，怀疑其神昏不当温，徘徊稳健之途，而病人死矣。"

叶子雨曰：寒暑异治，血气攸分，是固然矣。若不明互根之理，极力界划，反有寒暑倒置之祸。细读《素问》诸热论、仲景伤寒论，便不合汉斯言。所谓互根，以旧说言之，譬如人受寒而病热，此热根于寒而来热，极或变为少阴寒证，此寒又根于热而来。若中阴留府，转为热证，则此热又根于少阴寒证而来，寒热之变动不常，时相因袭，此之谓互根。然则目伤寒为全属寒证，目温病为全属温证者，不思之甚矣。

湿温有适用参附之证，已如上述。然读者遇湿温时，宜细心诊察，若贸贸然与以参附，则易肇意外，武断之与胆识，盖貌似而神异也。

章太炎先生曰："伤寒是广义之伤寒，非专指发热恶寒一种，而自唐以来，或以狭义视伤寒论，如唐孙思邈《千金翼方》，首谓伤寒全论不过三方，桂枝、麻黄、大青龙是也，其余均为救逆之方云云。余意不然，若小青龙汤，亦岂为救逆者乎。又如金刘河间以为伤寒论只论伤寒，与温病无干，讵知伤寒论提纲中，已说明太阳病发热而渴不恶寒者为温病乎。"又曰："观仲景序论云，宗族数百人，十年之中，病伤寒而亡者过半，则非一种伤寒可知。"又曰："虽未能尽诸病，庶病可见知源。若能寻余所集，思过半矣。苟其中不涉温病，何能思过半耶。"

《温热经纬》中有仲景伏气温病篇、伏气热病篇等，是王孟英亦知仲景书中有温病，足为仲景书中有温病之反证。然伏气新感，仲景之所不言，孟英割取伤寒、金匮，为仲景伏气温病、仲景伏气热病诸篇，或指为伏气，或为外感，则凿空逃虚，吾所不取。叶子雨评之曰：

节录阳明篇病兼表里客热上乘于心之栀子汤证，客邪聚中焦，经气燥热之白虎加人参汤证，及猪苓汤禁一条，又摘寒热虚实偭语十一条中之三阳合病一条，谓是伏气，至夏至后而发者之热病。嗟乎！仲景论中，六经治法，井然不紊，示人以活法，奈何方中行等不探奥旨，各逞私说，海宁竟指此为伏气，彼为外感，逞才穿凿，颠倒是非。所谓伏气，究属何气，又不能实有指归，可宝之书，臆断若是，况下此者乎。（下略）

秦皇士《伤寒大白》谓仲景之书，不可治南方之病。陆九芝先生辨之曰：

夙闻松江秦皇士有《伤寒大白》一书，以谓《伤寒论》

之难白者，得此可以尽白。而惜无由求白于皇士也，取而读之乃知其意。盖谓仲景所用桂、麻，乃治河北、长沙、北方冬月之病，江浙东南，为南离己午地，患此绝少，故以春夏秋冬分隶南北，谓清里同而发表异，教人以桂、麻二方，只可施诸北方冬月，不治春夏秋三时南方之病。篇中不厌重复，一则曰冬月北方，再则曰北方冬月，一则曰三时南方，再则曰南方三时，夫桂、麻二方，诚有不宜于三时者，即北方亦何尝不然。若南方而感风寒，未成温热，即三时亦未必定无桂、麻证。而其一再而言之，直若北方独有冬月，南方只有三时，何其悖也。况其凿分南北，则其于南北方位，当必有厘然不爽者，乃问其所谓北方者何，则长沙也。长沙即湖南长沙府，以方舆计之，正与江浙毗连处，东西相望，且略迤南。乃以湖南改作河北，则似长沙不在洞庭之南，而在大河之北矣。问其所指为南方者何？则江浙也。江浙之地，但可曰东，不可曰南，乃以震巽之间，直移诸南离己午。则似江浙不在大江之左，而在岭表之南矣。不特此也，仲景南阳人，长沙乃其所历之官，当其守长沙也。宗族五六十人，未必皆死，则论仲景者，自当就南阳言之。南阳即今河南南阳县，于汉时为涅阳，以方舆计之，亦与江南宝应一带，东西相望，况其所据以北方者，且不在南阳，而为长沙乎。凡论地理，当就天下之中，以定南北而分东西，长沙江浙，就天下之大论之，实亦相去不远，非真南北迢迢，东西亘亘，有万里之隔也。而人之于病，病之于药，亦何至有宜于此者必不有于彼，宜于彼者必不宜于此哉，乃将千古以来一定不易之地舆，信手改南作北，指东为西，而江浙之地，遂自此无桂、麻证。于是南人无伤寒之说，遂盛行于江浙间，今乃知始作俑者，即不识南北，不辨东西之秦皇士，而伤寒论于是乎大不白于天下矣。（未完。）

61. 温病论衡（续）

（五）清代温病书中所包含之疾病

循名责实，已知温病为一疾病之集团。则此集团中所包含之疾病，固一一辨析，以求彻底之明了。然温病之范围，广大无垠，欲取古今一切温病而辨析之，则执笔匆匆，势所不许。姑以有清一代为限，而取材于叶吴陈王诸书，故题为清代，实不如题为叶派，为符其论点之实也。在研究温病者，以为温病只有叶派，仿彿叶派即足为温病之代表时，宜标举叶派以外之温病，以正其观念。若已知此，则专取叶派之学说，作单独之剖析，亦无所不可也。吾非讥弹叶派者也，求事理之真相而已。

天士温证论，统称温邪，中段出一湿温。吴鞠通《温病条辨》，列温病之大纲凡九：为风温、温热、温疫、温毒、暑温、湿温、秋燥、冬温、温疟。孟英《经纬》有《内经》伏气温热篇，仲景伏气热病篇，叶香严三时伏气外感篇，陈平伯外感温病篇，薛生白湿热篇，余师愚疫证条辨，其范围至为广泛。研究时须将《内经》、仲景、余师愚等一律撇去，则叶派之真面目，水落石出，而论点亦有籓篱，不致泛滥无所归。诸书所包含之疾病，以新学说考之，则至少有下列若干种疾病：

肺炎——叶氏《幼科医案》曰：风温者，治在上焦，肺位最高，邪必先伤。俗医见身热咳喘，不知肺病在上之旨。又曰：先受温邪，继为冷束，咳嗽痰喘最多，夫轻为咳，重为喘，喘急则鼻掀胸挺。案鼻掀胸挺，皆肺炎危象也。

《温病条辨》曰：太阴温病，脉浮大而芤，汗大出，微喘，甚至鼻孔扇，案此亦肺炎也。

陈平伯曰：风温证身热痰咳，口渴，神迷，手足瘛疭，状者惊痫，脉弦数者，此热劫津液。金囚木旺，案此肺炎之剧期也。温邪犯肺之轻者，或为流行性感冒，或为支气管炎。小儿患流行性感冒支气管炎者，易成肺炎，肺炎剧则有脑症状，此所谓热传心包也。

肠窒扶斯——《温病条辨》曰：头痛恶寒，身重疼痛，舌白不渴，脉弦细而濡，面色淡黄，胸闷不饥，午后身热，状若阴虚，病难速已，名曰湿温。案午后发热，谓午后热度升高，此肠窒扶斯之热型也。

发疹窒扶斯——为著名传染病之一。在发病后约第五日，生蔷薇疹，始自下腹，继及肩背，蔓延胸部，次届上肢，自前膊屈伸两侧，以至手背。在下肢则延及足背，大腿前侧，发疹最弱，颜面则或有或无，疹色淡红，帽针头大，属充血斑，压则褪色，其后变出血斑，带污红色，加压亦不退色，故有血斑伤寒之名。血斑之外，有带青红色小斑，及大小不一之皮肤与皮下组织之出血斑（旧说以小而尖透者为疹，大而平坦者为斑，其实同属一病。惟麻疹之疹，与此病不同）。《温证论》曰：春夏之间，疹为甚……若斑色紫、小点者，心包热也，点大而絮，胃中热也。黑斑而光亮者，热胜毒盛，虽属不治，若其人气血充者，或依法治之，尚可救。若黑而晦者必死，若黑而隐隐，四旁赤色，火郁内伏，大用清凉透发，间有转红成可救者。若夹斑带疹，皆是邪之不一，各随其部而泄。案此条必有发疹窒扶斯在内。

《临证指南》曰：伏气热蕴三焦，心凛热发烦渴，遍体赤斑，夜躁不寐，两脉数搏。案此发疹窒扶斯也。

猩红热——《温热逢源》曰：又有一种烂喉丹痧，此于伏温之中，兼有时行疫毒，发热一二日，头面胸前稍有痧疹见形，而喉中已糜烂矣。案烂喉丹痧，即猩红热。柳氏以此病为伏温外窜血络。

脑脊髓膜炎——《湿热病篇》曰：湿热证三四日，即口噤，四肢牵引拘急，甚则角弓反张。此湿热侵入经络脉隧中，宜鲜地龙、秦艽、威灵仙、滑石、苍耳子、丝瓜络、海风藤、酒炒黄连等味。案角弓反张，大抵为脑脊髓膜炎。

丹毒——《临证指南》曰，近日面颔肿胀……况头面咽喉结邪，仿东垣普济消毒意。案此即俗所谓大头瘟，为丹毒症状之一。

陈平伯曰：风温证身热咳嗽，口渴胸痞，头目胀大，而发泡疮者，案此亦头部丹毒之病。

霍乱——《温病条辨》曰：湿伤脾胃两阳，既吐且利，寒热身痛，或不寒热，但腹中痛，名曰霍乱。案此即旧说所谓寒霍乱，乃真性霍乱也。所谓热霍乱，乃急性胃肠炎，别是一种。

又曰：卒中寒湿，内挟秽浊，眩冒欲绝，腹中绞痛，脉沉静而迟，甚则伏，欲吐不得吐，欲利不得利，甚则转筋，四肢欲厥，俗名发痧，又名干霍乱。

痢疾——《温病条辨》曰：湿温内蕴，夹杂饮食停滞，气不得运，血不得行，遂成滞下，俗名痢疾，古称重证，以其深入脏腑也。“湿热病篇”曰：湿热内滞太阴，郁久而为滞下，其证胸痞腹痛，下坠窘迫，脓血稠黏，里结后重。

疟疾——古以温疟为温病之一。其证为骨节疼烦，时呕，其脉如平，但热不寒，名曰温疟，实际上此是一种热性病，并非疟疾。即《内经·疟论》中所说之疟，大部分亦非真正之疟，特冒以疟之名而已。故温病中列有疟疾，实际上反无此病。

中暍——中暍或称中暑，以其多病于暑令，而暑气为病也。西译作日射病，以道路往来，受日射而晕仆者多也。然工作于热度极高之处，亦往往患此，则日射二字，微嫌其隘矣。此病在条辨、经纬中，皆有之，不一一胪举。

耳下腺炎——《温病条辨》云，温毒咽痛喉肿，耳后肿，颊肿，面正赤或喉不痛，但外肿甚，则耳聋，案此耳下腺炎也。

黄疸——温病发黄者极多，热性病经过中往往有此。

肋膜炎——《温病条辨》云，伏暑湿温肋痛，或咳或不咳，无寒但潮热，或竟寒热如疟状。原注云：伏暑湿温，积留支饮，悬于肋下，而成肋痛之证甚多云云。案此肋膜炎也，患真性肺炎者，往往波及肋膜，因之续发肋膜炎。

准斯以谈，则叶派所说之温病中，至少已含有上述之若干种病。为明晰起见，自宜将各种病一一分列。以为诊断治疗之标准，然肺炎、窒扶斯等，皆为西医病名，为适合国情起见，不得不另觅途径，其一为重订病名，其一为研究证候学，重订病名。最低限度须规定其证状及诊断之要点，使病名之定义有限制，则一病数名。一名数病之弊，一扫而空。凡可以达此目的者，度举国皆一致赞同也。

叶氏温病中所包含之疾病，以肺炎等及肠窒扶斯等为骨干，尤注重于肺之一系，故温证论以温邪犯肺为纲领。第七期中愚曾谓肺系温病，不应承认其为温病。然应择何种病名以名之，则悬而未决，盖伏气新感之病因说，伤寒温病时行之比较，以及寒温之问题，有一不决，则此悬案之解决，仍有窒碍。

叶氏所说之肺系温病，其轻者为流行性感冒为支气管炎，其重者为肺炎，流行性感冒与支气管炎，古称伤风。肺炎则即《金匮》之肺胀。叶氏指南云：

襁褓吸入温邪，酿为肺胀危症。——温热门4

又云：

风温喘急，是肺痹险症。——肺痹门13

先寒后热，咳呛，是春月风温肺病，风为阳邪，温渐变热，上受热气，肺痹喘急。——胎前门15

考肺痹与肺胀相类。

《素问·玉机真脏论》云：风者百病之长也。病入舍于肺，名曰肺痹，发咳上气。

“五脏生成篇”云：白脉之至也，喘而虚，名曰肺痹。寒热得之。

“痹论”云：肺痹者，烦满喘而呕。又云：湿气喘息，痹聚在肺。

《素问》所说之肺痹，以咳喘为主证，其重要之原因，为风为寒热，盖亦肺炎之类也。叶氏或称肺，或称肺痹，则犯肺温病中之肺炎，不妨以肺胀或肺痹名之。

研究证候学者，以证候为主体，如戴北山之《广温热论》分表证、里证，为施治之大纲。中医治病，本以辨证用药为主，所谓病名大部分为证候名，故重订病名一时不能实现，则讲求辨证用药实事求是，亦其次要者也。（未完）

62. 温病论衡（续）

（六）叶派温病治术之批评

尝谓天士之学，出于喻西昌为多，而温病滋阴之法，尤与西昌默契而合符也。西昌之论温证曰。

缘真阴为热邪久耗，无以制亢阳而燎原不息也，以故病温之人，邪退而阴气犹存一线者，方可得生。然多骨瘦皮干，津枯肉烂，经年始复未病之体。

以此杂天士、鞠通书中，几不辨楮叶，何其神似之至于斯也，天士主滋阴之说，刺取而条列之如下。

温邪逆传膻中……必兼滋清。——温热门30

高年热病……当滋清去邪。——同上19

甘寒清气药中，必佐存阴。——13

邪虽外达，阳气亦泄……当以育阴清热为主。——47

阳中伏邪……与育阴清邪热法。——53

温邪久伏少阴，古人立法，全以育阴祛热。——53

肾阴不承。……议以三才阳滋水制热。——54

至其所滋阴之理则不外阴虚液涸。故云风温热灼之后，津液未复。——风温门9

温邪发热津伤。——温热门6

邪入心包络中，深怕液涸神昏。——19

阴液已涸，舌强音缩。——36

阳根未固，阴液渐涸。——57

承叶氏之遗说而祖述之者，皆以滋阴为治温之要著。

吴鞠通曰：热病未有不耗阴者，其耗之未尽则生。盖则阳无留恋，必脱而死也。真能体味斯言，思过半矣。汪讱庵曰：叶氏必以保津液为要。

王孟英曰：（阴）耗之而未尽者，尚有一线之生机可望。若耗尽阴竭，如旱苗之根已枯矣。沛然下雨，亦曷济耶。

吴坤安曰：大抵温热之证，阴精内耗，强阳无制，新邪一触，则燎原之势直从里发。故初起即见，壮热烦渴，口干舌燥等证，而以存津液为要旨。

叶氏子雨，对滋阴疗法有微辞，陆九芝则深致不满，痛加惩创。

叶子雨曰：治温暑保津液，固为第一义，知泻其阳之有余，即所以补其阴之不足，则进乎道矣。

陆九芝曰：急去热邪，阴始可保，一去其热，阴即不伤。

又曰：盖人之所病者寒也。只去其寒与温热，其人而阴本不虚者，无伤也。即其人而本属阴虚者，亦无恙也。乃不防其阳盛伤阴，而独防阴虚邪恋，于是防其劫津，防其发疹，防其风动，其热入心包，至末而防其脱。夫既曰劫、曰发、曰入，则自有劫之、发之、动之、入之之物。在不去其劫之、发之、动之、入之之物，而药反留邪以劫津，引邪以发疹，助邪以动风，领邪以入心包。而同归于脱，防云何哉。阳之方盛，徒曰存阴，阴既不能以此微之药而存，而三五日间阳邪之足以伤阴者，方且势如奔马。涸液枯津是其阴之伤于药后者，不更甚乎。总之，使病速去，阴始不伤，欲保其阴，必速去病，去病之药，十余味耳，亦甚平常，并非险峻，有历验者，非空言也。

又曰：然则生地、石斛，将始终不可用乎，则又非也。当夫芩、连、石膏两三剂后，热退身凉，神清脉静，得此八字佳。已出死关，而津亏液伤，元阴尚难遽复，稀粥烂饭，胃纳始得微开，即以生地养阴，石斛养胃，徐徐而作善后之图，亦为要药。只是迟早先后间，则有确乎其有不可易者。《临证指南》中温热门席姓一案，叶氏谓古人立法，全以育阴祛热，仿河间浊药轻投法，不为上焦热阻，下焦根柢自立，冀其烦躁热蒸自缓，用药则熟地之炭，远志之炭，淡苁蓉、川断、五味等补肾敛涩之药，腻膈留邪，卒至不救。以生地滋阴，取其甘寒多液，易为熟地，烧之成炭，则尤育阴之下乘矣。

滋阴之法，导源于朱丹溪。然丹溪之治温热病，无一滋阴方。又谓黄连、黄芩、栀子、黄柏降火，非阴中之火不可用，其证当否姑置不论，然丹溪之意可知矣。故天士滋阴之法，非纯乎丹溪者也。袭古说而遗其半，以移治不可滋阴之病机，则其悖谬而偾事也固宜。

老友赵锡庠君，有急性热病之滋阴疗法一文，源流清晰，辨析精微。赵君为余最心折之一人，此文尤一读一击节，余与赵君倾盖订交，六年如一日，是殆乔答摩之所谓夙缘欤。叶氏以辛凉轻剂治犯肺之温病，寻常感冒，或足以了之，若肺胀（此处以肺胀代肺炎）则轻剂无能为力。故陆九芝曰：

果如其说，则所称温热者，不过小小感冒，即俗所谓小风热温。如目赤颐肿喉梗牙疼之类，却只须辛凉轻剂，其病立愈。然何以不出数日，遽入心包，为一场大病，以至于死。若不数日而病即入心，即可死者，则必非如其所说，只须轻剂之辛凉，且何以如其所言，不即愈于辛凉之轻剂耶。

盖可以辛凉轻剂愈之者，不过如九芝先生所说之小风热、小风温，而辛凉轻剂所不能愈者，则肺胀之类也。以轻剂统治一切，此叶吴之所以流毒于无穷也。九芝先生以葛根芩连治温病，此但可以疗肠窒扶斯耳，肺胀则亦非其治也。故渊雷夫子曰：

九芝先生痛斥吴瑭，诚非无的放矢，然以葛根芩连为温病主方，犹未得为定论。观温病、风温之证候，舍麻杏甘石及白虎，殆无的当之方矣。

渊雷夫子以此两方治仲景之所谓温病、风温，固坚卓不易，以麻杏石甘移治叶派温病中之肺胀，亦巧合无间。

《金匮要略·肺痿肺痈咳嗽上气病脉证治》第七，有肺胀三条，喘而躁者，属肺胀。欲作风水，发汗则愈。

咳而上气，此为肺胀，其人目如脱状，脉浮大者，越婢加半夏汤（渊雷夫子曰：“此条证候，是毛细支气管炎及肺炎，其咯痰呼吸，非常困难，又易成水肿。此因呼吸困难肺循环郁血，引起全身性郁血故也。”越婢汤为麻黄、石膏、半夏、生姜、大枣、甘草）。

肺胀，咳而上气，烦躁而喘，脉浮者，心下有水，小青龙加石膏汤主之。

上气，面浮肿，肩息，其脉浮大。不治，下利又加甚。案：此节注家亦释为肺胀。丹波元坚云：肺胀一证，诸家未有云后世某证者，考下文云：肺胀咳而上气。又云：咳而上气，此为肺胀。由此观之，即后世所谓呷嗽、哮嗽之属。巢源云：痰气相击，临嗽动息，呼呷有声谓之呷嗽。《本事续方》云：哮嗽如拽锯是也。渊雷案：呷嗽、哮嗽之证候，即支气管性气喘，支气管性气管炎及支气管性肺炎也。

以旧说考之，则肺胀之所包含，不止肺炎一病，以肺炎属肺胀，则事理俱惬，以肺胀为肺炎，则不合逻辑。故吾以肺胀名肺炎，亦假定之辞耳。(下期续完)

(以上六篇见《中医新生命》1935 年)

63. 叶天士临证指南

我初学医的时候，因为有一位亲戚而兼医生，劝我读叶氏《临证指南》。于是我规定每天下午二至三时，细细地研读。丹黄细披，煞费心机，虽然万万谈不到像孔子那样韦编三绝，但确乎用过许多精神，后来知道《临证指南》不是上乘的医书，就决心放弃，在读者当中读过此书的或许很多，因此我以漫谈的态度，来谈说这一部流行极广的书。

叶氏生平并无著述，这几卷指南，也是锡山华岫云，在叶氏身后代为编刊的。现在通行的有徐灵胎评本。医案付梓时，恐怕已经编刊者删改。徐灵胎说：“向时阅此老亲笔案，每多假借偏造之谈，而文理亦有不贯串处，今所刻诸案，不但文理通达，兼之笔力洁净明达。近日‘时文家’亦不能望其万一。”据此可知《指南》已经编刊者删润。

徐氏对于此书的批评，有许多中肯的地方，王士雄是宗师叶天士者，在《归砚录》里，曾予徐氏以反驳，但所驳都是支节问题。坊间印行徐灵胎三十二种，将《归砚录》攻驳徐氏的地方，抽出单行，题为叶案批谬，凑入三十二种。

陆九芝先生，在《世补斋文集》卷十一有“评临证指南席姓案”，另有评驳《临证指南》一种，未成书，见陆润庠“世补斋医书后集跋”。陆润庠说：“庠行年七十矣，得见是书——指世补斋后贪娄——之刊成，已属幸事，而是书之外，尚有评驳《临证指南》一种，为先公未成之书，尤思天假之年，得解赞组，以余暇续成之，不识能如愿否也。”（未完）

（见《中医新生命》1936年）

64. 瘟疫研究（一）

（一）引　言

所谓瘟疫，是有传染性的疾病。直接地说，就是传染病，实际上，大抵指急性传染病。古书上都有这种观念。

《素问·六元正纪大论》“温疠大行，远近咸若”，“刺法篇”“余闻五疫之至，皆相染易，无问大小，病状相似”。

伤寒例“一岁之中，长幼之病多相似者，此则时行之气也”。

《巢氏病源》“民多疾疫，病无长少，率皆相似”。

《伤寒总病论》“疫气之发，大则流行天下，次则一方，次则一乡，次则偏著一家”。

《活人书》“一岁之中，得病无分长幼，率皆相似”。

《丹溪心法》“温疫众人一般病者”。

《伤寒全生集》“长幼率皆相似，互相传染者”。

《张氏医通》“发则一方之内，沿门阖境，老幼皆然，此大疫也。亦有一隅偶见数家，或一家止一二人或三五人病者，此常疫也，即如痘疹麻斑之类。或越一二年或三五年一见，非若大疫之盛行，所以人不加察耳”。

王汉皇医存“传染诸疫皆温疫，传染之疟疾、泻痢、患目痧疹、疥癞、霍乱、翻胀，皆温疫类也”。

从上面所引征的书归纳起来，可以得到两种意思，一种是瘟疫有传染性，一种是无分老幼，病状相似，这样，才成其为传染病。虽然传染病的意义，还不止此。瘟疫并不是一种病，它里面所包含的疾病很多，所以我认为瘟疫是许多疾病的集团，这一点留到下面再说。

我为什么不用《温疫论》之“温”字，而用这个“瘟”字呢，这有一点用意在内，因为用温字容易引起误解，在古时只要是传染病，都不妨称为温疫。莫枚士研经方说，“温者蕴也，疫者役也。苟有蕴蓄在内，而其病如相役使者，不论寒热皆得称为温疫，不必泥看，能知此义，而后百家之言温疫者，可一一以意逆之也”。所以一部分古书都定着温疫，无论疫之寒热，都称为温疫。另一部分以温疫与寒疫对立，后来有以温疫为专指热证，另外以寒疫指寒证，这个意思，陆九芝说得最明白，他说：

“夫疫有两种，一为温之疫，一为寒之疫，若既论疫，则疫之温者宜寒，疫之寒者宜温，各有治法”。

为避免这种病情寒温的纠纷起见，所以我不用温字而用瘟字，在古书上也有将瘟字当作寒温之温字解释的，但绝对少数，所以我现在就以瘟疫二字连起来，作为题目。

（二）释　名

释名是解释瘟疫一名的意义，以及与瘟疫有关的病名，我们依次解释下去。

疫　吴又可《温疫论》“又名疫者，以其延门合户，如徭役之役，众人均等之谓也，今省文作殳，加疒为疫”。

陆九芝《瘟疫病说》“《说文》疫民病也，从疒役省声，小徐系传，若应役然。释名，疫，役也，言有鬼行役也，一切经音义注引字林。疫，病流行也，此即《内经·刺法论》所谓五疫之至，皆相染易，无问大小，病状相似，亦即仲景原文所谓一岁之中，长幼之病多相似者也，惟其大小长幼，罔不相似，故曰皆病，惟其皆病若应役然，故谓之疫”。

瘟　陆九芝瘟疫病说“其在宋元时，则不名为疫，而名曰瘟。苏公雪夜诗云，稍厌冬温聊得健，盖以俗传有雪厌瘟疫之语，此亦指皆病之瘟言之也”。

在古书上，瘟疫或称天行，或称时行，或称时气，例如——

天行　陈延之《小品方》云“伤寒雅士之辞，天行疫瘟是田舍间号耳，不说病之异同也，考之众经，其实殊矣”。

时行　《巢氏病源》“时行病者，非其时而有其气”。

时气　《巢氏病源》有时气病四十三论。

娄英《医学纲目》“凡言运气，皆谓一岁之中，长幼之病多相似者，俗谓之天行时气是也”。

陶华《伤寒全生集》，“若四时天令不正，感而为病，长幼率皆相似，互相传染者，此名时气。夫时气者，一日时疫，盖受天行疫疠之气而为病，乃非伤寒比也”。

此外还有“疠”、“瘴”、“注”、“毒”、“痧”、“翻”、“挣”七种，其实也是瘟疫，我们再依次一种一种来解释。

疠　疠有两种解释，一种是指恶疮麻风之类，如《礼记》“民多疥疠”。一种是指瘟疫，如《左传》哀元年，“天有灾疠”注，疠，疾疫也。又《周礼》疾医“四时皆有疠疾”，也是指瘟疫，所以疠的一部分是指瘟疫。

疫字与疠字时常连用，这也是疠即疫之一种证据。《巢氏病源》疫疠病候云“其病与时气温热等病相类，皆由一岁之内，节气不和，寒暑乖候，或有暴风疾雨，雾露不散，则民多疾疫，病无长少，率皆相似，如有鬼厉之气，故云疫疠病”（疠之本字，应作厉，后人去厂加疒）。

瘴　莫枚士研经言“病源通瘴于疫，余见东洋足本，于青草黄芒瘴候，较中国本多四百余字，所列瘴气证治独详，第其称岭南之瘴，犹如岭北伤寒。似戾乎他论，当是指其盛行之势相例耳。故其病不隶于伤寒诸候，而隶于疠疫”。栎荫拙者医胜瘴名不一条“《巢源》，岭南瘴犹如岭北伤寒也，《外台》引《备急》，岭南率称为瘴，江北总号为疟，此由方言不同，非是别有异病。按《后汉书》马援传，军吏经瘴疫，又宋均传则云，及马援卒于师，军士多温湿病。由此观之，瘴即温湿之气，特以南方岭嶂之地此气最酷烈，故谓之瘴气也。其名称颇繁，今以余所知录左”。

黄芒瘴、黄茅瘴《南方草木状》，青草瘴《巢源》，黄梅瘴、新禾瘴《桂海杂志》，黄茆瘴《番禺杂志》，虾蟆瘴、黑脚瘴、芳草瘴、朴蛇瘴、锁喉瘴、蛇瘴《圣济总录》，冷瘴、热瘴、中箭瘴《疟论》，烟瘴、岚瘴、黄瓜瘴、蚺蛇瘴、蚯蚓瘴、乌蜂瘴、迴头瘴、搅肠瘴《管见良方》，梅瘴“摭遗”，鹦鹉瘴“北录”，哑瘴《岭南卫生方》，花风瘴《医林集要》，乌脚瘴《漳州志》，人瘴“使缅录”，炎瘴、秋木头瘴《体仁汇编》，桂花瘴《泉州府志》，暑湿瘴、毒水瘴、孔雀瘴、江米瘴《证治大还》，頳瘴“涌幢小品”，香花瘴、毒淫瘴《广东新语》，菊花瘴“粤述”。

余伯陶“瘴说”“《玉篇》曰，瘴，疠也。又曰：疠，疫气也，是瘴亦疫属也，明矣”。余氏又补引下列之瘴。

油沙瘴，乌沙瘴，哑叭瘴，瘴疫见《东医宝鉴》。

注　巢源诸病诸候，凡三十四论，大抵说的是传染病，其中有一条殃注，说“注者住也，言其病连滞停住，死又注易傍人也。人有染疠疫之气致死。其余殃不息，流注子孙亲族得病，证状与死者相似，故名为殃注”。殃注是从疫疠之气而来，可见殃注也属于疫，而注字是指传染的意思，严格地说，是注病中的殃注，属于瘟疫。

毒　张仲景所说的阴毒，王安道《溯洄集》说，“所谓阴毒者，非阴寒之病，乃是感天地恶毒异气，入于阴经，故曰阴毒”。

《张氏医通》“纹肠瘟证，医皆以臭毒目之，臭毒俗名发痧”。

照此看来，所谓疾病之“毒”者，也有指瘟疫的地方。

痧 所谓痧，大抵是指胃肠病为多，其中也有急性传染病。

郭右陶《痧胀玉衡》书“或触秽气，或疫疠所感，勿犯痧胀”。说痧胀是疫疠所感，这还不是疫么。刘《松峰说疫》，有一种瘟痧。

至于陈耕道《疫痧草》之疫痧，虽然这一种痧与郭右陶之所谓痧不同，但以疫字与痧字连系，则所谓痧者，也是瘟疫。

又麻疹或称为痧子，或称为麻痧，这另外又是一种痧，王汉皇医存也说是瘟疫。仅乎一个痧字，而包括的疾病有好几种。

翻挣 刘松峰说疫有所谓“翻”，有所谓“挣”。陆九芝也以为是瘟疫。陆氏说，“又有所谓椅子翻、扁担翻、王瓜翻，所谓鹁鸽挣、乌鸦挣、兔儿挣、狐狸挣、猿猴挣者，皆疫也，即所谓病之疫也”。翻与挣，也包含许多急性传染病。

我们现在将“疠”、“瘴”、“注”、“毒”、“痧”、“翻”、“挣”七种病名，也打入温疫之内，再进一步，我们要研究伤寒温病与瘟疫的关系。据我的意见，伤寒温病所包含之急性传染病，有一部分是与温疫相同的，而瘟疫所包含的险恶急性传染病，比伤寒温病来得多，来得光怪陆离。

（三）瘟疫史

瘟疫史，换言之即是传染病史，古人碰到瘟疫，以为是鬼神在作祟，所以释名说，“疫，役也”。言有鬼行疫，周礼夏官“方相氏帅百隶而时人傩，以索室区疫”。论语“乡人傩”注“傩所以逐疫”。所谓傩者，就是现在北平雍和宫的打鬼类的举动。雍和宫每年要举行一次打鬼，许多喇嘛戴上各种神鬼的面具，做出各种舞蹈追逐的仪式，其实就是傩。瘟疫在周代，有下列的记载：

（渊雷附注，打鬼非所以逐疫，作者不知密乘故也。）

《周礼·天官》“话医掌养万民之疾病。……四时皆有疠疾”。

《礼记·月令》“季春行夏令，则民多疾疫，孟夏行秋令，则其民大疫”。

《左传》哀元年“天有灾疠”注，疾疫也。

《公羊传》壮二十年“大灾者何，大眚也，大眚者何，冽也，生民疾疫也”。

《吕氏春秋》“孟夏行秋令，则民大疾疫，季春行夏令，则民多疾疫，仲夏行秋令，则草木零落，果实早成，民殃于灾疫”。

在汉代，有如下记载：

《南越尉佗传注》“会暑湿大疫，兵不能逾岭”。

《汉书·王莽传注》“刚卯以正月卯日作，佩之，长三寸，广一寸四分，或用玉或用金。铭曰，既直既觚既方，大疫刚瘅，莫我敢当”。以上西汉。

《汉书·钟离意传》“建武十四年，会稽大疫，死者万数”。

《独行传李善传》“李善南阳育阳人，本同县李元苍头也。建武中疫疾，元家相继死没”。

《南凶奴传》“建武二十二年。人畜饥疫，死伤大半”。

《五行志古今注》“建武二十六年，郡国大疫”。——以上东汉光武。

五行志“元初六年四月，会稽大疫，延光四年，京都大疫”。

《五行志》注引张衡所上封事，谓“臣窃见京师为害兼所及民。民多病死，死有灭户，人人恐惧，朝廷焦心，以为至尤”。——以上东汉安帝。

《顺帝纪》“上干和气，疫疠为灾”——以上顺帝。

《质帝纪》“诏以疫疠水潦，半输今年田租”。——以上质帝。

《五行志》“永嘉元年正月，京都大疫”。

“二月九日庐江大疫”。以上桓帝。

“建宁四年三月。大疫”。

“熹平二年正月，大疫”。

“光和二月春大疫”，“五年二月大疫”。

“中平二年正月，大疫”。——以上灵帝。

《庐植传》“植上书曰，宋后家属，并以无辜，委骸横尸，不得收葬，疫疠之来，皆由于此”。

《五行志》，“建安二十二年，大疫”。——以上献帝。陆九芝说：“仲景当灵献时，遭疫者六。建宁之辛亥，熹平之癸丑，光和之已未壬戌，中平之乙丑。建安之丁酉，皆有疫，而以丁酉之疫为最。曹植尝言曰，是年‘疠气流行，家家有僵尸之痛，室室有号泣之哀，或阖门而殪，或覆族而丧，罗此者悉被褐茹藿之子，荆户蓬室之人耳。若夫殿处鼎食之家，重貂累蓐之门，若是者鲜焉。此乃阴阳失位，寒暑错时是故生疫’。仲景所值有疫之年如此。”

65. 瘟疫研究（二）

在三国时有如下记载：

魏志文帝纪“黄初四年，宛许大疫，死者万数”。

吴志朱桓传“孙权为将军，桓给事幕府，除余姚长，往遇疫疠，谷食荒贵，恒分部良吏，隐亲医药，食粥相继，士民感戴之”。

吴志“建兴二年四月，诸葛恪围新城，大疫，死者大半”。

又魏志贾逵传注。“时太子在邺，鄢陵侯未到，士民颇苦乏役，又有疾疠，于是军中骚动”。

在晋如下记载：

晋书武帝纪“咸宁元年十一月，京都死者十万人”。

“太元五年五月，自冬大疫至于夏，多绝户者”。

庚衮传“咸宁中大疫，庚衮二兄俱亡，次兄毗复危殆，父母诸弟出，衮独留不去，亲自扶持，十余旬，毗得瘥，衮亦无恙”。

十三国春秋“晋泰始五年大疫，上命医以驷马小驰救疗”。

在南北朝时，有如下记载：

北史李士谦传“凶年散从，至万余石，合诸药以救疾疫，如此积三十年”。

在唐宋时有如下之记载：

唐书冯盎传“天下初定，创夷未复，大兵之余，疫疠方作”。

张廷珪传“廷珪上书曰，今河南牛疫，十不一在。诏虽和市，甚于抑夺”。

杨炎传“至德后天下起兵，因以饥疠”。

宋史仁宗纪“至和元年春正月壬申，散通天犀和药，以疗民疫”。

王克明传“张子盖救海州，战士大疫，克明时在军中。全活者几万人”。

在金元时，有如下之记载：

金史李庆嗣传“天德间，岁大役，广平尤甚，贫者往往阖门卧病，庆嗣摧药与米粉遗之，全活甚众”。

元史“至大元年春，绍兴庆元台州疫，死者二万六千余人”。

“皇庆二年冬，京师大疫。唐志云，国将有恤，则邪乱之气被于民，故疫”。

元耶律楚材传“材从太祖下云武，诸将争取子女玉帛，材独取遗书及大黄，既而士卒病疫，惟得大黄辄愈”。

在明代有如下记载：

明史“永乐六年正月，江西、建昌、抚州、福建、建宁、邵武、自去年至是月，役死者七万八千四百余人。八年登州宁海、诸州县，自正月至六月，疫死者六千余人，邵武比岁大疫，至是年冬，死绝者万二千户”。

“正统九年冬，绍兴，宁波，台州，瘟疫大作，及明年，死者三万余人”。

“成化十一年八月，福建大疫，延及江西，死者无算”。

“正德元年六月，湖广平溪镇远偏桥四街大疫，死者甚众”。

《叶拙斋笔记》“蜀遭献忠之乱后，瘟疫流行。有大头瘟，头发肿赤，大几如斗，又有马眼睛瘟，双眸黄大，森然挺露。又有马蹄瘟，自膝至胫青肿如一，状似马蹄，三病患者皆不救”。

吴震芳谈往“崇祯十六年八月至十月。京城内外病，称疠瘩，贵贱长幼，呼病即亡，不留片刻，兵科曹良直古遗正与客对谈，举茶打恭，不起而殒。又两客坐马而行，后先叙语，后人再问，前人已殒于马鞍，手犹扬鞭奋起。又一民家合舍俱殂，其室多藏，偷儿两人，一俯于屋檐，一入房中，将衣饰叠包，递上在檐之手，包积于屋已累累，下贼擎一包托起，上则俯接引之，上者死，下者亦死，手各执包以相牵。十月初有闽人补选县佐者，晓解病由，看膝弯后有筋肿起，紫色无救，红则速刺出血，可无患，来者日以万计”。(节录)

关于清代，陈邦贤医事年表，有简单的记载（详细的史料，待我修订此文时补入)。

雍正十一年癸丑，烂喉痧流行。

乾隆九年甲子，京师大疫。

乾隆三十三年戊子，京师发现暑疫。

乾隆五十一年丙午六月，京师发现大疫。

乾隆五十七年壬子，云南发现鼠疫。

道光十四年甲午，江南痘疫盛行。

光绪二十八年壬寅，霍乱疫盛行。

宣统二年庚戌十二月，东三省鼠疫盛行，上海亦发现鼠疫。

（四）瘟疫所包含之疾病

因为瘟疫是一个疾病的集团，所以必须将瘟疫观察一下，他究竟包含些什么疠病，比较显明的，至少有下列几种病：

（一）恶性疟疾　张文仲随身备急方“夫瘴与疟分作两名，其实一致，或先寒后热，或先热后寒，岭南率称为瘴，江北总称为疟”。

《管见良方》“腹胁间有一癖块而痛者，名曰瘴母”。

王纶《明医杂著》“岭南春秋时月，人感山岚瘴气雾毒气，发为瘟疟寒热，此毒从口鼻入内也”。

许俊《东医宝鉴》“疫疟一方长幼相似，或染时行，变成寒热”。

雷少逸《时病论》“疫疟之为病，因天时寒热不正，邪气乘虚而袭膜原，大概沿门阖境长幼之疟相似者，皆可以疫疟名之”。

（二）痢疾　《缪仲淳广笔记》“有时行疫痢一证，三十年前间或有之，今则往往夏末秋初，沿门阖境患此”。

郭石陶《痧胀玉衡》“夏伤于暑，秋必疟痢话初发，必先泄泻，肠胃泄泻必致空虚，内虚则易感触秽恶之气，即成痧胀”。

（三）霍乱　王清任《医林改错》瘟毒吐泻转筋说“上吐下泻转筋一证，古人立名曰霍乱，我朝道光元年岁次辛巳，瘟疫流行，病吐泻转筋者数省，京都尤盛，余曰，乃瘟毒也”。

姚梓钦《霍乱新论》“霍乱或名之为绞肠痧、吊脚痧、瘪螺痧”（徐子默著有《吊脚痧方论》一书）。

陆定圃《冷庐医话》“咸丰六年夏秋之交，杭州人患吊脚痧”，“绞肠痧即干霍乱”。

胡云溪《痧疫论》“嘉庆庚辰岁九月，如皋痧疫大行，害人甚速，有不及一日即毙者，初至人皆不识为何证。俗呼为麻脚瘟，缘初得时两脚麻木，吐泻交作”。

（四）猩红热　陈耕道《疫痧草》“烂喉疫痧以喉为主，喉烂浅者疫邪轻，喉烂深者疫邪重，察其痧宜颗粒分明，而缓达透表，不宜赤如红纸，而急现隐约也”。

顾玉峰《丹痧经验阐解》“近年喉痧日甚一日，且多殒命者，其故何也，只缘舍本求末，重于咽喉，早进寒凉遏伏厉邪之故耳”。

（五）鼠疫　吴子存《鼠疫治法》“光绪十六年冬间，鼠疫盛行，疫将作则鼠先死，人感疫气，辄起瘰疬，缓者三五日死。急者顷刻即死”。

林衡甫《时疫辨》“周广和云，粤东之鼠疫证，即滇南之痒子红痰证，亦即古人所谓疙瘩瘟、瓜瓤瘟也”。

于孟今《医医医》，“近年闽广时疫流行，每至春夏之交尤甚。病发时寒热呕吐神昏言语，或闷绝不知人事。辄于项颈两腋两胠之间际，发出恶核，有谓鼠疫者，有谓瘰蛇者，种种名目。余于甲午之际，适在岭南，正值此证盛发之时，作《时疫辨治》一编，并汇集《千金》、《外台》所述岭南恶核证治以告医者”。

余伯陶《鼠疫抉微》“鼠疫者，是有疫而先及乎鼠，非鼠而特生此疫也。人鼠同罗此疫，故名鼠疫，凝瘀结核。故名核瘟”。

因为时间匆促。不及多讲，只讲了五个病，不久我预备修订一下，我希望能将《温疫论》、《松峰说疫》、《痧胀玉衡》几种书里模糊难解之病，一一都剖析明白，我本来预备做一部瘟疫述义，这一次所讲的，或许就是述义的起点。

（以上二篇见《中医新生命》1930年）

66. 痞病诊疗法之检阅

书报批评之三

这大概是三年以前的事吧，我的一位时常见面的朋友，忽然有许多日子不见，后来碰到，我问他为什么好久没有来，据说是因为生了好几天的痞病，是最时髦的一种病，再也想不到这就是现在很流行、很烈的黑热病。现在因为黑热病已引起普遍的注意，因此在本期里搜集了几篇黑热病的论文，作为黑热病特辑。本来我预备写一点讨论黑热病证治的论文，不过珠玉在前，自惭形秽，所以只掠取了这本痞病诊疗法，作一篇小品文。

痞病诊疗法，是民国十五年出版的，原书很简单，内容分为十节：是绪论、原因、症候（总论各论）、经过、诊断、鉴别、预后、治法（注射输血服药）、合并症及续发症之处置、治愈之证据。——以下是我翻阅此书时的一点杂感。

原书第二百页云“我国于何时发现此病，尤难追究。唐时柳宗元贬居永州（现湖南零陵县）身负重疾，其寄许孟容书内，有‘痞结伏积，不食自饱，或时寒暑，水火互至，内消肌骨’等语。又其寄杨凭书云：‘一二年来，痞气尤甚，加以众疾，动作不常，眊眊然骚扰。内生霾雾，填拥惨沮’等句，所言症状，颇与本篇所述之痞疾相似，柳氏四十七岁而卒。然是否因此病而死，在本病历史上，亦一最有价值之研究问题也。”

案柳子厚在永州的时候，还有一封与李翰林建书，说得比许、杨两信要详细。他说：

杓直足下……仆在蛮夷中，比得足下二书及致药饵，喜复何言。仆自去年八月来，痞疾稍已，往往间一二日，今一月乃二三作，用南人槟榔余甘，破决壅隔大过，阴邪虽败，已伤正气。行则膝颤，坐则髀痹，所欲者补气丰血，强筋骨，辅心力，有与此宜者，更致数物，得良方偕至，益喜。……仆近求得经史诸子数十卷，尝候战悸稍定时，即伏读。颇见圣人用心。……（下略）

柳氏的痞疾，究竟是否是黑热病还是个问题。从战悸间一二日，一月二三作上考查，大概是有往来寒热的样子。疟疾本来会脾脏肿大的，就是《金匮》所谓疟母。古人的痞病，范围很广泛，脾脏肿大，和胃病等，都包含在内，行则膝颤，坐则髀痹，完全是衰弱的样子。但是疟疾也会使人贫血衰弱，照他的病状看来，好像是恶性的疟疾，但是黑热病的症状，有许多同疟疾相像（诊疗法原书四页，也说在昔本病病原寄生体未发现以前，多数医家咸疑此病为一种特别疟疾）。所以这病究竟是否是黑热病还成问题。

原书同页八行云：“痞病原文为Kala－azar，即‘黑毒’之意。”Kala－azar或译其音作卡拉阿萨，至于译其意作黑热症，大概是患者肤黑发热之意，黑热症同黑热病，现在报纸上时常泛用。但西医界老前辈伍连德，说黑热症与黑热病不同，这正有点莫名其妙，一月十九日《申报》大公社通讯说：

昨据该管理处主任伍连德氏，语大公社记者，此次苏省江北一带所发现之传染病，系医学中之黑热症，英名Black Feuer，为人民不卫生所致。起始稍微热，然后腹渐隆肿大如孕妇，状如麻风极易传染，盛行于热带之缅甸安南一带。我国山东等省亦有发现，但并非报载之黑热病Black Death，本管理处已严密防止其发展。——一月十九日《申报》

原书四页三行云：“自千九百年英国医士利须曼氏，始发现此寄生体（黑热病之病原）。”案黑热病病原之发现者，另有一位Donoun（即王完白所说之唐乃文）这里没有说起。

原书五页九行云：“传染之径路，现多数医家倡论本病寄生体乃由皮肤侵入”云，案中央社通讯说：“一学说云，由口鼻直接传染，今黑热病研究队，已据患者喉鼻腔内渗分泌，作涂抹千为余张，并未发现L. D. Boby”，涂抹片是将分泌液抹在玻璃片上，经手术制过，放在显微镜下观察的，L. D. Boby即黑热病原虫之缩写。

原书五页九行云：“传染之媒介，病家之臭虫虱蚤等小昆虫体内，往往发现此病原体，于是医家多数遂主张本病为臭虫虱蚤等吮蛰人体之时所传染，但关于此项研究，仍未十分明确。”案现在正疑为一种白蛉子所传染（见前期王完白文及中央社通讯）。

原书八页二行云：“时常泄泻，不治亦愈，但者亦常危及生命。”案王完白说：“亦有并发痢疾。”痢疾是另一种传染病，无所谓并发，大概是下利（即泄泻）之误。

原书十页八行云：“及至中期末期，则血色素减至百分之五十，或三十不等，赤血球亦比常人减少。”案此指久病者，据中央社通讯说，新病人红细胞计数，一如平常。

原书十九页血球素沉淀试验法云：“血管内发现白色絮状沉淀物。”案沉淀者为球蛋白。

原书三十页七行云：“患者饮食以富于滋养，且易消化者为宜……能常食羊肝、猪肝尤为相宜。”案肝脏能治疗贫血，增多赤血球，已为一般所公认。

原书三十五行云：“患者在治疗期中往往因跌倒或腹部与硬物相触，致脾脏受伤破裂，顷刻即死。医家当十分注意。”这倒是应当留心的。

原书三十八页腮腺炎治法云：“患部行热罨法，每点钟一次，服泻剂，令患者静卧。”案并发腮腺炎，原书说，倘烂及咽喉就很危险。热罨法就是热的药料或其他的东西。熨罨在患部，在学理上是很通的，但我看见有许多疮疖，以及跌伤等病，用热罨法反而增加痛苦，疮疖蔓延得更大，伤处肿得更厉害，似乎不大妥当，中医有许多消炎活血止痛的外敷药，以及内服的清导药，似乎可以采用。

以上是我草草翻阅时的一点杂感，中央社的通信很长，不能一起登出来。《神州国医学报》里，第卅期登他的全文，读者假使没有在报纸上剪下，那么可以买一本看看。

（见《中医新生命》1935 年）

67. 传染病文献之搜集（一）

（一）疟　疾

疟病以往来寒热，发作有时为候。原因盖难言矣。《内经·疟论》文既不甚可解。刺疟论胪举足六经之疟，刺法失传，今亦不能得其旨。后人或以为湿，或以为痰，皆臆测而已。公历千八百八十年，法医拉非兰氏，于疟病人之血中，发现一种胞子虫，即认为疟疾之病原，名之曰新村拉利亚原虫。其后医家详加研究，知此虫入于人之赤血球，每次分裂繁殖时，其人即疟发，始恶寒，继发热，终则汗出热退。胞子虫种类不同，其成熟分裂之期有长短，故疟有第日发、间日发、三日发之异。千八百九十七年，露斯氏证明传染之径路，系一种蚊名安俄裴雷斯者，介入人体，传染后发病前之潜伏期，自三十六小时至二十一日不等，此说为现代西医所公认，视为铁案者也。然春夏之交，蚊蚋已多，人不病疟，疟之流行反在深秋。又有隆冬病疟，寒热病疟，寒热三和悉具者。斯大林时蚊之绝迹已久，则蚊传疟虫之说，已不可信。德人壳克氏所恃以证明细菌为疾原者，凡有三例：某病患者之体内，必能检得该菌之病原菌，此其一。凡病原菌，可以培养而得其纯粹菌群，此其二。将纯粹菌种于动物体内，则动物现该之特有症状，此其三。然西医之言麻拉利亚也，有所谓假面性、间歇热功当量者，其人血中不见胞子虫，但以疟疾特效药奎宁治之而愈，亦谓之麻拉利亚。则与壳克之第一例不合，又有作弛张热及稽留热功当量者，有并不发白，但皮色污秽苍发，心悸气促，关节疼痛，体力衰脱者，以其血中皆有胞子虫，亦谓之麻拉利亚，则与壳克之第三例又不合。由是言之，病疟者未必由于胞子虫，染胞子虫而病者，未必作疟型，胞子虫之传染，亦未必由于蚊类也。

病疟，以月一日发，当以十五日愈，设不差，当月尽解。如其不差，当云何？师曰：此结为癥瘕，名曰疟母。急治之，宜龟甲煎丸（此《金匮要略》经文）。

《外台》病疟上有间字，其作期，丸徐溶本作圆。下并同。此条言疟病至一月以者，当治其疟母也。一日发，十五日愈。不差，月尽解者。盖谓疟病不服药，大抵节气一更而自愈，否则节气再更而年自愈，然亦约略之词。事实上并不尽然，故《脉经》并无此文，但云疟病结为癥瘕，可以见也。疟母字，依玉篇当作痗，莫厚切，云病痗癖也。案疟母即西药所谓脾脏肿大，疟母尤甚，发热则肿。按之坚而痛，热退则肿消。疟母者，病久而脾肿不消也。

脾脏肿大，虽为急性传染病之并发病，然其所以肿，则因脾动脉生血栓，或竟栓塞，或因急性郁血而起。西医于血栓栓塞殊无治法，故能知脾肿之原因，而不能疗治。国医不知脾肿，谓之疟母，然治之以龟甲煎丸，何其冥悟而默契也。方中药味虽多，大要是行血消瘀之品，所以溶解血栓，涤除郁血，殆所谓原因疗法欤。

温疟者，其脉如平，身无寒但热，骨节疼烦，时呕，白虎加桂枝汤主之（此《金匮要略》经文）。

疟论以先热后寒者为温疟，但热不寒者为瘅疟，金匮则瘅疟温疟，似无别。且瘅疟但热不寒，厥上冲（谓冲逆，非厥冷之厥）。以证候论，亦是白虎加桂枝汤所主，然则虽无别可也。疟脉自弦如平，谓不统也。身无寒但热，则脉不弦，可知疟脉之弦，必在恶寒郁血时矣。（下略）

（二）破伤风（黄胜白先生忘食偶识中节录）

破伤风者，因皮肤破伤，为破伤风杆菌所侵袭，杆菌既入人体，即排泄其毒液，毒液多中人神经，故现神经证象。口噤项强，四肢搐搦，角弓反张是也。中土凡遇病现神经证象者，皆谓是风所为，此又因破伤而致，故名破伤风。非如江南俗人所称伤风咳嗽，声如破金之破伤风也。破伤风之名，始见于金刘氏《素问病机气宜保命集》。其言因此卒暴伤损风袭之间，传播经络，致使寒热更作，身体反强，口噤不开。破伤风之名，盖始于此。后人或谓之破伤风搐，言其多搐搦也。论其原因，则或谓因疮口袒露，遂着风邪，或谓因疮口密闭，郁热为患，昔徐用诚谓此证古方药论甚流行，病中以此疾与中风同论，故不另立条目，此言非也。此病古人知之久矣。在唐称曰金疮中风，或曰因创着风。《巢氏病源候论》则称之为金创痉，或曰金创中风痉，痉者劲也，身体强直，口噤如痫发，或以其感风而成，名曰风痉。热病论所谓风痉身反折是也。此在《金匮》谓之痓，痓者本无此字，因痉字之笔误而生者也，中土医人，向少通士，墨守旧章，了不敢有所是正，故医经乃平增风痓一门。《金匮》

之论风痉，一则曰诸痉项强，皆属于湿。又曰太阳病发汗太多致痉，风病下之则痉，复发汗则拘急。又曰疮家不可发汗，发汗则痉，前两者不必皆指破伤风而言。至于疮家发痉，则即后之金创痉矣。古原无疮字，本作创家，即谓创伤之病人也。妄人改写为疮，后之庸医，遂妄指为疮疡之疮，其言汗则痉者，可见古人认此为汗出多而伤风，或着寒之所，故此病在宋时称之为破伤风，在唐称之为金创中风，在汉则称风痉。若更溯而上之，则秦汉以前，谓之金创瘛疭。

68. 传染病文献之搜集（二）

当时以此病之多，曾著专书。《艺文志》所载金创瘛疭数卷是也。盖古有肉刑，又周秦之间，最喜刖人足以踊着地，破伤风菌之传染机会较多，故其时医家对之特为注意，迨汉文帝除肉刑，此亦较少。故此书公及题名于《艺文志》，而不复得见于仲景、元化之书矣，故金创瘛疭也，风痉也，金创痉也，金创中风也，破伤风也，皆一病也。惟痉在医籍，但可谓为证，不可谓为病之专名。今西医籍所谓痉状证，是 Tetanische Erscheinung，犹角弓反张之不能称为病名也。

案黄氏此作，精核异常，惟谓破伤风不见于仲景、元化之书，则微有不确。《伤寒论》云，疮家虽身疼痛，不可发汗，汗出则痉。《金匮要略》云：疮家虽身疼痛，不可发汗，汗出则痉。云疮家为破伤风无疑，惟含混不析耳。

（三）鼠疫（节余伯陶先生鼠疫抉微）

鼠疫推原

鼠疫初名核瘟。同治间安南已有是病，于光绪己丑辛卯间，由安南传之广西。壬辰癸巳岁，渐传之广东之高州，患难与共疫而是氏者数万。甲午风度传之广州，死者五六万。乙未岁高州又起，钦廉亦相继而作，据云当时病家于地板下得死鼠无算，始知疫从地气而来。鼠先染疫而死，死鼠秽气熏人，感之即病。于是医家用防风通圣散、活血解毒汤，颇着奇效。其核多生于两腋、两腿弯，负痛甚剧，须以分治之法治之，方得平复。丙申岁传之雷琼一带，丁酉岁广州复作，己亥岁传之惠州，庚子岁收惠州而传之汕头潮州，辛丑岁传之福州兼及泉州，是年榕城死者亦数万，厥后施治得宜，遂无大患云（按此书刊于宣统二年庚戌，辑者志）。

验鼠法

染疫之鼠，质坚毛松，眼赤睛突，每于夜间觅水瓷饮，阳光照射，毒发即死。多见于水渠之上，水瓮之旁，西人曾将疫鼠剖验，躯质不变，惟肠间满积瘀血，与不染疫之鼠迥异，故人触其气立病，猫食其肉立死，闽粤香港之医，检验所说略同。

鼠疫探源说

罗芝园曰，昔之论瘟疫者，皆曰：风、寒、暑、湿、燥、火之六气。自明末时吴又可起，从而辟之曰，六气者，天地之淫气，常有者也。疫气者，两间之戾气，不常有者也。斯言也，征之老子而可见。老子云，大兵之后，必有凶年。凶年之后，必有瘟疫。是知以兵燹而至旱涝，以旱涝而酿此疠，此瘟疫所由起也。自后论疫气者，皆主其说。陈修园先生，更添病人之毒气，以兼言夫继起，不第言夫初起也。友人吴子相隔甫，据鼠死疫作，直断为地气，言之凿凿，亦不为无见。然律以动静互根之义，无天气之鼓荡，与能使地气之发舒，则言地气者，必兼言天气，其说乃全。但天气远而清，人所难见，地气近而浊，人所易见耳。统而言之曰，天地之气足矣。言疫气所从入，吴又可、吴鞠通、扬玉甫皆谓独从口鼻入，玉甫又据天气为清邪，独从鼻入。地气为浊邪，独从口鼻入。修园谓天地之气，暗中摩荡，从毛也入。病人之气，当面喷薄，从口鼻入，似不必拘。盖自其分而言，则曰天地人之气自其合而言，则曰混杂之气，何能隔别使何气从口入，何气从鼻入，何气从毛孔入乎。主口鼻入者，对风寒，收毛孔入而言。别样疫证可说得去，惟鼠疫实说不去，其先起核而后身热者，必由毛孔入，由外而入内，其先身热而后起核者，必由鼻入，由内而出外，此证之犁然各别者也。所论虽属探原，究无关治病之轻重，管见偶及，用以质诸高明。吴子存曰：光绪十六年冬间，鼠疫盛行，疫将作，则鼠先死，人感疫气，辄起瘰疬，缓者三五日死，急者顷刻，医师束手。先是同治间，此证始于安南，延及广西遂至雷廉沿海城市，至是吴川附城作与。明年正月，梅绿黄坡及信宜东镇皆有之。三月后，高州郡城亦大作，毙者每以二三千计。离城市稍远者，染得病归，村乡亦有之，四月后则瘰疬者鲜死，死者又变为焦热衄血、疔疮黑斑诸证。初有知广西雷廉之事出有因者，劝诸人亟逃，人皆迂之，久之祸益剧。人稍信前说，见鼠死则尽室以行，且多服解毒泻热之品，由是获免者甚众，越端午乃稍稍息。事后细询中疫之家，乃曰信哉。此地气非天气也，体味得，同一邑也，城市者死，山林者免焉，同一地焉，泥地黑湿者死，铺砖筑灰者免焉。况一宅中婢女小儿多死，坐卧贴地，且赤足踏地也。妇人次之，常在室也。男子静坐又次之，寡出不舒服散也。且疫作时，其宅每热气从地升，猛者如筒烟上喷，缓者如炉烟缭绕，触之则头晕目赤而心燥，取凉风吹解，病乃可救。当其时，宅中人为气所感，懵然不觉也。旁观者见热气自足而胫、而股、而腰，若不出见风，热气至胸膛喉舌间，则病作矣。有平时在墟市得病者，舁归家，其轿门迎风者愈，闭轿车门者竟死。且有棺敛将葬，盗尽穷其衣服，夜得风露凉解遂生者，其故亦了然矣。所可恨者富贵之人，珍重太过，不敢见风，不肯通辽寒峻之品，遂至蕴热不救。至婢女得病，又虑其传染，病未甚即弃置不顾，此真俗见之误也。彼鼠之生者，则渡水远逃，常衔青草，但不知此草何名？可以作治疫之药否，所逃之区，则皆清凉近水之区也。(下略)

案罗氏论病因处，语多凿空，惟叙当日情事甚悉，足资参考。辑者志。

论《巢源》、《千金》恶核

考之古人书中，初无所谓鼠疫，而乃与今之鼠疫，若合符节者，恶核是也。名虽不同，理实一致，偶录数节，以备参稽。《巢源》曰：恶核者，肉里忽有核，累累如梅李，小如豆粒，皮肉燥痛，左右走身中，卒然而起，此风邪挟毒所成。其亦似射工毒，初得无常处，多恻恻痛，不即治，毒入腹，烦闷恶寒，即杀人。又《千金》曰：恶核病者，肉中忽有核，累大如梅李，核小者如豆粒，皮肉瘆痛壮热。痳索恶寒是也。与诸疮根瘰疬结筋相似，其疮根因疮而生，似缓无毒，恶核病卒然而起，有毒。若不治入腹，烦闷杀人，皆由冬月受温风，至春夏有暴寒相搏，气结成此毒也。但服五香汤主之，又以小豆末敷之，亦煮汤渍时时洗之，消后以丹参膏敷之，令余核尽消。凡恶核初似被射工毒，无常定处，多恻恻然痛，或时不痛，人不痛者便不忧，不忧则救迟，救迟即杀人，是以宜早防之。尤忌鱼、鸡、猪、牛、马、驴等肉。其疾初如粟米，或似麻子在肉里而坚，似皰，长甚大速，初得多恶寒，须臾即短气，速服药令毒散止，即不入腹也。入腹则致祸矣，切慎之。又曰：恶核瘑病瘭疽等，多起岭表，中土鲜有，南方人所食，杂类繁多，感病亦复不一。仕人往彼，须深防之，防之无法，必遭其毒。惟五香汤、小豆散、吴茱萸，皆其要药。按伊古以来，事有万变而莫测者，断之以理则一也。病亦有万变而不穷者，治之以法则一也。矧其恶核与鼠疫明明一致者乎，连属而载之，比类而书之。窃思鼠之生灭于人间，不自今日始也，即鼠之足以酿疫，亦不自今日始也，古人仅发明病之由于核，而未曾发明核之由于鼠，兹引《千金》诸书所云恶核，以为鼠疫之一大明证，高明者幸勿哂其臆度也（以上见“抉微病情篇”）。

（以上二篇见《昌明医刊》1935 年）

69. 药物偶识（大麦芽）

大麦芽有回乳作用，能治妇人产后无子食乳乳房肿痛。

汉药神效方第十五章引《牛山活套》云：“妇人气血正盛，乳房肿痛，或小儿不吃乳，或雇乳母，小儿不吃亲母之乳，则乳房肿痛，用麦芽一味，每一钱五分煎服，则乳肿立消，奇效。”又云：“倘乞断乳时，用麦芽一味二钱煎服，则可久断乳。”

曾遇一妇人产后无子食乳，乳房肿痛，以大麦芽二两炒研粉，每服五钱，开水送下，尽剂果效。其奏效之原理，殊不可解；西医仅以麦芽作健胃药，未知其能回乳，麦芽之成分为麦芽糖（Maltose）糊精（Dextrin）等，亦未闻有回乳作用之化学成分；本草谓麦芽能堕胎，为妊妇忌药，麦粉为通常食品，于胎孕毫无妨碍，一经萌芽，即能妨胎，岂萌芽之后，变质而发生吾人未知之化学成分，遂有妨胎及回乳之作用欤！

此方又见于片仓氏产科发蒙及陈修园《女科要旨》，陈氏称为薛立斋麦芽煎。又王孟英《四科简效方》回乳条下云：“大麦芽炒为末，每五钱白汤下。”沈尧封《女科辑要》下卷回乳条引丹溪云：“无子吃乳，乳不消，令人发热恶寒，用大麦芽二两为末，第服五钱，白汤下。”

余检《本草纲目》卷二十五麦芽附方产后回乳条下引《丹溪纂要方》云：“产妇无子食乳，乳不消，令人发热恶寒，用大麦芽二两炒为末，每服五钱，白汤下，甚良。”

自香月氏之《牛山活套》，以至王孟英、薛立斋等，其使用麦芽回乳，虽有煎剂、粉剂之异，似皆本于纲目引丹溪之说，沿流溯源，则此法或创始于朱丹溪而后人变通之欤？（大麦芽之使用，当以《丹溪纂要方》之粉剂每服五钱为准，此为余所历验。附神曲——李时珍云：“妇人产后欲回

乳者，炒研酒服二钱，甚验。”见《本草纲目》卷二十五）

（见《国医导报》1941年）

70. 关于药物（一）

研究药学之著作——中国药学界最早的作品，而现在存在的，大概是《神农本草经》，本草经非神农所作，我在中医伪书考里，已经说过。本经以后的许多本草，久保田晴光《汉药之知识》说一个大概，读者不妨参阅。研究古本草，可以看见好几种风气：大致从《本经》、《别录》到唐，记载简单而忠实，这是一种；从寇宗奭作《本草衍义》至金元四家，专门在虚无缥缈的五行六气上翻跟斗，这又是一种；清人尊崇本经，有许多专门研究本经的著作，这又是一种，而且因为研究者当时环境的不同，古本草也就染上不同的色彩。譬如《本经》、《别录》中都带着道家的气息，金元四家都受着理学的影响，清朝考证学极发达，邹润安的《本经疏证》，也感受考证学的波动，根据以上粗枝大叶的观察，我们可以将古本草归纳起来，像《本经》、《别录》及李时珍《本草纲目》、赵恕轩《纲目拾遗》，属于记载忠实一类，像《本草衍义》、张洁古《珍珠囊》、王好古《汤液本草》、刘若金《本草述》，属于弄玄虚一类，像邹润安《本经疏证》、吉益东洞《药征》，属于考证性质者一类。另外专门研究《本经》的，像张石顽《本经逢源》、张隐庵《本草崇原》。至于提要钩玄，便于临床应用的，像汪讱庵

《本草备要》、吴仪洛《本草从新》、张秉成《本草便读》。

在许多古本草中，《本草纲目》是一部最有价值的书，已为举世所公认。赵恕轩的《拾遗》，虽然篇幅少，其价值也很高。另外有一部《本草品汇精要》，是明朝人做的，商务印书馆二十五年分拟印的书目上，也有此书，但至今尚未出版。从前阚泽（东北人），做了一篇叙述他的内容的文字，发表在同仁医学杂志，卫生报也会转载。

官药与草药——在药铺里出卖的药材，古本草上有记载的，大致称为官药。铃医以及乡下人所用的不知名药材，或者名称古怪，在古本草没有记载的，是草药。实际上有些人认为是草药，而古本草上已说得很明白的，也未始没有。广东方面的药草，有许多名称很奇怪，我希望有人替代详细的叙述一下。还有一部《滇南本草》（姚一仁君说过），我没有见到，不知是否专门记载云南的药草。

71. 关于药物（二）

药品之真伪——在汉晋时候，医生自己备药，所以卖药即是行医，所谓药笼、药囊、青囊都是医生盛药的器具。范氏《后汉书》说华佗“心识锱铢，不假称量”。《太平御览》引华峤《后汉书》说“张超字公楷，家贫，常乘驴车，至县卖药”。唐李肇国史补说“王彦伯自言医道将行，列灶于庭煮药，老幼塞门而请，彦伯指曰，热者饮此，寒者饮此，风者饮此，气者饮此”。赵德麟《侯鲭录》也记载王彦伯行医的事情，文字稍稍有点出入，可见医生备药的风气，到唐朝还存在。至于铃医，到现在还自己备药，一辆上架大布伞的独轮小车。或者满挂葫芦的担子，时常出没于都市的街头巷尾。或者乡村之篱落陌上，很可以想象到古代医生卖药的一种情况。

医生之不备药，大概起于梁朝时候，记得陶隐居说过，“医不备药，委诸市肆，市肆又委诸采送之家”。孙思邈也说过相类的话。入唐求法巡行记说，“会昌元年，有诏问求仙用何药，道士奏。……当用……兔角……龟毛……奉赖于药行中寻觅，尽称无”。兔那里会有角，龟怎样会长毛，这些牛鼻子道士，诚心冤人。会昌是唐武宗年号，在这时已有药行，药铺子的事业很发达。西湖老人《繁胜录》里，有各种市的记载。其中有川广生药市一条，现在药店的招牌上，写着川广道地药材，其实在古时早已看重川方的药品。药店之产生，这是一种分工的制度，医生一面要研究医理，一面要采药，要修治药品，这是多麻烦的事情。有了药店，多便当，所以渊师说，“大抵人事愈繁，则分职愈细”，这就是药店产生的原因，所以现在如果要恢复古代医生自采药自备药的样子，这是不可能，也是不必。

但有了药肆以后，往往有伪药，因此就发生所谓药品的真伪问题。举几个例来说。像山羊角充羚羊角，连翘心充麝香。但也有人说，药肆之所以用代替品。也有不得已的情形，在我有一个老朋友某君，说山药粉可充川贝，譬如一个女子到药店里买十个铜板川贝，现在的价格，十个铜板只能买微乎一点点，你如果老老实实包括这个一点点给伊，伊一定不满意，说你们的药太贵，假使用山药一掺，分量多，就觉得好看。

但讲究的药店，决不肯迁就，所以往往规定买某种药品要多少钱起码。

辨别药品的真伪，在药行家都有经验，进货时鉴别药品，凭着他们多年的经验，以形色气味来辨别，大致不差。从前上海有一位张始生先生，对于辨别药材，可以说是老于此道，赵橘黄在上海中央研究院的时候，请张先生代办药材，作为化验的材料，当时国医学院请张先生演讲，张先生第一次替赵氏办好药材，先带给国院的同学看，国院倒省去一笔经费，不久，张先生辞世，他老人家一肚子鉴别药材的经验，随之以去，可惜得很。

福建郑肖岩的《伪药条辨》，记药一百十一种，这是一部比较有系统的书，今年春天，上第老北门盛德堂国药号，举行一次药品真赝展览会，搜集了许多伪药，闭会后，编印了一本鉴别国药常识第一集，记药五十种，总算是药店中之有意识者（读者如要此书。可向该堂函索，寄上海民国路三八三号盛德堂国药号，外埠附邮五分。国外另附寄费十分）。

（以上二篇见《中医新生命》1937 年）

72. 关于方剂（一）

在开始学医的时候，除非读的是《素问遗篇》一类的书，当然不会瞧见方剂。假如从《伤寒》、《金匮》入手，翻开书就碰到组织严密的方剂，等到学医成功，就得写方子给别人吃。所以医生与方剂，时时接触着，不可须臾离。据说中医重要本领之一，就是多记药方，每一个疾病的初中末三期，都须有相当的方子去对付。至于试效的验方，更须牢牢记住，待时而动。所以方剂实在是中医中坚部分的一角，我很想对方剂作一个系统的整理，可是我致力的方面太多，不得不先其所急，将我认为最有趣味的几种题材，先料理清楚。然后再掉转头来，从事于方剂的整理。现在先写出一点鸡零狗碎的感想，完成这一篇所谓“关于方剂”，没有多大的意义，充充篇幅而已。

方剂之原始——最初的方剂，药味极简单，不过一二味，就是所谓单方，其实不过是单味药的治疗。后来医药知识进步，方剂也逐渐复杂，不但中国如此，古代外国的方药亦是很简单的。我在浏览杂志的时候，找到两则可笑的外国方子。一则见于民国《医学杂志》六卷八号。原文为——：

古代埃及医生之奇妙方药　涤寰

医生诊视小儿，常常板起面孔，很庄重地说道：这小孩没有什么病，不过中点邪，于是他便写道：捉大甲虫一双，掏去头翅，炸熟，另用蛇油煮沸头翅，然后与虫体调和一处服之。

一则见《医药学》六卷十一期。原文为——

英国之古验方　陈璞

腹泻水

取狗尿及鸭尿　三“品脱”

姜粉　一“特拉”

以上每星期服二或三次，作用极缓和。

像这样妙不可言的方子，居然还保存着，这真是一种有趣的事情。

方剂之转变——方剂的转变，一种是药味的繁简，一种是药性寒热温凉的好尚。关于药味繁简的方面，从汉到唐，就相差得很远。徐灵胎说："仲景之学，至唐而一变，仲景之治病，其所用之方，皆古圣相传之经方，并非师心自造，间有加减，必有所本。其分两轻重，皆有法度。其药悉本于神农本草，无一味游移假借之处，非此方不能治此病，非此药不能成此方，精微深妙，不可思议。药味不过五六品，而功用无不周，此乃天地之化机，圣人之妙用，与天地同不朽者也。《千金方》则不然，其所用方，亦皆采择古方，不无兼取后世偏杂之法，其所用药，未必全本于神农，兼取杂方单方及通治之品，故有一病而立数方，亦有一方而治数病。其药品有多至数十味者，其中对证者固多，不对证者亦不少，故治病亦有效有不效，大抵所重专在于药，而古圣制方之法不传矣，至唐王焘所集《外台》一书，则纂集自汉以来诸方，汇萃成书。而历代之方于焉大备，但其人本非专家之学，故无所审择，以为指归，乃医方之类书也。然唐以前之方，赖此书以存，其功亦不可泯。但读之者苟胸中无成竹，则众说纷纭，群方淆杂，反茫失其所据。故读《千金》、《外台》者，必精通于《内经》、仲景、本草等书，脑中先有成见，而后取其长而舍其短，则可资我博采之益"（节《医学源流论》、《千金》、《外台》论）。

仲景方不过五六味，《千金》、《外台》多至数十味，这是方剂之由简而繁。至于药性之好尚，仲景方无论寒热哪一门都完备，不偏不倚。在宋以后，才渐渐的有好尚，像

《和剂局方》偏于香燥，刘河间偏于寒凉，张子和偏于攻下，李东垣偏温补，朱丹溪偏于滋阴，这是谁都知道的。在唐以前的方书，大抵是收集古方而成书为多。宋以后医家，往往自己制方，所以某医家偏于寒，所制的方剂也多偏于寒，某医家偏于温，所制的方剂也多偏于温，起初不过一两个人提倡，后来会远近推行，成为一种风气。譬如丹溪翁传说，“时方盛行陈师文、裴宗元所定大观二百九十七方”。可知元朝时候，《局方》使用之普遍，《局方》势力之大，明张景岳力攻丹溪，说后人拘守其方，动辄贻害，从景岳所说观察，可知明朝时候丹溪滋阴一派，推行之广，势力之大。

方剂之增多——宋元以后，医家每撰一书，必定要自制几张新方，因此方子渐渐增多，同时许多民间验方，记入简册，也是方剂增加的一大原因。徐灵胎对于医家自制之方，有些不赞成，他说：“后世之方，已不知其几亿万矣，此皆不足以名方者也。（中略）积习相承，每著一书，必自撰方千百，唐时诸公，用药虽博，已乏化机。至于宋人，并不知药，其方亦肤浅。元时号称极盛，各立门庭，徒骋私见，迨乎有明，蹈袭元人绪余而已。今之医者，动云古方，不知古方之称，其指不一。若谓上古之方，则自仲景先生流传以外无几也。若谓宋元所制之方，则其可法可传者绝少，不合法而荒谬者甚多，岂可奉为典章。若谓自明人以前，皆称古方，则其方不下数百万，夫常用之，不过数百品，而为方数百万，随拈几味，皆已成方，何必定云某方也。嗟嗟，古之方何其严，今之方何其易。其间亦有奇巧之法，用药之妙未必不能补古人之所未及，可备参考者。”

自制之方，好的也有，像刘河间之防风通圣散、六一散，李东垣的补中益气汤，吴又可的达原饮，喻嘉言的清燥救肺汤，都是顶呱呱的。

医家制方，有的自出机杼，有的从古方蜕化，像李东垣的橘皮枳术丸，出于张洁古的枳术丸，枳术丸又出于张仲景的枳术汤，一步步上溯，可以看见蜕化转变的痕迹。

单方——单方是成方的嚆矢，但在方剂学发达之后，单方显得有点被医家所忽略，近年来倒又被医界所注意。单方有的写作丹方，有的称为海上方，有的称为草头方，近年称为民间药民间疗法，大概单方是在走时了。

单方的价值，徐灵胎说得详细。他说："单方者，药不过一二味，治不过一二症，而其效则甚捷，用而不中，亦能害人，即是所谓海上方者是也。其原起于本草，盖古之圣人，辨药物之性，则必着其功用，如逐风驱寒解毒定痛之类。凡人所患之症，止一二端，则以一药治之，药专则力厚，自有奇效。若病兼数症，则必合数药而成方，至后世药品日增，单方日多，有效有不效矣。若夫内外之感，其中自有传变之道，虚实之殊，久暂之别，深浅之分，及夫人性各殊，天时各异，此非守经违权者不能治。若皆以单方治之，则药性专而无制，偏而不醇，此经方之所以为贵也。然参考以广识见，且为急救之备，或为专攻之法，是亦不可不知者也。"我以为单方实在可用，而且也需要，不过要经过审查，经过试验，像叶橘泉先生给单方以合理的解释，这是我所赞成的。

单方有的存在于民间，有的存在于铃医，有的存在于本草附方，收集铃医单方的书，有赵恕轩的《串雅内外编》，鲁照的《串雅补》，《本草附方》也有许多简而验的单方，所以日本多纪桂山说，“俗所传奇方者，多出于本草附方，不可不读”。

73. 关于方剂（二）

禁方与秘方——《史记·扁鹊仓公列传》说：“长桑君亦知扁鹊非常人也，出入十余年，乃呼扁鹊私坐，间与语曰：我有禁方，年老欲传与公，公毋泄。”又曰：“太仓公者，齐太仓长，少而喜医方术，高后八年，更受师同郡元里公乘阳庆，庆年七十余，无子，使意尽去其故方，更悉以禁方予之。”所谓禁方，其实就是秘方。禁方也有散见于医书的。徐灵胎说：“有克之禁方，传之已广，载入医书中。与经方并垂，有识者自能择之。”有的秘方，由传说而保存，有的是医家试效之方，因为守秘，就成为秘方。像东洞翁的家塾方，以十二律名方，第一方太簇丸，即人参大黄丸；第二方夹钟丸，即硝石大丸；第三方姑洗圆，即控涎丹；第四方仲吕丸，即如神丸；第五方蕤宾丸，即平水丸；第六方林钟丸，即甘连大黄丸；第七方夷则丸，即海浮石丸；第八方南吕丸，即滚痰丸；第九方无射丸，即牡蛎角石散；第十方应钟散，即芎黄散；第十一方黄钟丸，即三黄丸；第十二方大吕丸，即备急圆。假使东洞的门人不公布出来，不但太簇、夹钟等，别人不知其为何方，不知包含那几种药品，而且东洞使用这类方剂的特殊方法，也同淹没了。

经方、时方——《内经》、仲景方，称为经方，此外都称时方，这是一种说法。仲景方称为经方，撇开《内经》不谈，这也是一种说法，或者称叶派方子为时方，其余为古方，这又是一种说法。

研究方剂之著作——大略可以分作七种，一种是大部的类书。如宋徽宗的《圣济总录》，明周定王棣的《普济方》，两书太浩繁，购读都费事。一种是选辑各种成分，以备医生研究。如王晋三的《古方选注》，徐灵胎的《兰台轨范》，一种是将方子编成歌诀，如汪讱庵的《汤头歌诀》，张秉成的《成方便读》。一种是搜集验方，以备临时检用，像《旅舍备要方》，鲍相璈《验方新编》，梅启照《验方新编》。也有医生专记个人的验方，像《十药神书》。一种是专门整理古人某一部书的方剂的，像徐灵胎的《伤寒类方》，吉益氏的《类聚方》。一种是方论，通行的如《删补名医方论》、《医方集解》。略为古一点的，如明许宏《金镜内台方议》。一种是专门批评的，如朱丹溪的《局方发挥》、陈修园的《景岳新方砭》，像这样的分类说明，粗枝大叶，有许多遗漏。

方书之刊误——古方书往往因为一再翻刻，以致方剂的药味弄错，如《增广校正和剂局方》内牛黄清心丸，就有错误。《续医说》引《刘桂医论》云："《和剂局方》皆名医所集，可谓精矣，其间差舛者亦有之。且如牛黄清心丸一方，用药二十九味，药性寒热交错，殊不可晓。昔见老医云：此方止是黄芩、麝香、龙脑、羚羊角、牛黄、犀角、雄黄、蒲黄、金箔九味而已。自干山药以后二十一味乃《局方》补虚门中山芋丸，当时不知何故误作一方。以上载周密《癸辛杂志》，余始得此说，甚未以为然，及考诸方书，果信二方之合而为一也。志之以俟博洽者订焉。”

从前上海钱存济堂药铺（已闭歇），请余继鸿氏编辑《丸散膏丹全集》（此书现在流传不多）。现在坊间所出《丸散膏丹集》，有的以凌晓五《饲鹤亭集方》为蓝本，有的即以钱存济《丸散膏丹集》为蓝本，但钱存济的书，刻时颇有错误，往往把甲方的说明，连接到乙方方名下面去，故坊间所出书亦有承其误者。

方名同而药品之组织异——例如黑锡丹，一方为黑铅、硫黄、沉香、附子、胡卢巴、阳起石、破故纸、舶上茴香、肉豆蔻、金铃子、木香、肉桂。一方无阳起石，余同前。一方为前一方加巴戟一两，一方仅黑铅、硫黄二味。

古方之活用——多纪茝庭说：古方之妙，殆不可思议，今举其二三，如牡蛎泽泻散料（或加大黄）治实肿阳水。栝蒌瞿麦丸治肾气丸证，而嫌忌地黄者。黄连汤治霍乱吐泻不止，心腹烦痛者。栀子甘草豉汤治膈噎食不下者。苓桂甘枣汤治辟囊累年不愈，心下痛者。白头翁汤治肠风下血。余数年所实验，桴鼓影响，妙不可言。用古方者，岂可不精熟哉（录自浅田宗伯《先哲医话》，原注陈修园曰，旋覆代赭石汤今用于呕吐不止之证及哕逆，借用甚效者，取其重以降逆也。干姜黄连黄芩汤，今于食入即吐之证，取用甚效。又借用麻杏甘石汤，治中暑头痛汗出而喘口渴之外证。黄连阿胶汤，治心烦不得卧之内证。借用麻轺豆汤，育阴利湿，俱从小便而出之类，可知经方之变化如龙也）。

从前我看到某一种医书，以见其中的缺点，有一类举出许多例了，是说该书在方剂下面所注的出处，不大可靠。譬如清燥救肺汤条下，某书注着《医宗金鉴》方，其实这是喻嘉言《医门法律》里的方子，该书撰述时，取《医宗金鉴》等类书为蓝本，不复去追查这张方子的来源，所以会造成这样的错误。我们研究方剂的时候，这一点也应当注意的。

（以上二篇见《中医新生命》1936 年）

其他论文

74. 珍本医书集成序

文哲注

典籍久经世变，必渐至散佚，取各史艺文、经籍等志，校其存佚易见焉，肤芜之作，存否固无足重轻，名著失坠，则不特学者之所惋惜，亦文化低落之忧也。保存古籍，莫如刊印丛书。李慈铭云，士大夫者有志于古，而稍有力者，无不网罗散佚，萫拾丛残几于无隐之不搜，无微之不续，而其事遂为天壤间学术之所系，前哲之心力，其一二存者，得以不坠，著述之未成者，荟萃而可传。凡遗经佚史，流风善政，嘉言懿行，皆得以考见其略，而后之人，即其所聚之书，门分类别，各因其才质之所近，以得其学之所归，于是丛书之功，在天下为巨。李氏之说，诚深得刊行丛书之指也。

故丛书之名，至唐宋而始著，唐陆龟蒙有《笠泽丛书》，宋王楙有《野客丛书》。二书虽蒙有丛书之名，尚非丛书之体。陆氏本为自编之诗文，以其丛脞细碎，遂以丛书名之，实则一人之专集耳。王楙之书，籀其所记，皆辨证考订之属，与洪迈之"容斋随笔"，体例相同，亦与后世所称之丛书有别，然其名固出于是矣。其真能汇刻群书，开明清以来丛书之体者，则自宋宁宗嘉泰二年俞鼎孙之儒学警悟始。后七十二年，而有宋咸淳癸酉古鄮山人左圭之百川学海。然二书虽具丛书之体，反不以丛书名，其名实兼备，则始于明程荣之汉魏丛书。此丛书之流委也，汪君辟疆，盖论之详矣。

医家之有丛书，始自元杜思敬之《济生拔萃》，凡十八种十九卷，《东垣十书》、《丹溪全书》等，元季俱有刻本。下此则推为王肯堂之《古今医统正脉全书》，凡四十四种，二百四卷，此书纂辑出自肯堂之手，梓印则吴勉学主其事，其续亦不可没也。逊清学者，竞刻丛书，若张海鹏之《墨海金壶》，吴省兰之《艺海珠尘》，孙星衍之平津馆，姚觐元之咫进斋，医书皆厕于其林。医家自刻之丛书，多良楛同列，其精蒂不苟者，可屈指数也。

绍兴裘吉生先生，积数十年之精力，聚医书三千余种，先后刻医药丛书（分木刻、活字两种）、国医百家、绍兴医报汇编、《鲟溪医书》、《三三医书》等二百七十余种，树医学丛书之巨观。以三三名书名，谓医者必读三世之书，求三年之艾，始三折其肱也。先生所梓，皆孤本秘笈，世所罕见，顾珍抄旧刻，尚有未尽刊布者，以是复有《珍本医书集成》之辑，遗文秘册，复显于世，去取谨严，卷帙繁富，盖不数歙之鲍，吴之黄，南海之伍，金山之钱也。先生于目录医方病名本草之学，皆思挹源汲流，勒为专书，惜牵于人事而不果也。《三三医报》一卷有敬请海内医家分编医学要籍一文，即先生思合群力以成此巨制也。仲圭、诵穆之治医，早岁寻声逐响，不克辨其得失，近年粗识指归，颇思浚医学之精要，整理之使有条贯，尤望海内医人，泯其畛域，齐其趋向，共襄中医复兴之大计，第学力犹薄，少所表见，伏处市井，亦无由展其怀抱，今于此书之行，裘先生属以襄助校理之事，工竣付梓，又使之撰序，遂觉引发其狂言，海内大方之家，当不以为狷易也。丙子五月，杭县沈仲圭、萧山谢诵穆合序

（见《光华医药杂志》1935 年）

75. 增纂国药新辞典序

学术之盛，必有其所自盛，一学术之衰，必有其所自衰，盛衰之理，要皆视其背景为转移。苟自药学之过程，作精密之观察，当益知斯语之不谬。药物之发现，为动物之本能，因本能发现之药物，流为单方，积为药学。惟上古神权时代，一切医药，操诸巫觋之手。《山海经》所载之药效，或以佩，或以服，佩服为厌胜之法，皆巫觋之遗泽也。自秦始皇求神仙，汉武帝慕长生，而燕齐方士，争攘臂自称有禁方，丹鼎服食之法，六朝犹承其弊，《神农本草》、《名医别录》，尚有丹鼎服食之遗痕，故长生不老益寿延年之说，数见不鲜。唐之王冰，盛道运气，后周陈抟，伪撰太极。周濂溪太极图说，谓无极而太极，太极动而生阳，静而生阴，阳变阴合，而生水火木金土，五气顺布，四时行焉。五行一阴阳也，阴阳一太极，太极本无极也。濂溪此说，淆阴阳五行为一谈。阴阳之始，起于《易经》，易经八卦，为古代多元说之宇宙观。八卦之数偶，故孔子约八卦为阴阳，阴阳为孔子二元说之宇宙观。五行起于洪范，为箕子多元说之宇宙

观。西汉以前，阴阳自阴阳，五行自五行，绝不相蒙。及董仲舒，乃谓天地之气，合而为一。分为阴阳，判为四时，列为五行，由是阴阳五行，糅合为一。濂溪之说，胎息于仲舒，窃取于佛教。其时医药，遂蒙性理之毒，宗奭易水之徒，大放厥辞，阴阳五行，升降浮沉，充塞于药学者，垂数百年。明末顾宁人，病理学之空疏，欲以汉学匡其弊。阎百诗载东原，先后掘起，考据训诂之学，风靡一代。药学亦受其影响，邹润安之《本经疏证》，周伯度之《本草辨录》，悉染考据之气味，虽未能尽抉宋元之藩篱，要已渐趋于朴实，较刘潜江之沉溺于刘张李朱者，大相径庭，是皆食汉学之赐也。故药学之消长，以历代学术背景，盈虚满昃，息息相关。夫前事不忘，后事之师，今之世界，一科学之世界也，背景一科学之背景也。观于往古，法于来今，无怪乎东方之古医药，终折入于科学之途也。橘泉叶先生，素喜药学，时逾五载，成《增纂国药新辞典》一书，融会新旧，取舍精当，集药学之菁英也，顺世界之潮流也，受科学之洗礼也。发刊之次因廉先生文熹，索序于余，乃妄陈药学之变迁以为报。癸酉夏日，萧山谢诵穆序

（见《神州国医学报》1933 年）

76. 发刊词

英伦之鄙谚曰："世界无尽之宝藏，悉为进取者而埋"。故有志改进中医者，皆当奋其智力，以求中医之宝藏；然昏庸

冥顽者，不足以语；此腐败自安者，不足以语；此丧心溃气者，不足以语；此无已，则求诸青年；青年之思想，纯洁而锐利；青年之志愿，远大而雄伟；青年如烈焰之蓬勃，青年如旭日之飞升，青年如巨海之狂涛，青年如怒号之长风；凡当青年之锋者无不催，凡当青年之锋者无不毁；中医之改进，惟青年能之；中医之复兴，惟青年能之；荒渺不实之学说，辞而辟之；玄诞无伦之臆想，锄而去之；惟青年乃能肩如斯之重任，惟青年乃能负如斯之巨责；此渊雷夫子，所以涣汗大号，再接再厉，愿与天下青年相更始，而有遥从弟子之设也。虽然，年青者谓之青年，此社会之所谓青年也；若夫晰面朱颜，裙屐洒然，而乃陈腐其头脑，顽固其思想；则其年虽轻，其志已老，若是者，吾必谥之曰老年。反之，虽白髯飘萧，头童齿豁，而仍踔厉风发，一往无前者，则其年虽老，其志则轻，若是者，吾谨尊之日青年。故吾之所谓青年，异于社会之所谓青年，此吾之所谓青年，非社会之所谓青年也。

渊雷夫子，以医震海内，夫子等身之著述，诵穆何能为一辞之赞，然苟掇夫子之鳞爪，皆足以鸣世；以诵穆之椎鲁，一经削刮，尚时有一得之戈获；然则遥从中资禀学术之胜穆者，其造就又当何如耶？使穆不读夫子书，又岂知夫子惠穆之多耶？

客岁盛夏，夫子以遥从日益多，乃招穆襄笔札。翰素往复，积久成帙，因择遥从之作品，及夫子友朋之简牍，辑付手民以行，名之曰新中医传习录，而杂书数语于其端，＝＝以之为自策之辞也可，以之为黾勉同志之辞也可，以之为发刊之辞也，亦无不可。

（见《中医新生命》1934 年）

77. 中医浅说之批评

书报批评，可以给研究者一种有力的参考。我们不管批评者是主观，或者是客观，但无论如何，总不无相当的裨益。从前在时事新报上，有一栏书报春秋，包含着批评和介绍的两种性质，后来光华书局同神州国光社，都出过一种读书杂志，一方面是指导读书报的方法，一方面是书报的介绍和批评，近年以来，凡是讨论学术的杂志，即使没有专立书报春秋的一栏，也时常有这一类文字的存在。至于国立编译的图书评论，那是纯粹的属于批评性质的，我们观察到在中医以外的刊物，对于这种文字很注意，因此在几年以前，我们也已经感觉到中医界这一类文字的需要。以后在本刊上，我们预备时常发表一点，或许对于读者会有些微的裨益。

至于批评的范围，以大体好的为限，批评的措辞是客观的、和平的、不挖苦、不吹求，以免引起原著者无谓的误会。以下是中医浅说的批评。

中医浅说，本来是万有文库第一集的一种，万有文库第一次印发的目录上，记得是写着余云岫氏编的，后来改作丁福保，现在又改为沈乾一。从文库抽出，列入百科小丛书，沈氏已往的著作，我们在《中西医学报》上见过很多，这一本中医浅说，局部上虽然不免有几处错误，大体总可以说是一本可以一读的书。

全书分为七章：第一章为总说，第二章为中医之解剖与生理，第三章为中医之病理，第四章为中医之诊断，第五章为中医之治疗，第六章为中医之方剂，第七章为结论，每章更分节述之，以醒眉目。

取材方面，大概以和田启十郎的《医界之铁椎》为主，辅以陈邦贤的《中国医学史》，小泉荣次郎的《和汉药考》，徐灵胎的《医学源流论》等等。作者自己说：我国现在一般人之对于中医，约可分为二派，一为排斥中医者，以为非废止不可。一为崇拜中医者，以为非固守之不可。盖此二派人，其目光皆不免有过与不及之弊，所谓新者太新，旧者太旧，不能得其所当也。乾一研习医学有年矣，居恒参阅中西医籍，因知中医有长处，亦有短处，吾人既不可固守，亦不可废，应当择善而从，不善而改。日本石保秀氏，故谓有大改造之余地，与大省察之必要。洵知言也。——节原书自序。

这是作者表明自己的态度是折衷的，以后他对于中医一切的评判，也以此为出发点。现在我们再来局部的检阅，原书自序一页六行云。

近日日本复兴汉医之运动甚烈，其最著者，南涯吉益辈，类能以科学新智，整理医药旧闻，此项工作，诚不啻以革命之手腕，为汉医辟一新纪元，大足为国人师法。

诵穆案：据我所知道，日本吉益东洞的儿子，有一个叫吉益南涯、南涯名猷，生于宽延三年（一七五〇年），死于文化十年（一八一三年），他死在明治以前，这时候日本文化还没有同科学接触，所以南涯不会有科学的新知识，乾一先生说有科学新积，或许是一时没有检点，不过吉益氏父子的汉医学，非常切实。五运六气等荒诞的虚谈，一扫而空，所作的书，也很有条理，无异于已经受过科学的洗礼，如其乾一先生所说的，不是吉益东洞的儿子，那又当别论了。

原书自序一页七行至十行，引叶古红先生的主张，对于司天在泉、五行生克都宜废除，六气风火十二经络，都宜纠正，乾一先生说叶先生是“明情合理，国人所当切实遵行者也”。古红先生的主张，同渊雷夫子不谋而合。原书一页四行云。

“考中医之兴，肇自神农，迄今已四千余年”。

诵穆案：说神农是中医之起源，有商榷的余地。要证明他的不是，百几千字不可，现在只引一段简单的旧说如下。

丹波栎荫云，孟子载为神农言者许行，而不言医药，神农尝百草，制医药，世多引淮南子为证。余尝考淮南文，殊不然矣。曰，古者民茹草饮水。采树木之实，食蠃蠬之肉，时多疾病毒伤之害。于是神农乃教民播种五谷，相土地宜燥湿高下，尝百草之滋味，水泉之甘苦，令民所知避就，当此之时，一日而遇七十毒。此其尝百草，为别民之可食者，而非定医药也。乃神农之所以称农也。（中略）而其云神农定百药者，昉见世本（《太平御览引》）。而郑玄周礼注，神农子仪之术，盖其说之由来尚矣。——见《医賸》

至于医药的起源，在《陆氏论医集》卷三，说得很详细，毋庸我多说。

原书二页十一行云：

“晋葛洪好神仙导养之法，从祖元吴时学道”。

诵穆案：原书在祖元二字旁，加一连带之人名直线号，在吴时两字旁。又加一人名直线号，这不是作者的错误，这是标点的错误，葛洪的从祖，单名叫做葛元，吴是三国时魏蜀吴的吴，这是很细小的问题，不过道家之混入医学很早很早，《内经》的方士，《神农本草经》的长生不老延年，都是道家混入的证据，在秦汉时已早有了。

原书三页九行云：

“赵宋之时，性理之学盛行，以致性理之说，遂又混入医学”。

这几句很重要，性理学的思想，是很发展的，医学受了性理的影响，也各自推演，各成一家之言，以至于分出派别。从此以后，学说同医学上的名词，都治丝愈紊了。

原书六页二行云：

“叶天士著《临证指南》等，治温疫用辛寒以开闭结，芳香以驱秽浊，为千古治疫之祖”。

诵穆案：中医旧说所谓温疫，同温热有点不同，吴又可的所谓温疫，同喻嘉言的温疫治法又两样，叶天士的辛寒以开闭结，芳香以驱秽浊，是从喻嘉言学来的，不能说是治疫之祖。大概乾一先生混温疫与温热为一，又以为温热的治法，完全自叶天士独创，所以这样说。至于叶氏治温热的方法，显明的大抵分为两种。一种在《临证指南》里，从少阴肾着手，这就是所谓伏气温病。其思想也是从喻嘉言脱胎。喻嘉言又从《内经》演绎，所谓冬伤于寒，冬不藏精，春必病温云云。一种是温邪上受，首先犯肺，逆传心包，用轻剂治之，这就是所谓外感温病。其他温热的说法，总逃不出这两种范围，占据了清一代医林的一席。

原书第七页十一行至十一页四行，论古今中医书之大意，原书八页五行云，黄帝作素问，原书八页八行云：《难经义》二卷，周秦越人撰。

《素问》非黄帝作，《难经》非秦越人作，已成铁案（两书价值，因不因为作者而减损，是另一问题）。乾一先生，未必会不知道这是伪作，所以不说破，大概是从俗的缘故。

本章所述的中医书，重要的似乎还缺少几种。以上第一章。

原书二十一页至三十四页。论中医之病理，原书所说的六淫七情五劳，都是病因，原书二十三页六行所说的病势论，我以为这才是中医病理的中坚，这一节是从《医界之铁椎》里来的。

原书二十五页七行云：

“十二经络为中医研究病理之统系，穴道三百有六十，为十二经络所灌注。……每谓经络者标也，脏腑者本也，经络脏腑之辨不明，则不能审病之所在，而因经施治，是故方剂有治经者，有治内者，于伤寒则有传经，诸邪所中，亦各有所中之经，而病形以异，可知中医之所谓经络，颇为重要。”

诵穆按：在内科方面，经络无裨实用，而且经络之分布，有许多错误的地方。渊雷夫子在生理补证里，已有具体的说明。我们以渊雷夫子对于经络的观察，同乾一先生比较，觉得乾一先生对于经络的认识，很浅很浅。以上第三章。

原书三十五页至四十四页，论中医之诊，乾一先生对于脉诊，有怀疑的意思，脉诊之得失，徐灵胎《医学源流论》，说得很详细。

原三十八页，论腹诊，关于腹诊的一切，丹波元简著有一种《诊病奇侅》，说得很详细。以上第四章。

原书四十五页到五十七页，论中医之治疗，从观察候之症变化，来定用药的标准，这是中医精粹的所在，原书所引的中医对症疗治之精妙，如其演绎起来，可以成为一部证候学。研究证候学的参考，有丁福保的《临证指南》（非叶桂书），同内科分类审症法，以证为纲，以病为目，可惜都已经绝版。以上第五章。

原书五十八页到八十页，论中医之方剂，原书五十八页三行云：

"夫发现药味之时，主以单种药物治病，嗣经数十年之研究，乃知单味药之效力薄，透彻力浅，连用之且有贻害，不如各种药相互为用，使药力强而透彻力深。"

乾一先生说嗣经数十年之研究，这"十"字恐有错误，因为从发现药物到配合成方，其间的经过，绝不止数十年。乾一先生又说，单味药之效力薄弱。这话也不可一概而论。譬如大黄、巴豆、麻黄、附子，效力并不薄弱，那又为什么要从单方改为成方呢，这在原书六十四页论单方一段，可作一种公允的解释，原书六十五页一行云：

"凡人所患之症，止一二端，则以一药治之，药专则力厚，自有奇效，若病兼数症，则必合数药而成方。若夫内外之感，其中自有传变之道，虚实之殊，久暂之别，深浅之分，及夫人性各殊，天时各异，此非守经达权者不能治。若皆以单方治之，则药性专而无制，偏而不醇，有利必有害，此以方之所以为贵也（节录——此段本徐灵胎《医学源流论》中语）。"以上第六章。

原书八十一页结论云：

“综上所述，学者当能窥知中医得失之所在矣。若者应改，若者应革，不待辩而明也。（中略）吾故以为我国今日之中医，及应修习西医一般之知识，以补其不逮，然后选用中医之妙方，则得之矣。和田启十郎曰，理论之完备，莫若西医，方剂之周到，莫如中医，故予视病，常征以西医之理论，而用中医之药方。可谓知言矣。”

这种办法，我们是绝对的赞成，站在中医立场，如其要求改进，那么这是一条很正直的途径。

本书的局部检阅，暂时告一段落，原作者对于中医学术的叙述，很有条理，很有系统。批评中医的短处，并不怎么苛刻，作者对于中医的长短，同改进的途径，不偏不倚，都有相当的指示。

从原书的全部观察，知道作者对于中医学的源流沿革，缺乏相当的修养，所以中医学术治疗方剂等，多侧重横断面的叙述，而忽略了纵剖面的演变。同时作者对中医学说的细微处，还没辨析精微，所以有几处地方，免不了有小小的错误，然而大体是好的。

中国医学传入日本，在明治以前研究得非常发达，像吉益东洞、丹波元简父子，都非常高明，中土医家，很难与之并驾齐驱，我以为在中医浅说的总说里，应当专立一节来叙述。

总之中医所最需要的书，是指示研究门径的书，是指陈中医详细的或大概情形的书，这本中医浅说，虽然没有仔细告诉你应当怎样研究中医，但他已经告诉你中医的大概情形是怎样，所以我认为这是一本初学中医者都应一读的书。

（见《中医新生命》1934 年）

78. 吴敬伯问

丁福保先生最近于佛学半月刊上答某问：有言中药方配合，动辄数十味，服之效力难得准确，窃按中药汤剂，率多合数味或十数味。煎煮之，不知煎煮后各药之有效成分，是否尽量溶解于汤液之中，此种分解后之有效成分，是否仍各具特性，不相混合，俾服后各受化学之亲和力，以分治各器官、各组织之病，抑各分解之有效成分，化合而成另一总和之新成分，因之所期治效，难以准确欤。按之方剂配合之意，以前说为是，丁先生之言，殆指后说欤。

谢诵穆答

生药之成分，有溶解于水者，有溶解于酒精者，有溶解于酸类者。旧时炮炙，有酒炒、醋制，酒含酒精，醋为酸类，古人虽未知酒、醋可为生药成分之溶剂，然于药物成分之提出，终有小补。但成分之不溶于水、酒精、酸类者，则其有效成分，必随渣滓而弃置。故既不用纯粹之酒精、酸类为溶剂，又仅事水煮之国药，其有效之全成分，势必不能尽量溶解，虽然不溶解之成分，于疾病不生变化，反之使疾病生变化之国药，其成分必溶解于汤液者也。故国产丰富之特效药，为历代所赏用者。其成分皆水、酒、酸等所得而溶解者也。国药之成分，尚未完全为世人所发现。已发现者，其药理作用化学性质，或未能彻底明了。明了至和当程度者，又因与其他成分未知或作用性质不明之药物同煮，则各药之成分，在煎煮时是否化合而成另一总和之新成分，盖难言之矣。就经验言之，则国医遇病证之表里错综者，凭证下药，杂解于一器，及其覆杯而卧，则表实者自解，里实者自清，是其特性不相混合，可见一斑。又如麻黄治喘，当归定痛，合以性类相近之药。证药相对者，其效如响，则其特性之不受混合，又可知也。虽然二种以上之药同用时，各药大抵呈其固有作用，不受他药之影响者，此通例也。然亦有并用而变其效力者。效力因相助而增加时，谓之协力作用，效力因相抗而灭杀者，谓之拮抗作用；协力作用，近于旧说之相须、相使；拮抗作用，近于旧说之相畏、相恶。例如麻黄含爱非德林，杏仁含“生青”酸，同用则定喘之力增；此协力作用也。又如鸦片含吗啡，曼陀罗花含亚笃罗品，二物虽同为麻醉药，然作用则异，其显著者，吗啡呈缩瞳作用，亚笃罗品则呈散瞳作用，此拮抗作用也。原问所称之总和新成分，虽不可得知，然由并用而发生之协力与拮抗作用，则犹得举例显明之也。丁氏所谓效力难得准确，此语加诸一部分之拮抗作用，尚有几分相称，然西医之拮抗作用，不能以化学证明者，往往而有，则不得以此独咎国药也。寻绎丁氏之意，谓中药配合，动辄数十味，此在时医则然。时医之处方，约分两种，其一则茫无所知，取轻灵无碍之药，罗列数十味，万病一方，汤换而药不换，则其效力之不确，自不待言。其识字较多者，则头脑颟顸，其思想无中心点，无系统，无秩序，胸无主见，不知一病主证之所在，不知一病关键之所在，则多列药味，八方周转，冀有一当，此如猎者不知狡兔之所窟，则多方张罗，希有一得者，无以异也。为术既疏，效安得而确，故丁氏之说，殆为时医说法也。

（见《中医新生命》1934年）

79. 读四库提要医家类札记

集验背疽方

《集验背疽方》一卷，着录于四库。绍兴裘吉生先生，取钞本刊入《三三医书》第二集，书首录《四库提要》，次以郭应详序，后为背疽方正文，惟所录之《四库提要》，略有错误，《四库提要》云：

《集验背疽方》一卷，《永乐大典》本，宋李迅撰。迅字嗣立，泉州人，官大理评事，以医著名，此书见于陈振孙书录解题。称所集凡五十三条，其议论尽曲当，马端临经籍考，亦着于录，而题作李逸撰。与书录解题不合，今案此书前有郭应详序，亦云嗣立名迅，则通考误也。背疽为患至巨，俗医剽窃一二丹方，或妄施刀针，而于受病之源，发病之形，及夫用药次第，节宣禁忌之所宜，俱置不讲，故夭阏者恒八九。今迅所撰，集方之前，俱系以论说，凡诊候之虚实，治疗之节度，无不斟酌轻重，辨析毫芒，使读者了如指掌，中如五香连翘汤，内补十宣散，加料十全汤，加减八味丸，立效散之类，皆醇粹无疵，足称良剂，至忍冬丸与治乳痈发背神方，皆只金银花一味，用药易而收功多，于穷乡僻壤，难以觅医，或贫家无力服药者，尤为有益。洵疡科中之善本矣，谨从《永乐大典》中，采掇裒订，仍为一卷。其麦饭石膏及神异二方，诸方中最神妙者。而《永乐大典》乃偶佚之，今据《苏沈良方》及危亦林《得效方》补入，又《赤水玄珠》亦载有神异膏方，与《得效方》稍有不同，今并列之，以补参考焉。

《四库提要》之原文如此，《三三》本所载提要，自“使读者了然夫背疽”以下，皆郭应详序，而《三三》本乃杂入提要中，殆失深考。

《本草纲目》引据古今医家书目，载李迅《痈疽方论》，然则此书殆别名《痈疽方论》也。

又《纲目》卷十麦饭石条下引李迅云，麦饭石处处山溪中有之，其石大小不等，或如拳，或如鹅卵，或如盏，或如饼，大略状如握聚一团麦饭，有粒点如豆如米，其色黄白，但于溪涧麻石中，寻有此状者即是。古方云，曾作磨者佳，误矣。此石不可作磨，若无此石，但以旧面磨近齿处石代之，取其有麦性故耳。

本条不见于《三三》本背疽方，特不知四库原文，亦阙此一条否，倘三三本未失四库本原来面目，则此条诚吉光片羽，亦足宝也。

（去疾按）诵穆先生前着“读书随笔”，搜罗宏富，早为有识者所共赏，顷复以“读四库提要医家类札记”见惠。考核翔实，论断公允，足为学者之津梁，附识数言，以当介绍。

（见《神州国医学报》1934 年）

80. 读颅囟经札记

《四库提要》云：《颅囟经》二卷，不着撰人名氏，世亦别无传本，独《永乐大典》内，载有其书。考历代史志，自《唐艺文志》以上，皆无此名，至《宋艺文志》，始有师巫《颅囟经》二卷。今检此书，前有序文一篇，称王母金文，黄帝得之升天，秘藏金匮，名曰《内经》。百姓莫可见之，后穆王坚士师巫，于崆峒山得而释之云云……其所谓师巫，与《宋志》相合，当即此本，疑是唐末宋初人所为。以王冰《素问注》第七卷，内有师氏藏之一语，遂托名师巫，以自神其说耳，其名颅囟者，案首骨曰颅，脑盖曰囟，殆因小儿初生颅囟未合，证治各别，故取以名其书。首论脉候至数之法，小儿与大人不同，次论受病之本，与治疗之术，皆极中肯綮，要言不烦。次论火丹证治，分别十五名目，皆他书所未见。其论杂证，亦多秘方，非后世俗医所可及，盖必别有师承，故能精晰如此。《宋史·方技传》载钱乙始以颅囟方著名，召至京师，视长公主疾，授翰林医学。钱乙幼科，冠绝一代，而其源实出于此书，亦可知其术之精矣。谨据《永乐大典》所载，裒而辑之，依《宋志》旧目，厘为二卷，俾不至无传于后焉。

诵穆案：《四库提要》疑此书为唐末宋初人之作，其序中文字，含道家气味者。疏之如下：

一元——一元见关尹子“先想乎一元之气，具乎一物，执受之以合彼之形，冥观之以合彼之理，则象存焉。”关尹子原本久佚，今本出宋人伪托，一元既见于伪关尹子，则《颅囟经》之时代，亦可想见。

太清——《抱朴子》云：“上升四十里，名曰太清，太清之中，其气甚刚。”太清与玉清、上清，共为三清，道家以是为仙人所居。

太一——《楚辞》有东皇太一。《史记·天官书》中宫天极星，其一明者，为太极常居。郑玄曰：“太一者，北辰神名也，下行八卦之宫。”又淮南子曰：“太微者，太一之庭，紫宫者，太一之居。”此外记太一者尚多，而以太一为天之尊神，则无异辞；历代祠太一者，始于汉世。封禅书曰，天子以春秋祭太一，宋尤重太一之祠，以太一飞在九宫，每四十余年而一徙，所临之地，则兵役不兴，水旱不作云。

泥丸——《黄庭内景》云：“一面之神宗泥丸。”泥丸为道家之语，盖无疑义。

由一元太清太一泥丸以观，疑此书决为道家之作，序中类此者颇多。举此数则，以例其余，提要谓此书论火丹证治，分别十五名目，皆他书所未尝见。按《颅囟经》萤火丹，见《巢氏病源》，惟名同而实异，其他如尿灶丹等，其名皆与巢源相类，惜案头《千金》、《外台》，悉为友人假去，未得与此书一较异同也。

此书所载方药，纯杂间出，如丹毒为最迅厉之传染病，而此书治法，乃有极迂曲不中者。提要虽誉为精晰，然须分别观之也（去疾按：《颅囟经》一书，当归草堂医书中有之）。

（见《神州国医学报》1934 年）

81. 医家座右铭

（一）学医　鹤陵氏云：“取法于汤液之遗文，以为施术规度；选神药于后贤书籍，以为应变治具”。（《青囊琐探》）

赵晴初云：“医非博不能通，非通不能精，非精不能专；必精而专，始能由博而约，吾绍前辈金士哦陈念义，以《景岳全书》为枕中秘，任风波案头只一册《临证指南》。俞根初案上只一册仲景《伤寒论》，可见心得处不在多也；然无心得者不得以此藉口，欲求心得，正非多读古今医书不可，盖不博亦断不能约也”。（《存存斋医话藁》）

（二）医范　余听鸿云：“费兰泉先生曰：南阳伤寒论为医家之正宗，乃学者之津逮，万世不出其小范围者也，后贤叠为注释删补，数十百家，当择其善者从之，细心研究，极其变化，终身用之而无尽期，此仲圣之书，不可不读也”。（《伤寒论翼》序）

陆以恬云：“吕搽村酷好医书，遍览百家，而一以仲景为宗，尝言仲景伤寒立法，能从六经辨证，则虽繁剧如伤寒，不为多歧所误，而杂症即一以贯之”。（《冷庐医话》）

沈归禹撰叶香岩传云：“君察脉望色听声写形，言病之所在，如见五脏癥结，治方不执成见，尝云：剂之寒温，视疾之凉热；自河间以暑火立论，专用寒凉；东垣论脾胃之火，必务温养，习用参附；丹溪创阴虚火动之论，又偏于寒凉，嗣是宗丹溪者多寒凉，宗东垣者多温养，近之医者，茫无定识，假兼备以伟中，借和平以藏拙，甚至朝用一方，暮易一剂，而无定见。盖病有见证有变证，有转证，必灼见其初终转变，胸有成竹，而后施之以方，持论如是，以是名著朝野，由其宝至而名归也”。（《归愚文抄》）

（三）修养　黄南雷以慎敬为体，实践为用。

裴执中云：医者常须爱养家精力，精力不足，则倦，倦生厌，厌生躁，厌躁相乘，则审脉辨证处方，皆苟率而无精意矣，思欲救死全生，庸可期乎？今之医者，鲜不以奔竞为专务，徒劳苦而不自知，大戒也（王士雄云：“不但奔竞当戒，尤宜屏除嗜好，盖嗜欲纷则灵机塞也”）。（《言医选评》）

又云：医之误人有六：有学无识一也，有识无胆二也，知常不知变三也，意有他属四也，心烦冗沓时五也，偶值精神疲倦六也。为医者不可不深加自省也。至有一等重惜名誉，知有生机而袖手，更有一等中怀势利，因富贵贫贱而歧心，甚有一等未经明医，强作知意，率意妄投汤剂，以致误彼苍生者，又不可与医类同日而语也。昔胡孝辕先生深痛医道之衰，不自觉其失声曰：“善医者吾不得而见之矣，得见善学者斯可矣”。予曰：“善学者吾不得而见之矣，得见善问者斯可矣”。自此三十有年来，绝不见一善问者。

赵晴初云：“医事难矣哉！学术荒陋者无论矣，其在术精名重，日诊百十人，精神不逮，大意处辄复误人。盖晨夕酬应，无少息时，索索无精思，昏昏有欲情，虽贤哲不免也”。又云：“医家临诊辨证，最要凝神定气，反复推详，慎毋相对斯须，便处方药也”。（《存存斋医话藁》）

医者当保持愉悦活泼之精神（影响于病家者不少）。对职业当感兴趣（颖甫），勿存营业得失心，当表同情（除研究看病外不做他事）。

（四）临症　艮山氏云：“余每称心小胆大，以为医家吃紧”。（《先哲医话》）

王秉衡云：“医家临诊辨证”，最要凝神定气，如曾世荣般中治王斤户子头疼额赤，诸治不效，动即大哭，细审知为般蓬小蔑刺入额上皮内，弭去即愈，苟不细心审视，而率意妄治，吾恐医者道少，病者人费矣。注云：凝神定气，惟心小胆大者能之；忍辱负重，惟智圆行方者能之；不如是不足以为名。（《重庆堂随笔》）

裴执中云：医到患家，未诊视不可先讲病，必待望而闻问而切，脉证详明，始可断为是寒是热，是实是虚，病某经，当于某经用药，某日当瘥，某日当危，庶药与证对，而不蹈妄投之弊，近有急欲长者，未见病人颜色，辄抵掌而谈曰：“某药可以治某病，此必某病也，当以某药治之”。意是犹未命题而先作文以等矣，医者胸中预拟一成见不得，虽病者不为自归。

详告谆谆，亦未可遽执为真病情、真病事也，且待诊视后，参较果否耳；至若侍奉者之传言，延医者之预达，尤不足凭。盖学者胸怀空旷，了无执著，始得应变无方耳。先哲云：“凡读书不可先看注解，且将本文反复详味，待自家有心得，欲以注解较参庶义理昭然，不为他说所蔽，若先被其说横吾胸中，自家竟无心得矣，吾于医家亦云”。（《言医》）

又云：医之看病，与文家之相题无二，病题也，脉题之旨也，药则词章也，方法局与势也，善为治者，脉证既详，当思所以治之之法，而随因法以立方。药不过如卑贱之职，惟吾法驱使耳，不思者竟以草木为拘，见头痛用川芎，见脚痛便用牛膝，救头救脚，茫无其统宗，虽药品精良，亦何能中病之察会哉！是犹文家不以题旨局势为先，而仅修词章之末，纵言言锦绣，字字琳琅，与本题将千里隔矣，何足贵?（同上）

陆以恬云：钱塘明医金润环治极难险症从容处之，常云："古之名医者日和缓，仓遽奚为耶？此语可为俗医铁砭"。（《冷庐医话》）

又云："做事宜从容详慎，为医尤甚，不特审病当然，即立方亦不可欲速，以致贻误，杭州某医治热病，用犀角七分，误书七钱，某医治暑症用六一散，又用滑石，大为病家所诟病；此皆由疏忽致咎也"。（同上）

（见《华西医药杂志》1947年）

82. 上中央国医馆学术委员会书

论整理国医药学术标准大纲

中央国医馆之整理大纲，业行订定，全文分学术标准及分科大纲两部分。学术大纲分原则五条，分科大纲区为基础医学及应用医学。原文长约万余字。首先披露于南京《国医公会》杂志第八期。与《神州医报》、《广济医刊》所载渊雷先生草案，面目全异。连日登报征求全国医家之意见。

因标举十点，皆其落落大者，为意见书一通，谬误纰漏，自知不免，谨希海内贤者加以教正。

学术委员会诸先生左右，谨启者，久慕明德，响往时殷，而京沪遥隔，伏谒无从，引领翘睇，依依何似，顷览报章，知诸公手订学术标准大纲，且广途以征言。际长夜之漫漫，而忽闻汝南之唤，心神警策，江海同波。昨于大纲全文，铭诵一过，伟论精言，发蒙振聩，惟管蠡所及，约有十端，谨为刍荛之献。

1. 国医药学术　第一步为整理，则第二步为改进。大纲之范围，以整理为归宿，而整理与补充，又迥然异物。盖整理指固有而言，补充在固有之外。既非固有，自不得踞整理之境，故学术标准之戊项，与诊断学之体温计、喉镜、闻症筒等，皆补充而非整理，似在第二步改进范围之内，援引新说，理固有者。

2. 大纲既名为整理国医药学术标准，是则所整理者，为国医国药之学术。全文于国医之学术，详列靡遗，而国药之学术，相形寥寥。两者有畸重畸轻之弊。虽药学书籍，质量数量，固无医学之多。而在分科大纲基础医学中，仅有药物学一项，则亦过嫌其少，而药物学之子目，在原文举产地、形态等五例，但被列于基础医学中之药物学，按其体例，似注重药效。于产地、形态之有涉生药学范围者，其详略之宜，似应斟酌。如能荟萃国内药学专家，将生药之种植，辨识产地、形态等等之固有学术，详为整理，另成生药学专书，似于将来增殖药科专门人才，不无小补。

3. 中国固有之卫生学，多偏于个人方面。于公共卫生论述不多。若就整理固有之立场而论，衡其所得，则附之解剖、生理之后，亦不为失当。倘依学术标准戊项办理（采取近世公共卫生学说），则有独立之必要。

4. 中国古时，虽亦曾解剖，但观察疏陋，故所传解剖学说颇多歧误。而一般关于生理之学说，有指作用而言者。大纲中解剖生理学之说明，谓“肝者实含有代表神经系统全部之义”，足见绝识。但以心、脾、肝、肺、肾，为整理纂述之纲领，则利弊俱有。如古代指作用之肝，诚含神经之义。而近世解剖生理学实质之肝，则在消化系统之内。如古说之心，就《内经》“其充在血脉”一语论之，确属于循环系统。若就《内经》“心有所忆谓之意”而论，则其义亦有属于神经系统之内者。又如肾固为泌尿之要器。但《内经》谓“女子七岁肾气盛，齿更发长，二七天癸至，任脉通，太冲脉盛，月事以时下”。又谓“肾者主蛰封藏之肾，精之处也”。此两种肾字，不在泌尿系统之内，故以肝代表神经系统，则实质之肝，有见遗之憾。以心代表循环系，则“心有所忆”之心，义有疏漏。以肾代表泌尿系统，则“肾气”之肾与“主蛰封藏”之肾，无所附丽。倘一面以心、肝、肾代表循环神经泌尿三系统，一面以“心有所忆”、主蛰封藏等，别击于神经、生殖二系统之内，而以实质之肝，别出于消化系统之内，则形格势禁，而五大部分类之说，有崩溃之势，穆意可仍以近世解剖生理学之分系为纲领，而将中国固有之学说，一一分统，自无扞格。

5. 大纲原文　以望、闻、问、切为四诊，有“略加损益”四字，此“略加损益”四字，若指四诊本身之内容而言，穆谨附议，若指四诊平列之项目而言，则腹诊或有增加之可能。倘诸公认为腹诊之由视觉而得者（《金匮》腹中满，上冲皮起，出见有头足），可属于望诊。又认为由听觉而得者（金匮水走肠间，沥沥有声），可属于闻诊。更认为由触觉而得者（《伤寒论》心下痛，按之石硬者），可属于切诊。以为腹诊无添设之必要，亦惟遵命。

6. 近世药物学之分类　有化学分类法、脏器分类法、临床分类法、自然科学分类法。化学、脏器之分类，不适于国药。临床之分类法，由药效之观察而得，亦有未妥。盖每药所生之效力，不止一种，顾此失彼，重彼则轻此。而主治、旁治之说，亦失其回护之力，故较以自然科学之分类法为妥（此法为 Buchheim 所创始，虽小有缺点，然较之其他分类法，似为优秀）。

7. 医药史以朝代为分类，似有未妥。梁任公曰，“夫史之为状，如流水然。抽刀断之，不可得断。今之治史者，强分为古代、中世、近世，犹苦不能得正当标准，而况可以一朝代之兴亡，为之划分耶。”又郑樵亦谓，“断代为史，无复相因之格，会通之道自此失矣”。

8. 大纲原文，谓伤寒非指一病而言，诚然诚然，但谓含有近世传染病之总名，则有未当。近世之急性传染病，据《内科全书》所载，约有二十余种，其中麻疹、痘疮、丹毒、鼠疫、急性全身粟粒结核等，皆非伤寒所得包含。诉诸逻辑，实有未合。譬之谓中国人为亚洲人，于义极当。苟谓亚洲人为中国人，则铸成大错。以亚洲除中国人外，尚有其他民族也。今谓伤寒为急性传染，则名实尚未颠倒。若谓急性传染病之总名，含于伤寒，则语病兹巨。

9. 外科宜将固有之麻醉法，详加探讨，以为改进之准备。

10. 西医之齿科，因专门之研究，特别发达，故自成专科。吾国固有之齿部医药学术，在理论手术上，均无独立之可能，似应附属于外科。

综上十点，统祈指正，素仰诸公为海内名宿，如承宠锡教言，因不第穆个人之幸也。朔风渐厉，珍摄为宜，惟努力加餐，为国医自重，谢诵穆谨启。

（见《医报》1933 年）

83. 读了"中华民国医药学会上五院长论国医馆书"以后

新近，在社会医报上，看见了一封中华民国医药学会写给五院长论国医馆的信。信内开口就说："中央此举，不仅为新旧医之关系，且影响于学术之进步，国民之思想者甚巨。"这真是荒天下之大唐！

一口气把它读完，觉得他们所举的理由，半条都不通成立，牵强诬蔑，无的放矢，从字里行间，可以赤裸裸地，窥见他们内心惶急的丑态，而思想的谬误，已具体地横陈了；这适足以给我们一个辩白的机会，予民众一个正确的观念。

（一）

信里有一段说："阴阳五行之率，纯粹巫之道，禁而绝之，三部九候之法，肝旺肾虚之诊，完全欺之术也，黜而废之"，这些废话，已成为攻击者的口头禅，天天拿着这些东西装鬼脸，作无意识的叫骂，同时可以看穿他们对于国医没有深刻的研究，马脚露出来了：要晓得我们先哲对于阴阳五行、司天在泉一类的谬说，早已下过极精当的批评，我这种议论，并不是响壁虚造，我且举出古人的话来作证。

（选《自强医学月刊》1931 年）

84. 药性本草作者之逸事

张仲景名机，见林亿所引名医录，而王叔和之名，则世所不知。余杭章太炎先生尝从《太平御览》及《千金方》中考证。知高平王熙，即高平王叔和。叔和名熙，乃赖此一见耳。客岁六月，余从《千金要方》及《翼方》中，发现《药性本草》作者甄权。曾官主簿，甄权做主簿，为《旧唐书》所不载，虽价值之巨细，绝不足以方余杭之万一，然此种发现，或可补旧史之阙，度亦稽古者所喜也。

案《旧唐书·本传》云，甄权许州扶沟人也。尝以母病，与弟立言专医方。得其旨趣，隋开皇初，为秘书省正字。后称疾免，隋鲁州刺史库狄嵚苦风，手不得引弓，诸医莫能疗。权谓曰，但将弓箭向垛，一针可以射矣。针其肩髃一穴，应时即射。权之疗疾，多此类也。贞观十七年，权年一百三岁。太宗幸其，视其饮食，访以药性，因授朝散大夫，赐几杖，其年卒，撰《脉经·针方明形图》各一卷。

考《千金方》卷二十一水肿第四：

茯苓丸：治水肿，甄权为安康公处此方。

茯苓　白术　椒目各四分　木防己　葶苈　泽泻各五分　甘遂十二分　赤小豆　前胡　芫花　桂心各二分　芒硝七分另研　上十二为末，蜜丸如梧子，蜜汤下五丸，日一稍加，以知为度。

又《千金翼方》卷十九：

茯苓圆：主水胀大，甄主簿与康公处得效方。

茯苓　白术　椒目各一两　葶苈子一两半熬　桂心三分　芒硝　泽泻　木防己各五分　甘遂三分　赤小豆　前胡　荛花各半两熬　上一十二味，捣筛为末。炼蜜和圆，如梧子蜜汤服五圆，日一稍加，以知为度。

两方药量，虽有违异，然药味则大致不殊，惟《千金》为芫花，《翼方》作荛花，仅此小异耳。故翼方茯苓圆，即千金茯苓丸；翼方康公，即千金安康公；翼方甄主簿，即千金甄权；合而观之，甄权之官主簿，已无疑义。唐史漏载此事，不无遗憾，惟潜德幽光，恃孙真人只字而传，则又为甄权幸矣。

（见《医报》1934 年）

85. 风满楼医话

吾国君主时代，国家有完美之医药设备以惠民者，殊不数观。《周礼》考医云：医师掌医之政令，聚毒药以供医事，凡邦之有疾病者疕疡者造焉，则使医分而治之。又曰：疾医掌养万民之疾病，以五味五谷医养其病，以五气五声五色视其死生，两之以九窍之变，参之以九脏之动。凡民之有疾病者，分而治之，岁终则各书其所以，而入于医师。观此则周代于人民健康之设计，实不下于近代文明之国也。其在后世，则宋神宗时，亦设太医局，熟药取于京师，崇宁中增置七局，揭以“和剂”、“惠民”之名，修置给买、各有攸司。胡元元贞中，诸路置惠药局，官给银以备药物，择良医主之，以疗贫民，斯皆盛德之举，妣美周代矣。

《抱朴子》云：五石者，丹砂、雄黄、白矾石、曾青、磁石也。考仲景尝令王仲宣服五石汤，未知是否即此五石。

岐伯者，班固称之方技者流，所谓论病以及国，原诊以知故者也。史言黄帝察五气，立五运，迥性命，纪阴阳，咨于岐伯而作《内经》。《帝王世纪》则又云：神农使岐伯尝味草木，典医疗病，今经方本草之书咸出焉。夫神农与黄帝，相去五百余年，则岐伯大概是二，或曰帝王世纪不可信。

解剖之术，我国发明甚早，《史记扁鹊仓公列传》中，中庶子曰：臣闻上古有俞跗，疗病不以汤液、割皮解肌、煎洗肠胃、漱涤五脏，炼金易形、先生之方能若是，则太子可生也。此非古人用解剖之明征乎！列子言扁鹊易卮公齐婴之心，事虽不经，言非无征。《抱朴子》言淳子解颅而理脑、张仲景穿胸而纳赤饼，此汉人之用解剖也。而华元化为最著，《后汉书·华佗传》云：苦疾发结于内，针药所不及者，令先以酒服麻沸散，既醉无所觉，因刳破腹背，抽割积聚。若在肠胃，则断截煎洗，除去疾秽，既而缝合，传以神膏，四五日创愈。呜呼，其技神矣。独惜后人畏疑不信，遂致此道日渐湮没。然缝合麻醉之技，则后世尚有传者，《啸亭杂录》云：褚库巴国鲁攻宣化府城，首登其埭，颈为明兵所刃，公左抚额，右手犹手刃数人，僵于城侧，其气仅属，大兵因之破城。时有善医者云：其喉未断，使妇女抚吸其气，犹可望生，时命妓女如法治之，用巨绳缝其颈，公果得复生。此犹元化之遗法也。麻醉之技，稗官家屡屡言之，所谓蒙汗药是也。查本草茉莉花根辛热有毒，主治以酒磨服一寸，则昏迷一日乃醒，二寸二日，三寸三日。凡跌损骨节脱臼、接骨者，用此亦不觉痛也，则茉莉花根，亦可充麻醉之剂矣。

（见《上海医报》1930年）

86. 对于国医馆的欢呼和讴歌

我们为什么而欢呼，是为了国医馆的创办而欢呼，我们为什么而讴歌，是为了国医馆的成立而讴歌。国医馆的创办，是我们国医界的福音，国医馆的成立，是国医学改进的先声，在这新立场开始的时候，我们哪得不欢呼，哪得不讴歌。

二十年来，我们受了不少的压迫，无量的排挤，重重的非难，那过去的创痛，一件件浮上了脑海。第一桩公案，是在民国三年的时候，北平的医学会竟不准立案。第二桩公案，是十八年的废止国医，这都是最沉痛的往事。此外随时随地，自命为新医的西医，捐起科学的招牌，不断地向国医的阵线进攻，事事给我们以妨害，处处给我们以袭击。旧医，是他们送来的尊号；不合科学，是他们送来的勋章；误人，是他们送来的奖状。在日报上，在杂志上，吹毛求疵，无孔不入，他们架起二十四发的迫击炮，继续猛烈地轰射，虽然我们着了许多创痛，可是这许多创痛，只平添我们的愤怒，激起我们的精神，增加我们大奋斗的力量。我们国医界，尤其是我们国医界的青年，个个都应当卧薪尝胆，绞出鲜红的脑汁，来追求国医的新生命，分泌沸腾热血，去涤尽国医的耻辱，积极地努力，积极地奋斗。

我们知道世界上的真理，是永久存在的，非理的压迫，是终归失败的。国医馆，我们渴望的国医馆，就从真理的园地里下种而萌芽，而含苞开放了。它是医治我们创痛的妙药，抚慰我们创痛的护士，我们回想以前受了许多的创痛，也确乎需要这妙药和护士，所以这妙药和护士，确有欢呼的价值，讴歌的必要，我们哪得不欢呼，哪得不讴歌。

我希望这含苞开放的花，受了大众的灌溉和栽培，发出芬芳馥郁的幽香，射出灿烂艳丽的异彩，期待着，结下了硕大美味的果实，给全世界的人吃。

（见《自强医学月刊》1931年）

87. 传染病及消毒法纲要

中医条例，于一月二十二日公布，此后中医始有法律上之地位。惟该条例之第五条云："中医如诊断传染病人，或检验传染病之死体时，应指示消毒方法，并应向该管当地官署，或自治机关据实报告。”是中医于传染病及消毒法。应有相当之认识，为撮其崖略。述之如下。

第一节　急性传染病

微生物侵入人体内，以寄生繁殖之结果，而障碍人体之生理机能，遂致发病。若此微生物更播散至他人，亦能起同类病变，是即所谓传染病。发病之微生物，称为病原体。传染病略分两大类，一为急性，一为慢性。急性传染病之常见者，约有二十三种，分述如下（病名以中医固有者为主，附以西医译名，互相对照而便应用，如有不合，敬希读者指正）。

（1）湿温（中名）——叶天士、吴鞠通之湿温，即西医之肠窒扶斯。《温病条辨》曰：头痛恶寒，身重疼痛，舌白不渴，脉弦细而濡，面色淡黄，胸闷不饥，午后身热，状若阴虚，病难速已，名曰湿温。案午后发热，谓午后热度增高，此肠窒扶斯之型也。湿温为古医书伤寒病之一。日人译肠窒扶斯为伤寒，为吾国大部分西医所采用，西医亦称此病为真伤寒，以别于下述之类伤寒。

（2）类伤寒（西名）——西医从检验细菌上，分列此病，其菌有A型、B型二种。A型颇似轻症真伤寒，B型亦与真伤寒类似，中医乏验菌设备，不能鉴别，姑属湿温范围以内。

（3）发斑伤寒（中名）——西医或称发疹伤寒，发疹窒扶斯，发疹热斑热等，中医本有发斑伤寒之名，今用之。西医不明其病原，由热型脉搏蔷薇疹白细胞之数量等，鉴别此病异于真伤寒。

(4) 伤风（中名）——即西医之流行性感冒。

(5) 烂喉痧（中名）——即西医之猩红热。

(6) 麻疹（中名）——西医书译名同。

(7) 风疹（中名）——西医书译名同。此病轻于麻疹，危险性亦少。

(8) 第四病（西名）——酷似极轻之猩红热，西医不明其病原，然谓与前三种麻疹病有别，故称第四种病。

(9) 天痘（中名）西医译名同。

(10) 水痘（中名）西医译名同，自（6）至（10），西医皆不明其病原。

(11) 疫痉（中名）——疫痉为数年前中医界所拟之病名，以当西医之流行性脑脊髓膜炎。

(12) 鼠疫（中名）——西医译名黑死病，或音译为百斯笃。中医或称核子瘟，《鼠疫抉微》谓即《巢源》、《千金》之恶核。

(13) 丹毒（中名）——西医译名同。中医以发于头部者为大头瘟。以遍身蔓延者为疙瘩瘟。详《中医新生命》所载中医病名之研究。

(14) 白喉（中名）——即西医之实扶的里。

(15) 破伤风（中名）——西医译名同。由于外伤者，中医古称金疮中风痉。秦汉以前，谓之金创瘛疭。妇人流产或分娩时，病原菌由阴部侵入者，西医名产褥性破伤风。中医古称产后中风痉，初生儿之脐部，为病原菌所侵入，因致破伤风者，中医谓之脐风，西医则名为初生儿破伤风，详中医病名之研究。

（16）霍乱（中名）——西医或音译为虎列拉，或名亚细亚霍乱病，此与急性胃肠炎不同，虎列拉即中医之寒霍乱，急性胃肠炎即中医之热霍乱，其治有异。

（17）痢疾（中名）——西医单称赤痢，中医由肠排泄物之色，而分为赤痢、白痢等，今通称为痢疾。

（18）疟疾（中名）——西医以为疟菌之传染，由于疟蚊，其学说较为单简，中医则有多种名目，今通称为疟疾。

（19）回归热（西名）中医从前视为疟疾之一，而西医亦有以治疟疾之金鸡纳霜奏效者。

（20）猘狗咬（中名）——俗称疯犬咬伤，唐人称猘狗咬，今从之。西医或名狂犬病，又以病者见水而惧，或称恐水病。

（21）黑热病（西名）——西医或称痞病，或称痞块病。

（22）鸬鹚咳（中名）——西医称顿咳，或称虾蟆咳。

（23）痄腮（中名）——即《内经》之发颐。亦吴鞠通等之温毒，西医有流行性耳下炎。今以痄腮当之。详拙著《温病论衡》。

第二节　慢性传染病

（1）劳瘵（中名）——即西医之肺结核，中医所谓虚劳，涵义笼统，其中有肺结核，亦有身体衰弱，而实非肺结核者。不如劳瘵一名尤为允当。

（2）霉疮（中名）——或称梅毒，或称杨梅疮，或称广疮。

（3）麻风（中名）——麻风丁谓之厉，或谓之大风恶疾，或谓之癞，或谓之疠风，或称天型，或称疠疡。病名颇多，今通以麻风为通行之病名。

第三节 法定传染病

政府颁布之传染病预防条例，列传染病九项，是为法定传染病。其目如左。

（1）伤寒或类伤寒

（2）斑疹伤寒（即发斑伤寒）

（3）赤痢

（4）天花

（5）鼠疫

（6）霍乱

（7）白喉

（8）流行性脑脊髓膜炎

（9）猩红热

原条例云，前项以外之传染病，有认为应依本条例施行预防方法之必要时，得由卫生部临时指定之。

第四节 防疫消毒法

防疫即预防传染病，消毒即消灭传染之菌毒，防疫消毒法，即以预防传染病为目的，而消灭传染病菌毒之方法也。其法分理学及化学两种：

（一）理学消毒法

（1）烧却法　将有菌毒之物用火焚之，使绝细菌之根源也。此法之功能有三：一迅速，二简当，三使毒性断绝。但其应用之范围甚狭，非谓凡传染病之物皆可烧之也，可用烧却法者，为最烈之传染病，如霍乱及鼠疫等，金属之物，烧之不致损坏，用此法甚便。

（2）煮沸法　将沾染病毒之物，置诸水中煮沸之，以灭菌毒也。无论何种菌毒，在水中煮至一小时，菌无不灭者。煮沸之久暂，因病之种类而异，如结核菌须十分至二十分钟，窒扶斯菌十分至十五分钟。凡衬里衣、被褥、手巾、饮食、器具等，皆通用此法。

（3）蒸汽法　将消毒物装置蒸器大釜内，釜底加水，水沸则水蒸气上腾，藉水蒸气之热度而消毒也。其优点有三：一不致伤破衣物，二不费时间，三热度无不达到，消毒最尽。凡水沸至百度，蒸气亦达百度，故用摄氏百度之蒸气，自十五分至二十分钟，无论何种菌毒，皆可扑灭也。蒸气有出气、不出气两种，出气者尤好，盖流走之蒸气，传热愈速也。

（二）化学消毒法

以化学药品消毒，谓之化学消毒法。普通所用杀菌药，有下列四种：

（1）升汞　升汞为水银属之化合物，有毒性，人误食之，则呕吐不堪。杀菌力最强，用一千倍或二千倍之水溶解之，虽露置三十分至五六小时之久，尚有扑杀菌毒之力，但遇蛋白质，则化合而失其作用，故大便及痰液中，不宜用之。若必欲用，可先加五倍食盐于升汞中，即可保其不化合，则仍著功效矣。其宜用升汞水者，如床榻、户扉、壁板、船舱、磁器、玻璃、绷带品等。惟金属之物，升汞液足损其颜色，不宜用之，而外伤部之创面或黏膜之蛋白质，易与升汞相化合，而成蛋白化水银，即失其杀菌之作用，且因其腐蚀之作用，能增加创面之分泌，又常常使用之，即无病之表皮亦生湿疹，且毒性猛烈，不慎用则致中毒。

（2）石炭酸　纯粹石炭酸，为结晶体，有臭气，药房中发卖之臭药水，即石炭酸。用时取石炭酸液体，加三十倍或五十倍之水，少则加二十倍之水，如用三十倍水溶之石炭酸，以消除脓汁及窒扶斯实扶的里之菌，八秒钟间，即可扑灭，石炭酸之用甚广，最有效者，为霍乱窒扶斯之大便，及肺结核之痰，其余外科手术时用之亦多，但与升汞水不同，不能适用于房室消毒。

（3）生石灰　生石灰亦消毒药品，取用甚便，家庭最宜，即杀菌力亦最强。如窒扶斯虽和一万三千倍之水，霍乱则和二千五百倍之水尚可扑灭病菌。以石灰乳消大便之毒，约一千分之大便，加以五千分之石灰乳，则其毒必消灭，制石灰乳之法，以一百分生石灰，混合六十分之水，使石灰溶解，是为含水石灰，又以含水石灰一分，合四分之水，则为石灰乳矣。有时只用生石灰，不用石灰乳亦可。

（4）福尔马林　为蚁酸醛之化合物，盛于搪瓷之器皿内，下燃酒精灯，则福尔马林化为蒸汽，而腾布于居室内，为居室消毒药之一。使用时宜密封窗户，使不泄气，经数小时后，将窗户开放，待药气泄尽，始可入内。否则中毒。

（三）防疫消毒法之应用

（1）生人之消毒　生人云者，对于下条之尸体而言。凡人之身体皮肤、衣服着带等物，均须消毒，皮肤之消毒，普通用热水石碱（肥皂）酒精等洗擦之。如与病人同居，沾染病毒时，用五千倍升汞水，浸洗十五分钟之久，即可扑杀菌之生命。但须注意者，水中既有升汞，则有毒性，不可侵入口中，浸后再以清水洗之，洗后换着新服，旧着之衣，亦须消毒。

（2）尸体及毙兽之消毒　尸体及毙兽之消毒，以烧却法为最捷。如有不得已之故，不能用烧却法者，可用二千倍升汞水内之布类包裹之。

（3）排泄物之消毒　病者之排泄物，必须盛以有盖之金属器或磁器，用与等量之二十倍石炭酸水，加以少许盐酸，浸至六小时之久，埋于幽僻无碍卫生之地，但此法施于痰，尚非尽善，宜加重炭酸曹达和入其中，患窒扶斯霍乱之大便，用石灰乳掺入之。

（4）居室之消毒　病人已愈或已死，其居室非消毒不可。凡执役之人必服消毒衣，将升汞水遍洒室内，而用帚扫之。室中一切床户窗壁木器等，皆宜湿以升汞而刷净之，务令周遍，若土墙则用石炭酸水，以喷水器喷之。消毒事毕，执役人等须用生人消毒法，将身体手指衣服浸洗之

居室用福尔马林消毒亦佳。

（5）衣物之消毒　病人之衣物，如卧具毡帷坐垫衣服用物，以升汞水洒湿透，以厚布袋装之，而送消毒处，含毒重者，可烧却之。含毒轻者，宜先用石碱水洗净，而后施以

煮沸法或蒸气法。

(6) 饮食物之消毒　饮食之消毒，一煮沸法而已。故当疫病流行时，所有饮食各物，均须煮沸，多煮尤妙。厨具以曹达水洗之，饮食物以洁净之厨具贮之。

第五节　手术消毒法

凡伤科、喉科、针灸科等，使用手术时，皆宜消毒。前述之防疫消毒法，适用于一般人士。手术消毒法，则医者所宜谙练也。

(1) 手术者　手之消毒法　手之消毒法有数种。

(甲) 先剪短指甲，剔去甲缝内之尘垢，用已消毒之毛刷及石碱，擦摩手及前膊，擦洗时最宜注意之处，为爪之周围，指及尺骨之侧面。洗涤时间，约十分至十五分钟。擦洗后，用杀菌水将石碱完全洗去，再用千倍升汞水擦洗，或用百分之二石炭酸水，或百分之二来沙而水擦洗，最后用百分之七或百分之酒精，涂擦手及前膊，至此而消毒之手续完毕，消毒后不可接触未消毒物件，如误触未消毒物件，须用升汞水洗涤，或照前法再行消毒。

其简便法为用酒精石碱擦洗五分钟，较为便利，然反对者颇多。

诵穆案：曩在某医院任职，院设中西部，见西医除割臂剖腹等大手术外，消毒亦不如此烦琐，仅以升汞水或酒精擦洗后，即为痈疡开刀。

(乙) 用上述之简便消毒之后，即戴上已消毒之橡皮手套，然后持刀钳施行手术。此法虽简速确实，然指端之感觉，较为隔膜，故技术不熟练，则动作较觉不自由也。

诵穆案：此法适用于枪弹伤急症，橡皮手套第平日预先消毒，涂擦洁净之滑石粉，藏于箱箧中，有急则启用。

（丙）药物涂布消毒法，涂布百分之五之碘酒。为消毒法中之最简便者，然皮肤易致粗糙，不适于实用。

（2）手术部皮肤之消毒　施大手术者，则病人于手术前，行全身浴。手术部位及其周围之毛发，必须剃去，皮肤之消毒法如下：

（甲）与手之消毒法甲同，惟消毒周围，以手术部为中心，而其周围则愈广愈妙。或于手术前夜，行上述之消毒，用升汞水或酒精之湿布线带。

（乙）先用酒精擦洗皮肤，使之洁净，待干，用百分之五或百分之十碘酒擦洗之。待干，再用酒精洗之，以洗去碘酒之暗红色为度。

手术部消毒后，消毒部完全隔离，不得触污物。

（3）手术部黏膜之消毒　手术部黏膜之欲行完全之消毒，非常困难，如消毒口腔，先将齿龈与齿间，用牙刷刷净，再以硼酸水漱口数回，如消毒阴道肛门，则用药水、肥皂等洗净后，再用硼酸水或来苏水洗涤之。

（4）手术器械之消毒

（甲）煮沸消毒　用镍制长方体之消毒器，内盛清水，投入手术器械。煮沸消毒。

（乙）蒸气消毒　绷带材料等适用。

（丙）药物消毒　器械等浸于百分之五或百分之十石炭酸水，或酒精溶液中。十分钟或一刻钟，即已消毒。升汞能腐蚀金属，金属器械忌用。

（丁）烧灼消毒　刀尖针端等，于酒精灯之火焰上烧灼之，亦能收消毒之效。

(5) 玻璃类之消毒　玻璃类如急投热水中，易于激碎，如用煮沸消毒法，当于未煮沸时，投入消毒器内。或用玻璃之一端，在热水内搅拌数回后，始浸入消毒器内。平日或预先浸入升汞水，待用时取出拭净。

(6) 杀菌水　将水煮沸三十分钟后，降至低温而应之，用蒸馏法尤洁净可靠。

（见《神州国医学报》1936年）

88. 读书随笔

诊余之暇，钻研故纸，偶有所得，辄书之片纸，积久得若干条，名之曰读书随笔。

(一)《史记·匈奴列传》第五十云，“有诏捕太医令随但”，案陈邦贤《中国医学史》两汉医政中仅有太医令真钦，随但一条失载。

(二)《医余》有两种：一为尾台逸士作，一见时珍杏仁条下引。时珍引“医余”云，“凡索面、豆粉，近杏仁则烂。一兵官食粉成积，医师以积气丸、杏仁相半研为丸，熟水下，数服愈。”

(三)《日知录》卷十三云：“辛幼安词，‘小草旧曾呼远志，故人今犹寄当归。’此非用姜伯约事也。吴志：太史慈，东莱人也。后立功于孙策，曹公闻其名，遗慈书，以箧封之。发省无所道，但贮当归。”案以物示意，不独阿瞒，明季张琎，守江西。时宁王宸濠有异志。赠琎方物，发视所遗，为枣、姜、芥，盖讽其早离疆界也。见《萧山乡土志》。

（四）嘉定余伯陶，就郑肖岩《鼠疫约编》略加增损，作《鼠疫抉微》。谓《巢源》、《千金》之恶核，即今之鼠疫。伯陶引《巢源》云，“恶核者，肉里忽有核，累累如梅李，小如豆粒，皮肉燥痛，左右走身中，卒然而起，此风邪挟毒所成，其亦似射工毒，初得无常处，多恻恻痛，不即治毒入腹。烦闷恶寒，即杀人。”查《巢源》卷五十“恶核候”曰，“恶核者，是风热毒气，与血气相搏结成核，生颈边，又遇风寒所折，遂不消不溃，名为恶核也。”与伯陶所引者异，岂别有所本欤。

（五）牛痘未输入以前，民多患天痘，清初颇留心小民疾苦，有查痘章京之设。见俞燮初癸巳类稿。

（六）嘉定王翃，字翰臣。康熙时，海内称名孝廉者三十余年，少工括帖，即通《灵》、《素》诸书。著书四种，惟《握灵本草》行世，时历七年，稿凡四易，是编初成。西昌喻嘉言先生，适馆其家，曾出以示喻先生。先生喟然曰：“雷桐不作，斯道晦塞久矣。君其手握灵珠，以烛照千古乎。”《握灵本草》者，喻氏之命名也。全书录药四百余种，依金石卉木为编次，于释名集解，芟削独多，而药品主治，惟求详备。如经所已见，则存《本经》。去诸家，经所本见，则存诸家，其有雷同，则或存本经，或存诸家，更不拘先经后传及条列姓名之例。此书《医学大辞典》失载。

（七）《啸亭杂录》谓蒙古医善正骨，其授徒传习，以厚纸裹断笔数枚，令终日摩挲，使笔管断处一一吻合，积日既久，然后为人续骨。

（八）施耐庵《水浒传》 汤药凡数见，如宋江出阎婆惜家，伤酒饮二陈汤，在江州时，食鲜鱼破腹，服六和汤。二陈、六和，皆《局方》也。

（九）《三三医书》中有医易一理，以易理说医，亦足资酒后茶余之谈助，偶于春在堂随笔，见有读易有得方。其方曰："艮，君子以思不出其位，此方治心，心之官则思，多思伤心，受之以艮，则随事顺应，无人而不自得矣。损，君子以惩忿窒欲，此方治肝治肾。多怒伤肝，多欲伤肾，惩之窒之，则肝木不致妄动，而肾水亦易滋长矣。颐，君子以慎言语，节饮食，此方治肺治脾，多言伤脾，慎焉节焉，可以保肺而健脾矣。"（未完）

89. 读书随笔（续一）

（十）坊木《徐灵胎医书三十二种》，伪者参半。其中《乐府传》、《阴符经》、《道德经注》皆非医书。叶案批谬，系王士雄作。《药性切用》为潘霨增辑。《药性诗》乃徐爔手笔。《汤引总义》，文字不过一页。《女科指要》、《中风大法》等，文义浅陋，不类徐氏所作。《证治指南》，系杂采《医宗必读》五至十卷。《洄溪脉学》，即《脉法心参》之变相。《六经病解》，即柯韵伯之《伤寒论翼》。舌鉴及图说，为张诞先作。又《内经》诠释及杂病源中，有真阴真阳七节小心之说，而《医贯砭》中，于真阴真阳等，皆痛加驳斥，以是知二书亦为伪托。而《医方集解》则采及陈元犀、唐宗海等之说，元犀为修园之子，宗海晚出，距灵胎尤远，其为伪作，不言而喻。故徐氏医书，舍《医贯砭》、《难经经释》、《医学源流论》、《伤寒类方》、《神农本草经百种录》、《兰台轨范》、《慎疾刍言》等以外，泰半伪托。此等伪书，本可不必置辨，惟见时贤某君，刊行《医方集解》，竟信为徐氏遗泽，故略志于此，以告初学。

（十一）《国粹学报》第三十八期，有刘师培先生古代医学与宗教相杂一文，走笔录之，以广流传。其辞曰："古代巫官，咸兼医职。《说文》云：医治疾工也，古者巫彭初作医，工字即巫字之讹，医出于巫，此其证矣。案医字从酉，酉系酒字之省形。古代之时，以巫为酉，即以巫为医，酉也者，巫之作酒者也，医也者，巫之以酒疗人疾者也。故周礼酒官，系于医官之后，此即医字从酉之微意也。又世本云：巫咸尧臣也，以鸿术为帝尧之医。王充《论衡》云：巫咸能以祝延人之疾。《山海经》海内西经云，开明东有巫彭、巫抵、巫阳、巫履、巫凡、巫相。郭璞注皆神医也，足见上古之医，均援引神术，以治民疾。又《大荒西经》：大荒之中有灵山，巫咸、巫即、巫肪、巫彭、巫姑、巫礼、巫抵、巫谢、巫罗，十巫从此升降，百药爰在。郭注群巫上下此山采之也。《周书·大聚解》云，武王既胜殷，乡立巫医，具百药，以备疾灾，是以药治疾，亦始于巫。又淮南子说山训：病者寝疾，医之用针巫，巫之用糈藉，所救钧也。高注：医师在女曰巫，在男曰觋。石针糈藉，皆所以疗病求福祚，故曰救钧，此亦巫觋属于医官之证也。惟巫医二职，古为兼官，故中国之医学，多与宗教相参。《汉书·艺文志》别医药之学为二：列子杂技门，此指医学既精以后之学术言也。若皇古之医学，其与宗教相参者，则儒道一家之书，均杂淆其语。五行者，古代之宗教也，故医经多言五行，而汉儒之言五行也，且以之援饰医学，郑康成《周礼·疡医注》云，以类相养也。酸木味，木根立地中似骨；辛金味，金之缠合异物似筋；咸水味，水之流行地中似脉；苦火味，火出入无形似气；甘土味，土含载四者似肉。凡诸滑物，通利往来似窍，此儒生以五行附会医术之证也。又"五经异义"云，今文尚书欧阳说，肝木也，心火也，脾土也，肺金也，肾水也。古《尚书》说。脾木也，肺火也，心土也，肝金也，肾水也。许意与古《尚书》同。郑驳之云：今医病之法，以肝为木，心为火，脾为土，肺为金，肾为水，则有瘳也。若反其说，不死为剧，是治经之士，以五行配合医术，说各不同。盖《灵枢》、《素问》均言五行，儒生以其与"洪范月令"相似也。遂更以儒生所传五行，附合医经，更以医经之言，入之儒书之注，此古医学又赖经生而传者也。

（十二）《阅微草堂笔记》，载救砒毒方：以防风末一两，水调服，得吐则愈。仁和汪调生茂才，著坐花志果，亦载是方。调生与德清、俞曲园知好，语在春在堂随笔中。

（十三）元倪瓒牙绝云："枯肠嗜酒复畏醉，既醉渴心真欲狂，为解晓醒喉吻痛，大金花剂性偏凉。"诗后自注云："早间喉吻痛甚，恐是酒热，乞大金花丸、神芎丸各一两服好。"盖此诗为瓒寄其友默庵先生者，默庵先生，度为当时医者，瓒则元代名士，班班可考；而古代士大夫之多知医事，即此可见。

（十四）《太平御览》九百八十四，华峤《后汉书》曰："张楷字公超家贫无以业，常乘驴车，至县卖药。"予案韩康之货药，好事者津津乐道，而张楷则未有称者。盖有传不传，幸不幸也。

（十五）《张华博物志》　网罗故事，多涉荒唐。胡烈君尝作读晋《张华博物志》一文，择尤诠证，颇多新义，载于东吴季刊第二期。选其有关医药者，录之如下：

《博物志》云："烧铅锡成胡粉，犹类也。"胡烈君谓铅锡即铅。《本草纲目》何孟春《余冬录》云："造胡粉法，以铃（铅）块悬于酒缸内，封闭四十九日，开之则化为粉矣。"麦斐逊罕特逊化学，谓以铅条搁于醋酸或醋上，置于瓦器中，仅剩一隙通气，瓦器上下，衬以橡树皮，闭置密室中，则醋酸或醋之气，与橡树皮腐烂时所排出之二氧化碳气，渐变铅为碳酸铅。三阅月而成，是考其造法，可知胡粉即碳酸化铅也，惟原文谓烧铅锡成胡粉，不曰化，而曰烧，待解。《博物志》又云："烧丹朱成水银，则不类。"胡烈君谓丹朱即银朱。李时珍《本草纲目》曰：升炼银朱，用石亭脂新锅内溶化，次入水银炒作青砂，头砂不见星，研末罐盛，固板盖住，铁线缚定，盐泥固济，大火煅之，待冷取出，贴罐者为银朱。麦斐逊罕迭逊化学曰："烧第二硝酸化汞，则红色之氧化汞，依下列方程式而成，是丹朱者，氧化汞也。"又据麦斐逊罕迭逊化学所载云："化学作用方程式如下，是烧氧汞（丹朱），可得氧气与汞也。"（未完）

90. 读书随笔（续二）

（十六）章鸿钊者，曾任职于农商部地质研究所。于金石之学，研究独深，尝有征集之金石之启示。谓李时珍所撰《本草纲目》一书。搜罗遐迩，采访百家，分为五十二卷，列为十六部。虽大半详于草木，而金石独为一部，凡分四类：曰金、曰玉、曰石、曰卤石。又列为上下，析分五卷，都凡一百六十种。或产地限于一隅，或采集及于异域，或古有而今无，或实非而名是。询诸售药之肆，质诸怀璞之夫，往往十不获一。其获焉者，又复真伪相淆，名实互异，既搜求之匪易，亦辨订之维艰，辄于暇日，询之京都药肆，约得十余种，归而检察之，分析之，有同名而异物者，如古之雄黄，即今之鸡冠石。今之雄黄，即古之雌黄是也。有异名同物者，如寒水石之为石膏，玄精石之亦为石膏是也。有同一物而今昔之名悬殊者，如古之无名异，即今之软锰矿。古之炉甘石，即今之菱亚铅矿是也。有非金石部者，如珊瑚、石髓、石燕、石蟹等是也。凡此数者，仅于区区十余种之品类中，考察以得之。……予案当时珍之时，中国之科学程度，殆几于零，其所纂集，名称淆杂，品物纷繁，抉谬正误，端在今人。大之可以为矿业之引导，小之可以明药石之功能，愿与海内同仁共勉之。

（十七）《桂海虞衡志》十三卷，宋范成大撰。其全目为志严洞，志金石，志香，志酒，志器，志禽，志兽，志虫鱼，志花，志果，志草木，志蛮，惟志严洞、志酒、志器、杂志等，无关博物，其有涉医药者，记之如下。

《金石志》云："丹砂，本草以辰砂为上，宜砂次之。今宜山人云，'出砂处与湖北犬牙，山北为辰砂，南为宜砂，地脉不殊，无甚分别。'宜砂老者白色，有墙壁如镜。生白石床上，可入炼，势敌辰砂。《本草图经》乃云宜砂出土石间，非白石床所生，即是未识宜砂也。别有一种色红质嫩者，名土坑砂，乃是出土石间者，不甚耐火。邕州亦有砂，大者数十百两，作块黑暗，少墙壁，嚼之紫黛，不堪入药，彼人惟以烧取水银。《图经》又云：'融州亦有砂。'今融州元无砂，邕融声相近，盖误云。水银以邕州溪洞朱砂末，入炉烧取之，极易成。以百两为一铫，铫之制，以猪胞为骨，外糊厚纸，重贮之不漏。滑石，桂林属邑及猺洞中，皆出有白黑二种，功用相似，初出如烂泥，见风则坚。又谓之冷石，士人以石灰圬壁，及未干时，以滑石末拂拭之，光莹如玉。铅粉，桂州所作最有名，谓之桂粉。其粉以黑铅著糟瓮罨化之。无名异，小黑石子也，桂林山中极多，一包数百枚。"

《香志》云："沉水香，上品出海南黎洞，一名土沉香，少大块，其次如茧栗角，如附子，如芝菌，如茅竹叶者佳。至轻薄如纸者，入水亦沉。香之节，因久蛰土中，滋液下流，结而为香，采时香而悉在下。其背带木性者，乃出土上，环岛四郡界皆有之。悉冠诸蕃所出，又以出万安者为最胜，说者谓万安山在岛正东，钟朝阳之气，香尤酝藉丰美。大抵海南香气，皆清淑如莲花、梅英、鹅梨、蜜脾之类，焚一博投许，气翳弥室，翻之四面悉香至，煤尽气不焦，此海南香之辨也，北人多不甚识。盖海上亦自难得，省民以牛搏之于黎，一牛搏香一担，归自差择。得沉水十不一二，中州人士，但用广州舶上占城真腊等香，近年又贵丁流眉来者，余试之乃不及海南中下品。舶香往往腥烈，不甚腥者，意味又短，带木性尾烟必焦，其出海北者，生交趾及交人。得之海外蕃舶，而聚于钦州，谓之钦香，质贵实，多大块，香又酷烈，不复风味，惟可入药，南人贱之。排草出日南，状如白矛香，芬烈如麝香，亦用以合香，诸草香无及之者。”

《兽志》云，“猿有三种，金丝者黄，玉面者黑，金丝玉面皆难得。或云纯黑者雄，金丝者雌，又云雄能啸，雌不能也。猿性不耐着地，着地辄泻，以死。煎附子汁饮之即愈。麝香自邕州溪洞来者名土麝，气臊烈，不及西蕃。风狸状似黄猿，食蜘蛛，昼则拳曲如猬。遇风则飞行空中，其溺及乳汁，主大风疾，奇效。石鼠专食山豆根，宾州人以其腹干之，治咽喉疾，效如神，谓之石鼠肚。山獭出宜州溪洞，俗传为补助要药。”

《虫鱼志》云：“蚺蛇大者如柱，长称之，其胆入药。”

《草木志》云：“桂南方奇木，上药也，桂林以桂名，地实不产，而出于宾宜州。凡木叶心皆纵理，独桂有两纹，形如圭，制字者意或出此。叶味辛甘，与皮无别，而加芳美，人喜咀嚼之。鸡桐叶如楝，其叶煮汤，疗足膝疾。风膏药叶如冬青，治太阳疼，头目昏眩。铜鼓草其实如爪，疗疮疡毒。”

（十八）《博物杂志》第一卷第三期，博物屑云：“昔传望江南汁，敷治蛇毒有奇效。近今考知以甘蔗汁注射伤部，尤著灵验。”又同书问答栏登：“莱菔之组织中，含有一种酵素，名米洛西尼，能分解糖分，而生一种类于芥子油之挥发油，啖莱菔时，即起此分解作用，故感辛喷水也。”

（十九）武进赵彪诏，字豹三，所著有《说蛇》一卷，穷形尽相，足令人心惊骇，内分《蛇谱》、《蛇事杂记》三篇，于陈定九《蛇谱》而外，搜罗独广。赵氏《蛇谱》云：“蚺蛇粤西及海南州县有之，（中略）胆有三，旱胆能疗目疾。水胆止泻，护身胆随身。击其处则随而至。”又云：“断草乌蛇，大仅指许，长五六寸，头如龙形而小，身全乌，，其行也，百草沾之立断，人见断草，辄迹得之。故蛇每离地丈许，使身如矢，直以入穴，使不沾草，故人莫得而取之，以酒煮食，可愈麻风，极效。”又《蛇事》云：“泉州有客卢元钦，染大疯，惟鼻根未倒属，五月五日，官取蚺蛇胆欲进，或言肉可治疯，遂取一截食之。三五日头渐可，百日平复。又商州有人患大疯，家人恶之，山中为起茅舍，有乌蛇坠酒罂中，病人不知，饮酒渐差，罂底见蛇骨，方知其由也。”

（二十）《三希堂石渠宝笈法帖》载五古一首，论地黄服食之法，其辞云，“地黄饲老马，可使光鉴人，吾闻乐天语，喻马施之身，我衰正伏枥，垂耳气不振，移栽附沃壤，蕃茂争新春，沉水得稡根，重汤养陈薪，投以东河清，和以北海醇，崖蜜助甘冷，山姜发芳辛，融为寒食饧，咽作瑞露珍，丹田自宿火，渴肺还生津，愿饷内热子，一洗胸中尘。”

91. 读书随笔（续三）

（廿一）陈元垣，也里可温考。谓也里可温者，即今之基督教，而也里可温当时之人物，知医者不乏其人。杨瑀山居新话元统甲戌三月二十九日，瑀在内署，退食余暇。广惠司卿聂只儿（也里可温人）言，去岁在上都，有刚哈剌咱庆王，今上皇姊之驸马也。忽得一证，偶坠马扶起，则两眼黑睛俱无，而舌出至胸，诸医束手。惟司卿曰：我识此证，因以剪刀剪下之，舌尚存，亦异证也。广惠司者，回回医人隶焉。又陶宗仪《辍耕录》，卷九奇疾条下，亦载此事曰：长公主之驸马，因坠马得一奇疾，诸医罔知所措，广惠司卿聂只耳，也里可温人。尝识此病，涂以药而愈。时元统癸酉也，予案两书所记，颇有出入。然耶教以医为行道之具，则已可概见。又元史爱薛传，爱薛西域弗林人，通西域诸部语，工星历医药。据陈垣君之考证，谓爱薛亦也里可温人，后爱薛死，其子鲁合，为广惠司提举，广惠司者，京师之医药院也。

（廿二）刘宋、刘敬叔《异苑》卷三云，薯蓣一名山芋根，既可入药，又复可食。野人谓之土薯，若欲掘取，默然则获，唱名者便不可得，人有植者，随所种之物，而像之也。又云：人参一名土精，生上党者佳。人形皆具，能作儿啼。昔有人掘之，始下铧，便闻土中呻吟声，寻音而取，果得人参。予案敬叔《异苑》，多拾旧闻，至谓人参能作儿啼，则荒诞极矣。同书又云：隋县永阳，有山壁立千秋仞，岩上有石室，古名为神农窟，窟前有百药丛茂，莫不毕备，予案。永阳下原注云，一多县字。

（廿三）《天南杂志》第二期，中药可惊的记录云："吴光宗于民国十四年，在黔省南笼地方，大腿部负伤甚重，骨与筋皆被损坏。先由云南城的法国医院院长穆利亚替他医治，什么方法都用尽了，不能医好。最后决定请吴到安南河内的大医院，说是要把全足由大腿处截去，另配假脚，不然是一定要死的。当时滇医曲焕章君，谓此必可医好，不必截腿。事论多日，始由曲君负责，为吴医治。筋骨血管，均经接好，行动完全自由。法医院长穆利亚见此情形，甚为钦服，称奇。约同旅滇之英美各西医，会商同往，请曲君将此药品及治法，以及他医治血科很享盛名的白药（名百宝丹），同齐宣布，以供大家研究，并许以隆重的报酬，终未允许云。"

（廿四）《同仁医药杂志》第二卷第七号，载影响《医籍考纪事》一文，原著者为北平阚铎。其略云："《医籍考》八十卷，日本多纪元胤撰。体例仿朱彝尊《经籍考》。条举中国历代医籍撰人卷数，著其存佚，录其序跋，及诸家论列，加以考订。道光以前，中国医籍搜罗殆遍，别择极精，诚医史学惟一之巨著。"此书杨星吾守敬，藏有残本，但上半已佚，不知为多纪氏第若干次之未定稿。日本富士川游，藏有最后缮定之本，经胞弟元坚，以朱笔校正，往往改佚为存。全书八十卷，卷一至卷八为医经，卷九至卷十四为本草，卷十五为食治，卷十六为藏象，卷十七至卷二十为诊法，卷二十一至二十二为明堂经脉，卷二十三至七十八为方论，卷七十九为史传，卷八十为运气。统计医经八卷，本草六卷，《食治》、《藏象》各一卷，《诊法》四卷，《明堂经脉》二卷，方论五十六卷，史传一卷，运气一卷。凡道光以前之医籍，几无遗佚。戊申（一九〇八）暑假，陈垣偕曼殊上人同怀兄苏墨斋，见此书于富士川游家。陈垣致叶遐庵书，称多纪元胤号柳沜，为德川氏医学世家，多纪元简长子，卒于文政六年（一八三二），所著尚有《疾雅》三十卷，《名医公案》五十卷。又有“体雅脉法”、《医林撮要》，柳沜日抄、香泉日抄、伊香山日抄、屏巷随抄、心迹双清堂随抄、柳沜文集、《聿修堂医书目录》等，兹录元坚《医籍考》一序于后，序曰：《医籍考》八十卷者，先兄柳沜先生所著也。先生既成是书，命不肖元坚以序言，几无，一疾弗与，永损诸孤。元坚泣血之余，将付之梨枣，以广传布。奈何篇幅浩瀚，非仓卒所能辨，仍姑誊录数通，欲以贶天下好学之士，又不忍背其遗命，敢忘拙以序之曰。盖前人有所著作，后人必有所继述。事日滋而记录日增，文稍古而诠释稍费。支流派别，典籍寖毓，苟不甄综而考核之。纷纭轇轕，无有统纪，是以自古重目录之学矣。夫医有道焉，有术焉，推天地阴阳之秘，究脏腑经络之理，疾疢之所由起，草石之所由设，皆使明于我而切于物，此医之道也。察人之虚实刚脆，辨病之吉凶深浅，而针石炙焫之行，汤液丸散之施，使危者全而困者安，此医之术也。道以轩岐为本，术以仲景为宗，而渊奥博大，不易通达，是以名医哲匠，撰述甚盛，延及后人，则有偏主一格，以摅独得者，有病分数科，以专其门者，或改弦易辙，务逞新奇，或陈因肤廓，徒事雷同，故学医之士，或惟就一二家取法。或泛然涉猎，无所持择，而欲以致和鹊之功，其不草菅人命者鲜矣。然则凡学医者，岂可不用心于目录之学，溯流以穷源乎哉，考医书之有目，创于《刘歆七略》。班固《艺文志》仍之，而医经经方，凡十八家四百八十卷，尔来历代，无不著录。皇国宽平中，藤原佐世等撰现在书目，所载有出于《隋唐史志》之外者，何其盛欤。如赵陈诸家之目，皆就当代所存，自家所藏，而登载焉者已。然亦既众矣，其总括古今，存佚莫择，区而类之者，《郑氏通志略》是已。然所录芜杂，不足取信，至如焦竑《经籍志》，则固等自郐矣。医家自有目录，惟有明殷仲春《医藏目录》一书，然妄仿缁流，名义先悖，况品题失当，亏漏亦多，纤仄小品，何足以充学者之视听乎？大抵医者专骛捷径，罕有精究道术者，是以目录之学弃而不讲，岂可不谓之缺典乎？先君子栎荫先生，常患医学陵夷，人安固陋，慨然而匡救自任，因遍聚古今医书，除烦涤滥，著书十数部。又欲撰《医籍考》一书，以辨医学源流，有志不果，先兄岐嶷夙成，一以缵述家学为念，于先君子未完之绪，必加修补。而以目录之学，为道术之范围，学问之绵绝，造次颠沛，覃精是事。自历代史志，各家藏目，以至诗文赋颂，山经地志，脞记剩说，事涉医书者悉莫不讨搜荟萃，而况于医书之见存者，必辨其雅俗，鉴其真赝。仿朱锡《鬯经义考》之体，每书先揭其名，次以卷第，次以存佚，末见次以诸家序跋。撰人履历，而次以考语，寻端竟委，讨伪辟谬，义例详密，援据精核。凡八十卷，析为九类，于是堂构方成，粲为巨观矣。盖自非先兄之洽闻通识，何能至此乎？夫五运六气之说掺，而《素问》之义悖，排纂割裂之习盛，而仲景之旨晦，本草坏于引经报使，脉法汩于七表八里，唐宋之能遵古法，金元之务立门户，今读是书，则一目了然。千百年医书之渊源流派，如指诸掌。因以读诸家，则不为多歧所惑，不为曲说所囿，道之蕴奥，术之机栝，可自此而进，可自知而得，则诚是学医之津梁，济生之关键，岂惟辨名氏较卷帙之谓也乎？噫！天下固多贤，而有力者幸获是书，爱而重之，亟刊印行世，则先兄之心力，无翳如此之慨。医学之正脉，联络而不绝，此元坚所以日夕企望，而惓惓不能已于怀也。大日本天保二年，太岁在重光单阏。春三月，甲子，胞弟元坚，拜手稽首谨撰

92. 读书随笔（续四）

（廿五）刘献庭，字继庄，顺天大兴人。父矿，为名医。万隐君季野，于书无所不读，独心折于继庄，顾继庄之书，独不甚传，惟杭之赵氏，藏其《广阳杂记》。继庄之学生于经世，自象纬律历，以及边塞关要，财赋军器之属，旁而岐黄者流，无不留心，故其书于医事，往往而及，因录其数则如下：

马子腾云，陕西边西番一路，西宁庄浪等处，多三脚蟾蜍，将眉割开，其酥皆成块者，不待和合晒晾也，此为最佳。若中土人掏取酥浆，合面成饼，晒干用者，力甚薄，难取效也。

方论纪要，默斋所著，注古方也，以方为铨，而溯通乎立方之意，以尽其变，为类一十：曰表，曰里，曰寒，曰

热，曰虚，曰实，曰气，曰血，曰痰，曰火，曰郁，曰广嗣；类各若干方，主有若干变，共为目录一卷。

伤寒纂旧，胞与堂祖陶节庵六书，集之为歌，凡四十五则。蒋仲芳从而和之，加入十则，共五十五则。默斋为更订者二十一则，又增补四十五则，共为百则，分为九门，“伤寒六经本证”八则，“伤寒正病”二十三则，“类伤寒”六则，“伤寒痉症”三则，“妇女胎前伤寒”四则，“产后伤寒”四则，则分几条，条下补注，注内录法，法辨同异，注后记方。通为凡例一卷，明医规则，亦默斋所著，坚贞不曰规则自序，曰慎药择药法，曰求病之原，曰上清下补说，曰南北异宜，曰处方调剂十八法，即古之十剂，而增入温清慎和，推断安养，以佐之者，曰阴火弃位，曰垣听，曰追非集自序，曰问心录自序，共为一卷；而垣听为妙绝，问心录追非集二书，惜不及见全本，然如此立题，必有可观。

紫廷言，太平府当涂县，有曹先生者而遗其字，理学家兼精医药，有神奇之目，与王山史相与甚深，紫廷尝请其诊脉，曰脾胃疾也，待其发痔，则自愈矣，后果然。

子腾向有嗽疾，端午后吐血一二日，服山羊血及山漆而血止，然病日深，胸胁痛，不可转侧，嗽益甚，夜卧精神恍惚，此非参芪不能回阳，余先用八味地黄汤二三剂，已有起色，又感冒风寒，用发散药一二剂，汗出甚多，虚弱已极，亟用六君子汤加附子，一剂已愈其半矣。然每为寒邪所伤辄病。余问之，曰，背寒，少冷即从背寒至四肢矣。余悟曰，此督脉为病也，须用鹿角胶、鹿茸即愈。从紫廷处觅得两许，始服一剂，而精神迥异平日。此事难知，余滋惧焉。

岳涛持小叶鹿含草一握来，此草性同肉桂，有引血归经之功，佳品也。星沙在处有之。岳涛云，张又瞻之，仆陆其标者，能服信石，余问之果然，自祖父以来，皆能服，以砒为末，可尽二钱：能却寒暨诸虚寒疮疥之疾。但夏日不可服，若人食之发热，以豆腐一块，拌皮硝食之即愈。若未经久服之人，误食而中其毒者，但采乌桕叶四五斤咀食之，吐清水一二碗，即解云。桕树叶又能治蛇咬，取叶捣汁，烧酒冲服：以渣贴伤处，无不愈也。若无病饮此汁，则能害人，余向亦闻乌桕叶能解砒毒，但未得试，今知其果然矣。昔读神农本草，见诸金石毒药条下，多云可以服食，延年益寿。颇疑之，而历代名医亦皆以为不可信，客岁舟中杨符五言，有人服巴豆者，今又见服信石者，不亦奇乎。益知天下事经纬错决，非印版所能印定，而出格之语，不可与拘墟者道也。

张振先自街坊叫一卖猺药人至，有浙人吴姓者，与振先同寓，欲售猺药以治之也。猺人姓戴，地近冈州，其人能汉语，值余薙头。未及看其所用何药，岳涛云，猺人背负药笼，出剉刀药一把，口作咒，观药片下，即知病愈之迟速，配成二剂，加灯芯、桃仁，火酒为引。

马绍先山东长白山人，其尊人马负图，字希文，甲午举人，绍先尝患病，夜不得寐，医皆不效，乃自以其意，为园圃十余亩，亲操耒耜，学为圃于其间，久之疾愈，是亦可为善治疾矣。

饶卿言，有马医子病癖，脊间有块碍手，病曰甚，百药不效，死矣。其父恨之，取刀刮其脊，有物如筋状，韧甚，取出刀斧不能割断，其物既出，而子之鼻间栩栩然，抚其胸前微温，遂缝刀割处，置之丁地，久之渐苏，经一昼夜，能言索汤，竟生矣。调理久之而愈，此事虽怪诞，然有致理。华佗之方，皆从此入想，惜其学不传耳，聪明而深思者，当于此别开一路。

马子腾言，襄阳名医张岳来，用附子必择三四两者，始得奏效云，此语发人所未发。今人用附子，必择重一两四五钱者，过重则以天雄目之矣。余向亦以为然，乍闻此言，爽然自失矣。

偶同紫庭，考青绿出处，案《本草》有空青、曾青、绿青、扁青、石胆五条，予以法制炼之，皆可成精铜，几能乱金也。

星维言，有妇人患小腹中痛，气冲上不得卧，百药不效，已骨立矣。有吴人诊之曰，此乃经时不谨所致，用白芍二两，香菌一两，猪外肾一对，煎汤。滑石、白矾各五分，共为末，以豆腐衣包之，煎汤送下。下黑血甚多，一剂而愈，亦异方也。

予有一法，曰假空青，用古镜一圆，以硇砂、砒石等分为末，水调涂镜背上如钱，上以瓷碗覆之，埋入土中尺许，必在人走路之下，月余取起，则镜蚀成一窝，中包青绿水少许，用之与空青无异也，何必重价购求石中之水哉，余意此法制炼，得铜必多，然未之试也。

曾青，刘继庄曰，此物予未之见，盖亦石青类也。造化指南，以此等为石绿之得道者，其言怪诞，殊可笑，见之令人喷饭，而时珍亦为此言，何耶？

绿青即石绿，亦曰大绿，范成大《桂海志》云，石绿铀之苗也。刘继庄曰，石绿以法制炼，每两得铜五钱，如金，今丹家每以此诳人，不知此即取矿法也。

扁青即石青，一曰大青。《别录》云，生朱崖山谷。武者朱提，本草所载扁青、曾青、碧青、白青，皆其类也耳。刘继庄曰，真老坑佛头青，以法制炼，每两可得金二三钱，然真者不易得也。

石绿即胆矾，刘继庄曰，胆矾以水银制之，成精铜，与石绿中所分者无异，若以分石绿法分之，亦得，但甚少。此理余尚未究其微也。

崔默庵曰：今人治疹，率用升麻葛根汤，使其毒气尽升头面，后多难治，戒升麻勿用，多用葛根及横解之剂，少加桂枝，令其毒气散于四肢，即险逆之症，亦可为矣。其治血热之症，用苏木三四两，浓煎一碗，顿服之，无不应手愈。一妇人患眼症，用大黄四两，酒煎少许，服之立愈。此等方法，皆能益人神智，故备记之。

诵穆案：继庄论诸青之制炼，与现代化学相暗合，至其制炼之原理，予别有说，不赘。

(廿六)民国十四年二月七日，汤尔和在《晨报时论》，发表《关于孙中山病状疑问》，汪精卫君为文覆之，有云，依我一个人的意思，凡是有科学思想的人，都很虚心的，都知道现在的科学，对于世界万物，所能知道的，还是很少，所不知道的，还是很多。例如癌病，科学今日尚未能发现特效药，至于将来能否发现的咧？科学家发现，还非科学家偶然发现，而为科学家所注意咧？现在无人敢为肯定的话，如果有人肯定地说道，非科学家不能发现特效药，科学家尚未能发现，其他一切人类，更无发现之可能，那么，我就要以汤先生的话赠他道，这是名伪科学家，实则顽固派的瞎话。

诵穆案：江氏之说，其是与非姑置不论，至谓癌病无特效药，则深为有斯疾悲之。予友某君，佚其名，谓有少林僧善治癌，其方以鲜菱角多量，铁锅煮熟，熟后弃菱啜汁，二三次即愈，菱须尖角有刺者云。但癌之为物，如胃癌、子宫癌皆深藏，而不可见，少林僧乌得知之。某君又谓，菱角必选用甫出于水者，一过菱熟之时节，即无其效，是说也，余亦疑之。岂实有其事欤？抑故神其说耶？愿世之存济人之心者，一释其惑，傥有益病者，是固愚所馨香以祝者也。

（廿七）罗叔言先生令子福长，自法儒沙畹博士，待伦敦博物馆敦煌书目一卷，发表于《国学季刊》第一卷第一号；在伦敦博物馆所存之书，凡三百二十八种，关于医者家两种，一为脉经，一为本草残；背有长兴五年正月一日行首行陈鲁修牒云云字数行。穆案，长兴为五代唐明宗年号。

（廿八）今人谓流行之疾为时气病，而莫知其出处。余按《山海经》，英山有鸟焉，曰肥遗，食之已疠，郭注，无时气病也，时气病三字昉见于此。

（廿九）服药千裹，不如一宵独卧，服药千朝，不如独卧一宵，见明杨慎古今谚录。

（三十）黄侃六祝斋日记云，访行可借得唐慎微《证类本草》，武昌医馆刻十六册，三十一卷。寇宗奭《本草衍义》二册，二十卷。夜杂缗本草，计宋以前说本草者，桐君、吴普、李当之、陶弘景、苏恭、陈藏器、李含光诸家，皆为讲《尔雅》者所必宜涉猎，及刘翰、韩保升、苏颂、掌禹锡、陈承之书，今皆萃于唐慎微书中，而佚籍古义，时时间见，然则虽非方技之家，亦断宜浏览矣。《神农本草》三卷，始见《七略》，吴普撰本草，唐志存六卷，与李当之并有损益，《桐君采药录》，又《药对》四卷，并见陶弘景序，陶弘景本草经《名医别录》并注七卷，徐之才《药对》二卷，苏恭《唐本草图经》五十四（或作五十三）卷，陈藏器《本草拾遗》，李含光《本草音义》，刘翰“开宝新详定本草”二十一卷，重定《开宝本草》二十一卷，韩保升《蜀本草》二十卷，掌禹锡《本草补注卷》，类同开宝，苏颂《本草图经》二十一卷，陈承《重广补注神农本草》，并图经二十三卷，唐慎微《经史证类备急本草》三十二卷，又《政和本草》，昔尝于师处见之，未及详阅，又云《大观本草》三十一，载《嘉祐本草》，末卷附所引医书十六家撰人名氏，及略述义例，节抄于此。

开宝新详定本草，开宝六年，尚药奉御刘翰等九人详校诸本，仍收陈藏器拾遗相参，颇有刊正增益，马志为之注解二十卷。

开宝重定本草，开宝七年，刘翰重详定，颇有增损，并目录二十一卷。

唐《新修本草》，初陶隐居因《神农本经》三卷，增修为七卷，显庆中监门府长史苏恭，表请修定，因命长孙无忌，与恭等二十人，重广定为二十卷，今谓之《唐本草》。

蜀《重广英公本草》，为蜀翰林学士韩保升等，取唐本草并图经相参校正，更加删定，稍增注释，凡二十卷，今谓之《蜀本草》。

吴氏本草，魏广陵人吴普撰，华佗弟子，修《神农本草》，成四百四十一种，唐《经籍志》尚存六卷，今广内不复有，惟诸子书多见引据。

《药总诀》，梁陶隐居撰，凡二卷，一本题云，药像数诀不著撰人名氏，文字并相类。

《药性论》，不著撰人名氏，凡四卷，一本题曰，陶隐居所撰，然疑非隐居所之。

《食疗本草》，唐同州刺史孟诜撰，张鼎又补其不足者，凡三卷。

《本草拾遗》，唐开元中京兆府三原县陈藏器撰，序例一卷，拾遗六卷，解纷六卷，总曰《本草拾遗》，共十卷。

《四声本草》，唐兰陵处士萧炳撰，取本草药名每上一字，以四声相从，凡五卷。

《删繁本草》，唐润州医博士兼节度随军杨损之撰，为五卷，不著年代，疑开元后人。

《本草性事类》，京兆医工杜善方撰，不详何代人，共一卷。

《南海药谱》，不著撰人名氏，似唐宋人所作，凡二卷。

《食性本草》，为唐陪戎副将，剑州医学助教陈士良撰，集贤殿学士徐锴为之序。

日华子诸家本草，国初开宝中四明人撰，不著姓氏，但云日华子大明序，凡廿卷。

（卅一）光绪二年，吴兴十万卷楼陆心源，重刊史载之方，行款悉仿宋本，且摭拾书录解题，载之方跋，宋稗类钞，北窗锞炙录等，撰传一篇，冠诸书端，此书炮炙制度，自依本法。如麻黄在仲景书为去节，此书多为去根，此其异也，又伪字绝多，如“举痛论”讹为举痛论，秦艽误为秦胶之类，而俗写亦指不胜屈，如枇杷叶写作琵琶叶，干薄荷写作干菠苛，皆可笑之尤者，全书为方一百，《医学大辞典》不载，然方多无名，有名者寥寥可数。曰荆芥散、削术豆蔻散、革薢胜金丸、四味芍药散、柴胡汤、人参散、茯蓉粥、蔓荆汤、大芎汤、神和散、钓肠丸、益真散、鹿茸丸、立精丸、洗肝散、豆蔻丸、香术丸等。就中钓肠丸，出《灵苑方》者是，上述各方，与《医学大辞典》所载者，名同而实异。

（卅二）戴榕作黄履庄传，谓履庄时出新意，作诸技巧，传后附履庄所作奇器录，其中有显微镜及冷热器两种，谓冷热器能诊试虚实，分别气候，证诸药之性情云云。

93. 读书随笔（续五）

（卅三）唐陇西李石，撰《续博物志》。所记可喜可怪之事，不逊张华。但谓牡丹初不载文字，惟以药见本草。似失深考，予案王砯尝引《吕览月令》云，雷乃发声，下有芍药荣。田鼠化为鴽，下有牡丹花，是牡丹曾见吕览。特李石未见耳。又其书载高丽人参赞，三椏五叶，背阳向阴，欲来求我，椵树相寻。椵木叶似桐，甚大阴黄，参多生阴。是高丽参在唐时已有输入，且见重于人矣。

（卅四）曲园废医论，凡七篇。曰本义篇第一、曰原医篇第二、曰医巫篇第三、曰脉虚篇第四、曰药虚篇第五、曰证古篇第六、曰去疾篇第七。本义篇曰：古者医卜并重，周礼天官，有医师，其所属有食医、疾医、疡医、兽医。春官有太卜、卜师、龟人、華人。至春秋之世，此二事犹为当世所重。（中略）东汉以后，卜日衰，唐宋以来，医犹盛行，卜则否矣。夫周官有太卜，无太医，是古之重卜，甚于医也。卜可废，医不可废乎。

原医篇曰：世传神农始尝百草药，其后黄帝因之，乃与岐伯、鬼臾区之徒著为医书，今之《内经》是已。然考之《汉艺文志》，无本草之名，平帝纪元始五年，征天下通知方术本草者，召诣京师。《楼护传》亦云，诵医经本草方术十万言，则汉世固有本草矣，而不云也于神农。按《陆贾新语·道基篇》曰，神农尝百草之实，教人食五谷，然则所谓百草者，非尝药也。陆贾在汉初，所言当得其实，因有此说，后人著本草者，遂以属之神农，此非实矣。周官疾医疏行中经簿云，《子仪本草经》一卷，则知作本草者，子仪也。又引刘向云，扁鹊治赵太子之病，使子明炊汤，子仪脉神，子术按摩，然则子仪者，亦六国时人也。刘歆《七略》，不收本草，盖其时本草一书，犹不甚重也。若夫黄帝之书，则《汉志》所载，固甚多矣。盖黄帝神灵，无不通晓，后世诸子百家，咸乐依附，以自尊大。惧世人不察，以为医道之传，由于古仙圣，未可仪废。故略具本末，著于篇。

医巫篇曰：上古之医，不用药石，止以祝由治人之疾，是故古无医也，巫而已矣。及乎汤液醪醴之用广，而医与巫始分，然在古书，巫医犹为通称。世本称巫彭作医。《山海经》、《海内西经》曰：开明东有巫彭、巫抵、六巫。郭璞注曰：皆神医也。《大荒西经》载灵山十巫。从此升降，百药咸在屈。原天问曰：化为黄熊，巫何活焉。王逸注曰，鲧化为熊，岂巫医所能复生活也。称医为巫，古之遗语也。夫医字亦作毉，古之遗文也。（中略）及汉世巫蛊之狱起，而巫且为诟病。自是以来，巫废而医孤行，（中略）呜呼！就其初而言，则巫与医皆圣人为之者也。极其末流之弊，则巫可废，而医亦可废。世人贱巫而贵医，不知古之巫医亦一也。

脉虚篇曰：医之可废何也？曰医无以治病也。医之治病，其要在脉，周官疾医之职曰（参之九藏之动……）此即所谓脉也。乃九藏之动，迄无正解，郑康成谓为五脏及六腑之胃、膀胱、大肠、小肠。韦昭之说郑语，以五脏及胃、膀胱、肠、胆为九，盖合大小肠而一之。故胆得列于九者之中，而三焦仍不数。夫人之有五脏六腑，岂可以意为去取乎。以《素问·三部九候》考之，则知古人诊脉，实有九处，分上中下三部。上部两额耳之动脉，以候头角、口齿、耳目之气。中部手太阴、手阳明、手少阴，以候肺胸心之气。下部足厥阴、足少阴、足太阴，以候肝、肾、脾、胃之气。依此言之，则所谓参之以九脏之动者，庶可得其梗概。然其文亦不能无误。夫下三部既为足厥阴、足少阴、足太阴，则中三部自当为手太阴、手厥阴、手少阴，至于三部之所在，亦莫能质言。王冰解下部天则有男女之分，解下部人又有候脾、候胃之别，下之三部，化为五部，恐非古法也。古法之变坏，盖始于扁鹊。盖扁鹊治病，初不以脉，故厌古法之烦重，而专取之手。此在古法，则中三部也。扁鹊以中部包上下两部，今医家寸关尺三部，所由始也。扁鹊本以此为名，后人乃奉为定法，不亦值欤。郑康成颇知此意，故其注医师，以五气、五声、五色视其死生，则云审用此者，莫如扁鹊、仓公。而于两之以九窍之变，参以九脏之动。则曰：能专是者，其惟秦和乎。是郑君之意，固谓扁鹊不知脉也。世之医者，则其所以治病者，曰脉也。然而今之三部九候，岂古之三部九候乎，吾不知其所以治病者何也。

药虚篇曰：周官医师职（以五味正谷，五药养其病）。郑康成说五药曰，草木虫石谷。贾公彦曰，草谓麻黄、芍药之类。木谓厚朴、杜仲之类。虫谓蜈蚣、蠃鳖之类。石谓磁石、白石之类。谷谓五谷中麻豆之入药分者。医学宗本草，其书有上中下药之分。养命养性治病之说。《张华博物志》曾解语其义，夫既分三品，则上品必高于中，中品必高于下。今以中品言之，蠲忿忘忧，徒虚语耳，未闻冲冠之发，对合欢而下垂，向隅之夫，见萱草而启齿也。又以上品言之，芝草难得，五石炼形之说，唐宋士大夫，往往受其累，上药如此，中药如彼，而独执区区下药，欲以夺造化之权，操生死之柄，不亦惑乎。又况本草一经，屡经增益。陶隐居云，神农本草所出郡县，乃后汉制，疑仲景、元化等所记，雷公、桐君，广其主治，繁有类族。魏晋以来，吴普、李当之等，更复损益，或物异而名同，或物同而名异，冷热乖违，甘苦背越，采取殊法，出处异所。若此之流，殆难按据。夫陶之时，本草一书，已无定本，自是以后，代有增修，各执所见，草木无言，桐雷不作。吾安知所为热者果热，寒者果寒乎。夫医之所以知病脉也，脉则久失其传，医之所以治病者药也，药则又不可恃，脉虚药虚，斯医亦虚矣。

证古篇曰：周公不知医，故武王有疾，请以身代。孔子不知医，故季康子馈药，不敢尝。有疾而子路请祷，且鲤回皆知于壮年。今之世，为医者日益多，而医之技则日以苟且，其药之而愈者，乃其不药而亦愈者也。其不药不愈者，则药之亦不愈，岂独不愈而已，轻病以重，重病以死，然而子系于父母。父母之于子孙，苟有病不为求医，则人且议其不慈不孝，不知慈孝之实，在于适其寒暑，时其饮食，以至于未病之先。不幸有疾，则益加谨焉。如是而已，不宜妄进药物，欲益而反损，如许悼公疟，饮太子止之药而卒也。

去疾篇曰：然人之有疾，不可无说以治之也。善治国者，退小人而进君子，故天下不乱。善养生者，消恶心而长善心，故吾身不病。风雨之不时，寒暑之不节，病之自外至者也。犹夫四夷之猾夏，盗贼之作乱，乘吾间而作也。疾由心生，心者气之帅也。气者人之所以者焉，善心为主，四体从之，其气和调而鬯达。疏行于营卫之间，则足以御风寒暑之变，故其为人也不病，虽有病也不死，君子知箕之不足恃，药石之无益，惟有长其善心，消其恶心，使太阳之气，洋溢于其中，而熏蒸四肢，颜色悦泽，须发鬒黑，骨节坚强，寿命久长，大命既至，吾归吾真，修短随化，命之曰大顺。

诵穆案：元和陆九芝，未见废医论，民十九之春，偶读江绍原小品，其载此论，因节其大略如上。曲园晚年，为北海郑文焯叙《医诂》云：悬壶之士，得此一编，奉为绳墨，审于四然，察于二反，阳盛调阴，处方用意，务合古人，而医道自此尊矣，医道亦自此难矣。医道尊则不可废，医道难则不知而作者少，亦不待废。吾故曰：得君此书，吾废医之论，可不作也。

去疾按：俞曲园废医论，不中情实，白鱼仙史已言之（见本报第三期名著门）。观其晚年叙郑文焯《医诂》之言，殆亦自知其误，而不免有悔于中欤。

（卅五）江绍原小品又云：陈固字献之，四川简州人。

尝著药论三篇，略谓本草黑色入肾，赤色入心，通草通气之类，旨不足信。又言药类不能治病者多，且草木品居十之八，金石血肉品居十之二，亦弗可解。《医药卮言》四卷叙云，夫人之脏腑血脉，本有部位，治病次序，自不可易。而世惑于医意一语，创为种种奇观，实皆不中理解，故有心疾食豕心，鼠疮服猫头者。又有菊花去蒂，竹叶抽筋，桑枝东向苦河水逆流，自矜精细，以炫俗流，而医学晦盲云云。

（卅六）江都焦理堂，“精于算理，又精于声音训诂。”见清代学者整理旧学绩之总成绩，所撰有《李翁医记》。翁名字不传，而治术神妙，戛戛独造，焦先生拟为李东垣、戴原礼《医记》二卷，上卷皆理堂家人之病，翁治之而验者也。下卷则得诸他人所述，亦翁之治案也，录其上卷之治效，两则如下。

乾隆己亥，先人病臂痛，不能举，时学师夏君，善医术，往乞其诊家以为将成偏枯。时余与史寿庄同笔砚，寿庄祖莲花溪征君，指求翁视之。翁笑曰：天下无此偏枯证脉，署方黑豆半升，蚕砂二两为末，服之尽即已，服未尽而痛已失。

黄解元承吉之叔父，病伤寒，有叶生者，治以姜术而烦减，将服附子，翁诊曰：胃热敛于脾，故减耳。更温则脾烂矣，服大黄生，服附子死。叶不能争，投以大承气，两目珠戴入于脑。翁曰：热纵也，又下之。目珠出而颈软，头不能直。翁曰：热遁于足太阳，加滑石、甘草，下之愈，叶生乃服。

诵穆案：李翁医记，《中国医学大辞典》未载。去疾按，李翁医记，确是佳书，余尝日三复之，《中国医学大辞典》失载之事物甚多，不独一李翁医记也，名之曰大夸矣。

（卅七）孝感屠道和燮臣，著《本草汇纂》十卷。采核《图经》、《本经》、《唐本》、《别录》、李珣、孟诜、元素、大明、吴普、甄权、开宝、藏器、李景、苏颂、弘景、东垣、张璐、丹溪、汪昂、李士材、张景岳、杨士瀛、程履新、何本立、李时珍。凡二十余种，辑其精要，编集成章。从头目心胸，以至足腑，由妇人童稚，以及外科，各从其类。全书录药五百余种，卷一至卷六，以药效为分组，卷七为谷部菜部果部，卷八为禽兽部鳞部，卷九为脏腑主治药品，卷十为药品分类主治。此书于各家学说，纂核折衷，而药物有系清降而偏言补阴者，以热除而阴自得所长也。诸如此类，皆注明条下。与《本草补要》，同一用心，此书《中国医学大辞典》未载。

（卅八）曾文正日记云，杨芋庵寄信，言治目方。每早黎明未起时，以两手掌根擦之极热，加以舌尖之津，闭目擦八十一下，久则有效，日内试验，而初睡时擦一次，黎明又擦一次，不知果有益否。诵穆案：文正公此条日记，为辛未二月作。及观其同年十一月日记。谓曰：内眼蒙益甚，则此方之无效，可以知矣。

（卅九）若水程式，字道承，号建武居士，著医谷集古两卷。卷一为五脏六腑、任脉、督脉、奇经八脉、正内形、背内形、侧内形等诸图说。卷二为治例，男女论气血，论阴阳，说饮食，谱脾胃，贵中和论等等。此书《医学大辞典》不载。

（四十）邓芝征远陵，见群猿缘山，射中之，猿拔其箭，卷木叶塞其疮。芝曰：嘻，若违物之性其将死矣，俄而卒，一日猿母抱子，芝射中之。子为母拔箭，取木叶塞疮，芝叹息，投弓水中，自知当死。见《三国志·蜀志》邓芝传注及《晋书·五行志》。（未完）

94. 读书随笔（续六）

过庭医论

《过庭医论》一卷，载治案六十六则，作者名骥，其姓不详，亦无刊行年月。其序云：先君弱冠业儒，时闻先大父论医，即沈潜寻绎。游庠后淡于科第，不习举业，专致医学，日益精进，守先太父训。医人不论境遇，不惮寒暑，不索谢金，故所活之人，贫贱家居多，骥素聆明训。于所闻诊脉治验，随手登记。十年以前症治，先君不甚记忆，故所闻仅此，先君殁后，同人劝付梓，俾有益于业医者，刊成。因志数语，以溯过庭之教云。其书处方用药，于喻嘉言、徐灵胎二氏，信行颇笃。论瘟疫亦小有见地，谓瘟疫症候系天时所行，温热沴气，由口鼻入，初起或微恶寒，稍迟则不恶寒而恶热，或口渴自汗咳嗽，与伤寒迥殊，惟宜辛凉，再重则白虎、承气等剂，其发热皆由内蒸，徒表无益，且误汗则心液受伤，必有谵语昏狂外脱之变，用温散品尤为助热，每见世医治病，凡初起无不以为风寒，而用羌活、桂枝等，以致转剧，甚或屡用屡汗，以致不起者，此最宜精审判别之云云。此书《中国医学大辞典》不载。

翁同龢

有清数百年，取士一百零三科，起顺治丙戌科，终光绪丙子科，状元传胪等，凡四百十二人，见朝市丛载第二卷。元和陆润庠，为同治甲戌科状元。润庠父九芝，精于医，有《世补斋医书》行于世。常熟翁同龢，为丙辰状元，先陆氏八科，翁相国晚年，亦览方书。卢江刘文庄督川时，苦风湿，翁与之书云，尊体多患风湿，似宜峻通，不宜峻补。又云：肠瘀小患，有以白蜜和白木耳，烂蒸食之，尽一斤即愈，盍试之。诵穆案：肠瘀即便秘之异辞，白蜜木耳，黏滑润肠，服之当愈，至谓风湿宜疏通，不宜峻补，则见道之言，不图于此老得之。

西康药材

自达赖进攻西康而后，西康遂为世人所瞩目。稍稍注意之，西康全境，继横六七千里，阔陵起伏，形势险要。境内居民，散处山原溪谷之间，因交通之不便，有至老死不相往来者，其村落之分布恒以天然山水为疆界。一地之中，而有三五百家村落者，殊属少见，即以地当孔道，开辟较早之县治而论，亦不过等于内地之小村镇而已。故西康全境，除巴安、康定、泸定、道孚数县之县治，稍具规模，其他县治，盖无一不在乡村状态中，而多数乡村，分布又极散漫也。但西康所产之药材，异常丰富。兹分述于后：

一、鹿茸　西康各县均产。

二、鹿角　此为鹿身自行脱落之干角，每年输出，约一万余斤。

三、麝香　西康各地均产，尤以瞻化质料最佳。

四、虫草　西康各地均产，此草在冬春之季，滋生土内，为蠕虫动物。开略如蚕，体为黄色，至春末夏初之时成虫，头部长一黑色之单叶，出生土外，即为虫草，夹杂草内，不易发现，采掘者伏地而侧视之，始可寻获，实西康之特产也。每年全康约计可产二万数千斤。

五、贝母　西康各处均产，每年输出，约有四五万斤。

六、知母　西康各处均产。

七、大黄　理化、甘孜、康定、雅江等处出产，产额无定。

八、羌活　西康各处均产，产额随销路之衰旺，而为增减。当民国七八年之际，一年运销内地，多至数十万斤，为期不久，即渐减少。迄至近日，年不过数千斤而已。

九、秦艽　西康各处均产，产额无定，且有多数县分人民，迷信喇嘛之言，不准采掘。

十、雪莲、花雪猴子　乍了、甘孜、康定等处特产。雪莲花形略如莲，花小色绿，茎高五六寸花叶之间，多白色茸毛。雪猴子形略如猴，茎叶色状，亦如雪莲花。二者均产高山之上，同为妇科要药。

十一、茜草　产于德格、乍了，为妇科要剂。亦可为红色染料。

十二、丹皮　产于九龙。

十三、花椒　产于巴安、得荣、雅江、九龙，每年输出，约有二千余斤。

十四、老鹳草　此为西康理化之特产，用其茎叶，熬制成膏，名老鹳膏。泡制药酒，可治风湿之疾。

十五、羌活鱼　此亦理化之特产，形如脚蛇，而栖息水中，取而干之。用以泡酒，亦治风湿之疾。

十六、小黄草　为补益圣剂，系泸定之特产，多生于削壁巉岩之间，采取者攀藤附葛而上，以巨绳缚身，缒壁而下。

上药物十六种，见新亚细亚创刊号一六二页。

闽侯方言考

叶长青作闽侯方言考，有过癞、合药两条。过癞条下云，周密癸辛辨识后集，闽中有所谓过癞者，盖女子有此疾，凡觉面色如桃花，即此证之发现也。或男子不知而误与合，即男染其疾而女瘥。士人既皆知其说，则多方诡诈，以误往来之客。杭人有稽供中者，因往莆田，道中遇女子独行，颇有姿色，问所自来，乃言为父母所逐，无所归，因同至邸中。至夜甫与交际，而其家声言捕奸，遂急窜而免，及归，遂苦此疾，至于坠耳塔鼻，断手足而殂，癞即大风疾也。诵穆案：过癞之说，余幼即闻之。惟此等恶俗之存否，则未由知矣。忆宣鼎夜雨秋灯录，有女贞木一则，亦记过癞故实，则过癞之俗，为不虚矣。又合药条下云，合药和药也。任仿《述异记》，我王为刘寄奴所射中，今合药传之，又《汉书》并合太医大丸以饮皇后，师古注大丸，今泽兰丸之属。合音阁，按今呼若甲。

王　朗

魏志王朗传，朗上疏曰：少小常苦被褥泰温，温则不能便柔肤弱体，是以难可防护，而易用感慨，此言被褥温燠，则易于触发，梦中妄有施泄，戒帝葆精，以蕲得子也，见六祝斋日记。

古代以硫磺泉疗皮肤病之例

《抱朴子》洛西有古大墓穿坏，中多石灰水汁。夏月行人有病疮者热，见此墓中水清好，因自洗浴，疮偶便愈，于是诸病者闻之，悉往自洗。近墓居人，便于墓所立广舍而卖此，按此当是硫磺泉之类。可愈皮肤疾，不足怪也。见但泰法学卮言。诵穆案：石灰水为钙类，入浴后能促皮肤之干燥，故湿性皮肤炎溃，为第一有效。关节炎、骨疡、骨膜炎之患者，亦宜浴也。

乳　酪

远西人喜饮乳酪，释名酪泽也，乳汁所作，使人肥泽也。晋起居注诏曰，尚书荀勖既久羸毁，可赐乳酪。太官日给之，又王琚常饮牛乳，色如处子，此皆昔人以乳酪养生之证。见“法学卮言”。

称药量水

《法学卮言》又云，世说王仲祖病，刘真长为称药，荀令不量水，意古人饮汤药。亦如远西人之饮药汁，有分量也。诵穆案：古人饮药，固有定量，惟世说之量水。疑为煎药所须之水，而非已成药汁也。

医　难

但泰又引《老学庵笔记》，任元受事母至孝，母老多疾病，未尝离左右，元受自言老母有疾，其得疾之由，或以饮食，或以燥湿，或以语话稍过，或以爱喜稍过，尽言皆朝暮候之，无毫发不尽，五脏六腑中事，皆洞见曲折，不待切脉而后知，故用药必效，虽名医不逮也。

宋诸路置病囚院

宋淳化四年，知黄州王禹称。奏令诸路置病囚院，持杖劫贼徒流以上有疾者处之，余悉责保于外，惜此制不行于后代，民不死于法，而死于狱。于是检讨监狱制度者，不能不假途于外人矣。见“法学卮言”。

以毒攻毒

义和团之役，大学士徐桐主之颇力，桐性刚介，好读宋儒书。客或说桐曰，拳民藉妖术以图一逞，宁欲倚之以平寇耶。桐曰，输车电邮，机械百出，夷人亦妖术耳。譬被治疮，以毒攻毒，疾且瘳矣。语见“驴背集”，可发一笑。

疡 医

但焘周礼政诠，疡医。凡有疡者，受其药焉。释曰，凡国中有疡，不须身来者，并于疡医取药焉。日本药剂法令，区售药、药品二种。何谓售药？判其种类，不使相济者。何谓药品，以他药配合而成者也。以上两种，须经内务省卫生局化验，登录商标，始准贩卖。凡医非帝国及专门学校大学毕业，及曾受国家特种考试及第者，准诊视病人。其仅配药而不能诊脉拟方者，为药剂师。凡有志为药剂师者，无论男女，须满二十岁以上，与考中式，得有营业凭照者，在内务省登记，始能营业。秤量器务须平准，药方不明，则当商之原医，不得私心自用，擅自加减，其方须保存十年备查。周官于医师之外，不准受药于他处，尤有深意。

孔　子

顾实氏曰，孔子不自为医业之师，与佛耶二氏异，佛陀耶稣，皆作医师、药师，为人治病，而孔子则不然也。此亦所由二氏之教，遍布宇内，而孔子之教，则不出东方一隅者欤。诵穆案：以医药为播教之器，吾无间言，至孔子之书，为学说而非宗教，则乡先辈章太炎先生，言之详矣。

三个时代

顾实云：人类智识之演进，有自然之阶级，最初为宗教时代，进之为哲学时代，更进之为科学时代。诵穆案：医药之学，亦复如是。（未完）

95. 读书随笔（续七）

土三才

葛为世用，花入药，根参果蓏，筋备纫织。土生而具三才，亦草中之白眉。见陶谷“清异录”。

铁脚梨

《清异录》云，木瓜性益下部，若脚膝筋骨有疾者，必用焉。故万家号为铁脚梨。又同书云，段文昌微时，贫几不能自存，既贵，遂竭财奉身，晚年尤甚，以木瓜益脚膝，银稜、木瓜，胡桦桶濯足，盖用木瓜树解足为桶也。

麝香草

蒜，五代宫中呼麝香草。

五　天

药有五天，决明为肝天，紫菀为肺天，神曲为脾天，远志为心天，苁蓉为肾天。

草裹丹砂

耆老妇人，好熨烙，以瓦片暖肚，名为草裹丹砂。凡阴寒觉足疼者用之。

火轮三昧

凡病膏肓之际，药效难比，针灸之所以用也。针长于宣壅滞，灸长于通气血。古人谓之延年火。又曰，火轮三昧，今人有病必灸，亦大癖也。

回头青

香附子，湖湘人谓之回头青。言就地划去，转首已青，用之之法，砂盆中熟擦去毛，作细末，水搅浸澄。一日夜去水膏，熬稠捏饼，微火焙干，复浸。如此五七遍，入药，宛如有沉水香味。单服尤清。

何首乌

吉州宾客吏何一面有黑痣连耳右腮。曹号何首乌，案李翱传何首乌，与此名同而实异。

痈医

周礼有疡医，唐有痈医，痈医孟斧，昭宗时常以方药入侍，唐末窜居蜀中。

义疾

他疾虽一脏受病，劳瘵则异矣。次第传变，五脏百脉俱伤，血绝然后奄丧，人死则有虫出，中者病如前人，非死不已，一传十，十传百，辗转无穷，故号义疾。以上俱见《清异录》。

脾磨

宋邱光庭著兼明篇，其卷五有论脾磨一条云：世人医人，见人病不能饮食，即云脾不磨者。明曰，凫鹜鹅鸡之类，口无牙齿，不能噍嚼，须脾磨之，然后能消，故其脾悉皆坚厚。若人则异畜兽，既有齿牙能嚼食物，故脾皆虚软，惟用气化耳。病人脾胃气弱，即不能化食非不磨也。家语云，龁吞者，八窍而卵生，龃龉者，九窍机而胎生。胎卵既殊，脾胃亦别，而医人不喻斯理，一概而言，历代虽多，曾无悟者。

阴康

建安黄朝英，著《靖康缃素杂记》。其卷二有云：《吕氏春秋》曰，昔阴康氏之时，民气郁遏，筋骨不达，故作为舞以宣导之。

片脑

片脑产地暹罗诸国，惟佛打泥者为上，其树高者二三丈，叶如槐而小，皮理类沙柳，脑则其皮间凝液也，好生穷谷，岛夷以锯付犹，就谷中尺断而出，剥而采之。有人如指，厚如二青钱者，香味清烈，莹洁可爱，谓之梅花片，鬻至中国，擅翔价焉，复有数种，亦堪入药，乃其次耳。见铁桥病叟，黄衷所著《海语》卷中。

蔓菁

兼名《明书》云，今人呼松为蔓菁，云北地生者为蔓菁，江南产者为菘，且大同而小异耳。《食疗本草》所论亦然。明曰：此盖习俗之非也，余少时亦谓菘为蔓菁。尝见医方用蔓菁子为辟谷药，又用为涂头油，又用之消毒肿。每讶菘子有此诸功，殊不知其所谓。近读《齐民要术》，乃知蔓菁是萝菔苗，平生之疑涣然冰释。即医方所用蔓菁子，皆萝菔子也。汉桓帝时处饥，劝人种蔓菁以充饥，诸葛亮征汉，令军人种或然艿，则萝菔、蔓菁，为一物，无所疑也。然北人呼菘为蔓菁，与南人不同者，亦有由也。盖鼎峙之世，文轨不同，魏武之父讳嵩，故北人呼蔓菁，而南人不为之讳也。亦由吴主之女名二十，而江南人呼二十为念，而北人不为之避也。由此言之，蔓菁本为萝菔苗，亦已明矣。或曰，根苗一物，何名之异乎，答地骨苗名枸杞，芎劳苗名蘼芜，藕苗名莲荷，亦其类也。斯例实繁，不可胜记，何独蔓菁、萝菔，不可异名乎。今北人呼为蔓菁者，其形状与江南菘菜不同，何也？答曰，凡草木果实蔬菜，逾境则形状小异，而况江南北地乎。又《丹铅统录》云，茱萸先生豕首，《图经药录》谓之天名精，一名天蔓菁。名精即蔓菁转语也。

权　量

江邻几杂志，宋临川江休复著，谓药方一大两，即今之一两，隋合三两为一两。

腽　肭

豫章张位，作问奇集，于字音之伪，考据精详，谓腽肭当音兀讷，按今字书腽乌没切，温入声。

巫　医

古以巫医并称，迄唐犹然。《沈括笔谈》补，第二十六卷，谓禁中旧有吴道子画钟馗，其卷首有唐人题寄曰：明皇开元，讲武骊山，岁翠华还宫，上不怿，因痁作将逾月，巫医殚技，不能致良云云。

祖法儿

稽山马观，撰《瀛涯胜览》，记“海外异事”。其祖法儿条下云，厥产乳香，乃树脂也。又有血竭、芦荟、没药、安息香、苏合油、木鳖子之类，以易中国纻丝、磁器。诵穆案：祖法儿为海外国名。

诸　番

泉州市舶税课云，香之所产，以占城宾达侬为上，沉香在三佛齐，名药沉。真腊名沉香，实则皆不及占城，渤泥有梅花脑、金脚脑，又有水札脑，登流眉有蔷薇水，占城宾达依三佛齐，真腊渤泥登流眉，皆诸番名。见槜李陈懋仁无功“泉南杂志”。（未完）

96. 读书随笔（续八）

刀　圭

按晦翁感兴诗，刀圭一入口，白日生羽翰，然学者皆不知刀圭之义，但知其为妙药之名耳。嘉靖十四年八月晦日，忽悟刀圭二字，甚为痛快。不知古人亦尝评及此否，前在京师，卖得古错刀三枚，京师人谓之长钱，云是部中人失火煨烬中所得者。其钱形正，似今之剃刀，其上一“◎”正似圭璧之形，中一孔，即贯索之处。盖服食家举刀取药，仅满其中之圭，故谓之刀圭。言其少耳，刀即钱之别名，布也，泉也，错也，刀也，皆钱之类也。但无年号款识，殆汉物乎，见明海盐董谷硕父碧里杂存。

郗 愔

郗愔信道甚精勤，常患腹内恶，诸医不可疗，闻于法开有名，往迎之。既来便脉云，君侯所患，正是精进太过所致耳，合一剂汤与之。一服即大下数段许纸如拳大，剖看乃先所服符也（晋书曰，法开善医术，尝行莫投，主人妻产而儿积日不堕。法开曰：此易治耳。杀一肥羊，食十余脔而针之，须臾儿下，羊膋裹而出，其精妙如此）。

殷 浩

殷中军妙解经脉，中年都废，有当所给使，忽叩头流血。浩问其故云，有死事终不可说。诘问，良久乃云，小人母年垂百岁，抱疾来久。若蒙官一脉，便有活理，讫就屠戮无恨，浩感其至性，遂令舁来，为诊脉处方。始服一剂汤便愈，于是悉焚经方。见《世说新语》卷五。

抱朴子

《抱朴子·内篇》卷之十一仙药篇，抱朴子曰，神农四（《太平御览》九百十四引，无此字）经曰，上药令人身安命延，升（道藏无此字）为天神（御览引此下有仙字），遨游上下，作役万灵，体生毛羽，行厨立。又曰，五芝及饵丹、砂玉札、曾青、雄黄、雌黄（御览引无此二字）、云母、太乙禹余粮，各可单服之，皆令人飞行长生。又曰，中药养性，下药除病，能令毒虫不加，猛兽不犯，恶气不行，众妖并辟。又《孝经》援神契曰，椒姜御湿，菖蒲益聪，巨胜延年，威喜辟兵，皆上圣之至言。方术之实录也，明文炳然。而世人终于不信，可叹息者也。

神农经

《张华博物志》，引神农经者四，述异记亦有神农操药说，皆可备考异之助。

燥气总论

瑞安陈粟庵，作燥气总论一卷。南陵徐乃昌，谓其首明本义，次述病理，再详脉候，终出治法，悉皆深达窔奥，洞彻源流，不苟同，不袭旧云云。余案陈氏于燥气，谓似火而非火，似湿而非湿，似寒而非寒，后二语模棱两可，了无精意，又谓燥气兼火湿寒三气而有之，尤为浑沌，视嘉言之专以燥之本气为说者，更下一筹矣。此书《中国医学大辞典》不载。

三国医政

陈邦贤《中国医学史》三国医政云，通典汉太医令丞属少府，魏因之，仅此一条，洪饴孙三国志职官表，引通典云，太医令一人，又引汉志云，六百石，第七品，掌诸医。

三官手书

张鲁传云，雄踞巴蜀，垂三十年，注请祷之法，书病人姓名，说服罪之意，作三通，其一上之天，其一埋之地，其一沉之水，谓之三官手书。

本草待诏

本草颜注，谓方药本草。寿昌案，楼护传，护诵医经本草方术数十万言，是西汉时已有方药本草一书，然艺文志不载，恐非今世传之神农本草也。《隋书·经籍志》有神农本草八卷，本条见汉书注校补卷十九。

不终　汤液

汉书服食不终之药。周寿昌云，不终犹言不死也。又艺文志经方家，有《汤液经法》三十二卷，殆服食之法。周寿昌云，莽求神仙术，或即苏乐所传也。

偏　盲

汉书，家富而目偏盲。周寿昌云，病目者谓之盲，病一目者谓之偏盲，犹病半体枯者，谓之偏枯也。

吏　医

汉书遣吏医治视。周寿昌云，吏医是吏以医服役于官中者。若周医礼师，今世官医生之类，汉少府属官。有太医令丞，无员多至数十人，此吏医视令丞尤卑也。又云，张禹传侍医视疾。师古曰，侍医者，侍天子之医，则吏医是在官之医也。视字属医言，则此云治视者，亦令医治，而先视其疾也。诵穆案，吏医一条，陈邦贤《中国医学史》失载。

续汉书艺文志

《续汉书·艺文志》载蔡邕本草七卷（见隋志）。涪翁

《针经诊脉法》、张机《伤寒论》十卷（隋志作辨伤寒）、《金匮要略》二十四卷（通作考《金匮玉函经》八卷《崇文总目》三卷）、《评病要方》一卷（见隋志）、华佗《中藏经》一卷、《枕中灸刺经》一卷，观形察色，并三部脉经一卷。诵穆案，钱大昭续志所载《枕中灸刺经》，观形察色，并三部脉经，《中国医学史》俱失载。又陈邦贤谓《金匮玉函经》，即《金匮要略》，此说亦误。殆未见《玉函经》原书之故，余所见《玉函经》，为康熙间刊本，海内已属少见，此书为《伤寒论》别本，堪资校勘，东都聿修堂丛书，有《金匮玉函要略辑义》六卷，即《金匮要略之辑义》。陈氏以《玉函经》为《金匮要略》，或由于此。

疹

洪頤煊《诸史考异》云，虑玄传，道虔尚高祖女济南长公主，公主先无疹患，仓卒暴薨，頤煊案，此即今世所谓痘疮也，字书无痘字，古通呼之为疹，《玉篇·疹瘾》疹，皮外小起也。

阮河南药方

《诸史考异》又云，梁又有《阮河南药方》十六卷，阮文叔撰。頤煊案，《旧唐志·阮河南方》十六卷，阮炳撰。文叔当是避唐讳，改称其字。《外台秘要》有《阮河南方》。

姚僧垣

姚察傅，父僧坦，梁太医正，后入周，位遇甚重。頤煊案，坦当作垣，周书姚僧垣，在艺术传。《隋书·经籍志》，

《姚大夫集验方》十二卷，旧唐志姚僧垣撰。

寒食散

《诸史考异》卷九，魏书上天赐六年，初帝服寒食散，自太医阴羌死后，药数动发，至此逾甚。洪頤煊云，《晋书·裴秀传》，服寒食散当饮热酒，而饮冷酒，薨。皇甫谧传，谧初服寒食散，而性与之忤，每委顿不伦，尝悲恚，叩刃欲自杀。《隋书·经籍志》有《寒食散论》二卷，《寒食散对疗》一卷，《解寒食散方》二卷，《解寒食散论》三卷，今《外台秘要》、《千金翼方》内，犹传其法。

郝懿行晋宋掌故云，寒食散一名五石散。《世说言语篇》何平叔云，服五石散，非惟治病，亦觉神明开朗。刘孝标注。引秦丞相寒食散论曰，寒食散之方，虽出汉代，而用之者寡，靡有传焉。魏尚书何晏，首获神效。由是大行于世，服者相寻也。今案五石之名。虽未之前闻，要不越丹砂、云母、雄黄、石英、钟乳之属，此皆精刚内蕴，符采外标，所以六朝贵游，动云散发，蕴寒生热，辄丧厥躯。假令何晏不诛，亦中夭死，加之孝标征引，更煽灾炎。晋书裴秀传，服寒食散当饮热酒，而饮冷酒，泰始七年薨时年四十八。王戎传，戎伪药发堕厕，得不及祸。皇甫谧传，服寒食药违错节度，隆冬裸袒食冰，当暑烦，烦加以咳逆，或若温疟，或类伤寒，浮气流肿，四肢酸重。贺循传，服寒食散露发袒身，郑攸传夜失火烧车，遂对以弟妇散发温酒为辞，此皆药之流毒，彰于历试。安在平叔一人，服食独收神效。又《宋书·王微传》，忆往年散发，极目流涕。吴喜传，将之为用，譬如饵药，当人羸冷，资散以全身，及热势发动，去坚积以止患，然则治病之功，不加毫末，伤生之趣，动有百端，覆辙相等，长生未有。古人有言，服食求神仙，多为药所误。谅哉，尝读《晋书·哀帝记》，帝好黄老，断谷饵长生药，服食过多，遂中毒不识万机。夫以帝者之尊，希慕长生之术，而竟服饵以殒生，吁可鉴矣。

脉术针术

古人通医，不皆诊脉，故《宋书·范晔传》，言熙先善于治病，兼能诊脉，则知诊脉在治病家，特法外意也。孔熙先博学多能，别更善此，故言兼能耳。周郎传，言针药之术，世宁复修，今脉之伎，人无能达，可知此事自古为难矣。文九王休仁传，言殷氏吴兴太守冲女也，范阳祖翻有医术，姿貌又美，殷氏有疾，翻入视脉，说之遂通好，事泄，遣还家赐死。然则翻虽知医，未必解脉，其人视脉，当即导淫之资。今世医家，不论分晓，上手便要视脉，风靡所渐，举世皆然，殊可怪也。又医家针术，后世或不传，鲁爽传，言程天祚为虏所获，天祚妙善针术，焘深加爱赏，此事亦不多见。拓跋焘北人，气质刚猛，宜于针灸，故尤爱赏之。今北方人犹有解者，往往有验云。见晋宋掌故。

八　卦

世皆称伏羲画八卦，独陶弘景《名医别录》序云，昔神农氏之王天下也，画八卦以通鬼神之情，是弘景乃以八卦为神农所作，亦可异也。（未完）

97. 读书随笔（续九）

蒙古人

蒙古人不知清洁，衣服之洗濯修补，概不注意，污垢褴褛，虱类丛生，食具食品，更不知检查，不知选择，胸怀木碗，腰系刀箸，常以牛粪上烤肉，半生不熟，含血吞食，率不精细咀嚼，食毕，以舌舔食器，并以衣袖衣襟拭其口，盖取其便也。多食炒米，不易消化，吸饮生乳，易致下痢，且粪尿易混入井水中，屋内放置乳舡及乳盆，夏日多发臊气，地炕概铺毛毡，蝇类尤繁，宅瓣积粪如小丘，伏天臭气逼人，此衣食住之不适于卫生者也。

蒙民信神魔，病不饮药，惟曰有鬼，谓不设法驱出，则病无以愈，此送鬼及跳来青之习，所以生也。分述于下：

（一）送鬼　人有病时，请喇嘛若干，净手，用芝麻油和小麦粉（他面亦有用者）作鬼形（面鬼之大小不一，大者高五六尺，形略如人，咬牙瞪目，望之愕然，小者较少）。作毕，齐声诵经，令小喇嘛吹喇叭，打大鼓，由室内送面鬼于野外，举火焚之，然后众喇嘛撤步反身，向病家疾驰，盖恐鬼知其回路，而复回病者体也。

（二）跳来青　病者家请巫者一人，左手持鼓，右手以鞭击之，身乱动，口呜呜。于院中循圆路疾驰，使病者追随其后，迨病者疲倒于地，巫者止步，莞尔笑曰，鬼已无力，脱离人体也，是之谓跳来青。见王华隆内蒙古人民之生活状况。

幸运之医者

余幼时喜读说部，一编在手，寝食俱废。忆初得《三国演义》时，执卷神往，衣角烬于炉火，犹昏然不觉，家严见而诃之。始蘧然如寤，自后稗官家言，悉为家严囊括以去，锢不使窥，余则穷搜书簏，求可与小说相当者读之，弱冠负笈武林。休沐之日，以五分之一时间，读古今笔记，每小时尽二百页，如是以为常。今相隔多年，昔日所览之奇闻轶事，泰半遗忘，仅述其有关医事者一则，为茶余饭后之谈助，惟追忆所得，不能无出入也。

浙人某，贫乏不能自存，其所素识，有官于闽者，某附舟抵闽，则已罢官去，旅资既尽，踽踽无所归。会闽抚之子，痼疾三年，众医莫能疗，通衢张露布，悬赏求医，某饥疲已甚，仅图一果腹，见露布，即自称有禁方，愿为公子去所苦。阍者导以入，闽抚亟为易衣履，其饮食诊视既毕，某谬谓此非官药所能疗，必郊外求异药，乃从卫士十余人，出城觅药草，行有顷，腹大痛欲泄。某诓卫士令他往，即就草地便旋，积滞既下，意适甚，偶顾视，见臀侧有菌，色白而肥，某思此菌城市所罕见，遽折菌覆命，谓药草已得。闽抚喜甚，立煮菌饮公子，馆某于署，漏三下。某转辗不成寐，俄阖署鼎沸，传呼甚急，某疑公子有意外，大惊欲遁，未启关，闻叩门声甚急，开户视之，谓闽抚请某先生，入视公子，已起坐，闽抚谓服先生药后即呕一血块。三年来终日昏沉之病，愈于一日，微先生大力，则委沟壑而已，公子亦谓，自血块呕出，觉胸次豁然，颇思饮食，已啜粥半瓯矣。某惊喜欲狂，而佯为谦谢，留数日，闽抚酬千金，且书额以谢。某在署时，擘血块视之，则乱发缭绕于内，潜往郊外故处，菌犹存，著一破木梳上，某始悟木梳所生之菌，适为乱发之敌，愈病之故。实由于此，既载誉归里，乃埋首医籍，有延之诊治者，非兼金不致焉。见钮琇觚賸。

诵穆案：木梳之菌，治乱发为病，其事莫须有。余所不信，幸读者勿以辞害意。

三　焦

《本草纲目》卷五十豕胰条下时珍云，（豕胰）一名肾脂，生两肾中间，似脂非脂，似肉非肉，乃人物之命门，三焦发源处也。又卷三十“胡桃发明”时珍云，三焦者，元气之别使，命门者，三焦之本原，盖一原一委也。

诵穆案，古代论三焦者聚讼纷纭，莫衷一是。时珍所说，虽原于陈无择，然生面别开，录之以遗世之好古者。

菿汉微言

《菿汉微言》一卷，述余杭章太炎先生口义百六十七首，起自乙卯，讫于丙辰之初，书为章氏高足弟子歙县吴承仕所记，论医者得二三条，录之如后。

张仲景、王叔和事，最先见于皇甫谧《甲乙经》序。谧作释劝论云，华佗存精于独识，仲景垂妙于定方，葛洪《抱朴子·至理篇》亦云，文挚愆期以瘳危，仲景穿胸以纳赤饼，此皆举仲景事最先也。(下略)

王叔和即王熙

《蓟汉微言》云，张仲景名机，见林亿所引《名医录》。而王叔和之名，则世所不知，余案御览七百二十，引高湛《养生论》曰，王叔和高平人也，博好经方，洞识摄生之道。尝谓人曰，食不欲杂，杂则或有犯，当时或无灾患，积久为人作疾。寻常饮食，每令得所多餐，食人彭亨短气，或至暴疾，夏至秋分，少食肥腻饼臛之属，此物与酒食瓜果相妨，当时不必即病，入秋节变，阳消阴息，寒气总至，多至暴卒，良由涉夏取冷大过，饮食不节故也。《千金方》二十六《食治篇》录“河东卫汛”记云，高平王熙，称食不欲杂，杂则或有所犯，有所犯者，或有所伤，或当时虽无灾苦，积久为人作患。又食啖鲑肴，务令简少，鱼肉果实，取益人者而食之。凡常饮食，每令节俭，若贪味多餐，临盘大饱，食讫觉腹中彭亨短气，或致暴疾，仍为霍乱。又夏至以后讫至秋分，必须慎肥腻饼臛酥油之属，此物与酒浆瓜果，理极相仿。夫在身所以多疾者，皆由春夏取冷大过，饮食不节故也。此与高湛所引王叔和说，文义大同，辞有详略，则知高平王熙，即高平王叔和也，叔和名熙，乃赖此一见耳。其卫泛者，御览七百二十二，引张仲景方序曰，卫泛好医术，少师仲景，有方识，撰四逆三部厥经及妇人《胎脏经》、《小儿颅囟方》三卷，皆行于世。泛得引叔和语，则叔和与泛同时。《甲乙经》序云，近代大医令王叔和撰次仲景，选论甚精，指事施用，叔和与士安同时，晋初已老，疑其得亲见仲景也。

甄权曾官主簿

甄权为《药性本草》之作者，在医学史上，亦有相当之位置，史称其仕隋为秘书省正字。唐太宗时年百二十岁，帝幸其弟，访以药性，因上此书，授朝散大夫。今夏余重读《千金及翼方》，发现甄权曾做主簿，为唐史所不载，亦足以补旧闻之阙。

考《千金要方》卷二十一水肿第四云，茯苓丸治水肿，甄权为安康公处此方。

后读《千金翼方》卷十九云，茯苓圆主水胀大，甄主簿与康公处得效方。

两方药品亦大致相同，惟《千金》为芫花，《翼方》作荛花，仅此小异耳。则所谓甄主簿者，为甄权无疑。然则甄权之官主簿，盖为信史，孙真人与甄氏同时，故知之审耳。唐史漏载此事，不无遗憾，而潜德幽光，于今发现。余钻研故纸，得此环宝，其喜可知。然追溯钩稽之方法，则又感太炎先生之赐矣。

98. 读书随笔（续十）

医经正本书

《医经正本书》十四篇，宋文林郎知隆兴府进贤县主管劝农营田公事沙随程迥撰。其叙曰，古今方士，言医道者多矣，宜折衷于《素问》、《难经》、《甲乙》、张仲景、王叔和等书。如言治道者，有五经语孟，皆可据依，不当别有异论。盖有采之道听途说，而不本乎此，是谓无稽之言。人命至重，奈何弗敬，至有举世谬误，伤风败俗，殒绝人命，而医家俯首和附，莫敢指其非者，如至亲危病，妄言传染，遂相弃绝，古之人无有也，医经不道也。溲溺不援，比诸豺狼。顾君子之为政化，亦置此事于度外，使下民日益聋瞽，冤魂塞于冥漠，余窃悼之，此《医经正本书》所由作也。医经者，黄帝岐伯之问答，方书之本也。本正，则邪说异论，不能摇也。是书也，脱或达于君子之察其稽考之久，见于试用之勤，开喻氓俗，务广传布，庶为风教之助云。淳熙丙申十月庚寅序。又书后陈无择跋云，言幼观《素问》，若有所得，思竟其业，于是研精覃思，至老而不厌。以之看扁鹊仓公以来诸家之论，其得失浅深真赝，辄能辨之，如视黑白而数一二也。常恨士夫不肯为此，一有疾病，委性命于市井肤浅之人，每为叹息。淳熙丁酉之孟夏，获与进贤令君程公可久，会于松阳，辱示《医经正本书》一卷，凡十四篇。大指言伤寒疫疾，并无传染，以救世俗亲人自相弃绝之谬，因泛出本朝李、唐两代医政，与夫权量脉诊汤液方论，赞其是而绌其否，可谓精且博矣。因与讲论久之，无一辞不契合者，不觉肃然起敬曰，公之书必盛传，则助风教而长慈爱，正人心而革偷薄，当与长沙太守之名，并见于永久，岂曰小补云乎哉。公名回，可久其字也，睢阳沙随人，由太学生登隆兴元年进士第云，六月一日，鹤溪老人陈言无择跋。

诵穆案：此书以辟传染为第一义，自第三篇至第五篇，皆专论此事。第一篇论有唐医政，第二篇论宋之医政，第六篇论医书，第七篇辨本草、千金方权量度。第八辨弦脉属阴，第九辨伤寒两感不治，第十辨《活人书》以汤为煮散。第十一辨发汗宜对证，不论早晚。第十二辨方士著书，乃采俚俗，不合医经者。第十三记仲景事实，第十四与内弟襄陵许进之论医书。末篇云，某公于伤寒门引《小品》、华佗、王叔和、陈廪丘等论，而不及仲景，曰江南诸师，秘仲景要方不传，案所谓某公，殆孙真人耳。

金镜内台方议

《金镜内台方议》十二卷，明建安许宏集。此书传本绝少，全书论方一百十三道，欠少一道，乃禹余粮也。卷一至卷十，凡汤方一百一道，卷十一治伤寒散方七道，卷十二治伤寒丸方五道。末附药性品制用药加减法及论分两书。前有西蜀冯士仁题，后有乾隆五十九年六月古吴程永培跋。其跋云，寒利一症，传变极速，医者不易轻投药饵。长沙著说立方，后世皆奉以为师，但古人之文，句约而理赅，读之者猝难畅晓，故启元子、成无己诸名贤，出而释之，犹经传之有注疏矣。迨后注释家日多，此中原有补前人未备之义，实可赞叹。得未曾有，而狂世欺人者，复亦不少。今许建安不释长沙之文，而议长沙之方，书中设问答以启发后学，明晰条达，虽草莽医人，亦能悉解。但其分量稍异他本，虽采千金方之说，然临期酌用为宜，毋得拘泥。至方中药性稍备，以便翻阅耳，惜无刊本，故付之梓。人以为许叔微之子，误也（此书大辞典失载）。

郎中大夫

今南方称医为郎中，北方称医为大夫，郎中大夫，始于宋，见《夷坚志》。

醋泥治火疮

孙光宪尝令家人作煎饼，一婢抱子拥炉，不觉落火炭之上，遽以醋敷之，至晓不痛，亦无瘢痕。见《北梦琐言》。

校雠略

郑樵校雠略，书有名亡实不亡论一篇云，《名医别录》虽亡，陶隐居已收入本草，李氏本草虽亡，唐慎微已收入《证类》。又云，李氏《本草拾遗》、《删繁本草》、《徐之才药对》、《南海药谱》、药林、药论、药忌之书，《证类本草》收之矣。《肘后方》、《鬼遗方》、《独行方》、《一致方》及诸古方之书，《外台秘要》、《太平圣惠方》中，尽收之矣。

又编次之讹论云，《唐·艺文志》与《崇文总目》，既以外丹煅法为道家书矣。奈何《艺文志》又于医术中见太清神丹经诸丹药数条，崇文又于医书中见伏火丹砂、通元秘诀数条，大抵炉火与服饵两种，向来道家与医家杂出，不独艺文与崇文，虽隋志亦如此，臣今分为两类，庶无杂糅。

又云，汉志于医术类，有经方，有医经，于道术类，有房中，有神仙，亦自微有分别。奈何后之人，更不本此，同为医方，同为道家者乎，足见后人之苟且也。唐志别出明堂经脉一条，而崇文总目合为医书，据明堂一类，亦有数家以为一条，已有疏矣，况合于医书，而其类又不相附可乎。

学医随笔

《学医随笔》二卷，会稽顾淳庆古生撰。全书分伤寒、温病、寒温痢疾、霍乱、咽喉、胎产六门。谓温病与温疫不同，颇有见地。又云朱丹溪谓产后当大补气血，其说不当，谓产后以通恶露为主，此则越中医士，所见皆然，固不独顾氏为然也。

《校雠通义》

章学诚校雠通义汉方志方技第十八云，方技之书，大要有四，经脉、方药而已，经阐其道，脉运其术，方致其功，药辨其性，四者备而方技之事备矣。今李国柱所校四种，则有医经、经方二种而已。脉书、药书，竟缺其目，其房中神仙，则事兼道术，非复方技之正宗矣。宜乎叙方技者，至今犹昧于四部相承之义焉。按司马迁《扁鹊仓公传》，《公乘阳庆传》，黄帝扁鹊之脉书，是西京未尝无脉书也。又按班固《郊祀志》，成帝初有本草待诏，楼护传，少诵医经本草方术，是西京未尝无药书也，李国柱专官典校，而书有缺遗。类例不尽，著录家法，岂易言哉。

神　农

江淥读子卮言云，农家有神农二十篇。（按范胜之书，亦引神农之教。）管子为道家，亦引神农之教曰："一谷不登，减一谷，谷之法十倍。"吕氏春秋，道家兼杂家言，亦引神农之教曰："士有当年而不绩者，则天下或受其饥，女有当年而不绩者，则天下或受其寒。"

艺文志

通志总序云，（上略）医方则有脉经，有灸经，有本草，有方书，有炮炙，有病源，有妇人、小儿，凡二十六种，皆医家而浑为一家，可乎？故作艺文略。

五　行

《汉书·艺文志》云，五行者，五常之形气也。书云，初一曰五行，次二曰羞用五事，言进用五事，以顺五行。貌言视听思心失，而五行之序乱，五星之变作，皆出于律历之数，而分为一者也。其法亦起五德终始，推其极则无不至，而小数家因此以为吉凶，而行于世，寖以相乱。《隋书·经籍志》云，五行者，金木水火土，五常之形气者也。在天为五星，在人为五脏，在目为五色，在耳为五音，在口为五味，在鼻为五臭，在上则出气施变，在下则养人不倦。

膏　药

唐赵郡李绰，尚书故实云，进士卢融，尝说卢元公镇南海日，疽发于鬓，气息惙然。有一少年道士，直来床前，谓相国曰：本师知尚书病疮，遣某将少膏药来，可使敷之。相国宠姬韩氏，遂取膏药疾贴于疮上，至暮而较，数日平复。

狸骨治劳

又云，荀舆能书，尝写狸骨治劳方，右军临之，至今谓之狸骨贴。

高若讷

高若讷能医，以钟乳饲牛，饮其乳，后患血痢卒。或云，冷暖相薄使然，见孔平仲毅父谈苑。

宣　医

《谈苑》又云，京师语云，宣医丧命，敕葬破家。盖所遣医官云，某奉敕来，须奏服药加减次第，往往必令饵其药，至死而后已。元祐中，韩康公病革，宣医视之，进金液丹。虽暂能饮食，然公老年，真气衰，不能制客阳，竟经薨背。

鸡舌香

鸡舌香，即丁香也。日华子云，鸡舌香治口气，故郎官含鸡舌香，取其便于奏对正是。今之丁香舌方，香连翘汤，用鸡舌香，千金五香连翘汤，无鸡舌香，却有丁香，最为明验。俗医取乳香中如柿核无气味者，谓之鸡舌香，殊无干涉，新补本草，重出二物。盖考之未精也，见《谈苑》。

职业病

今西医有职业病，《谈苑》已有言及。谓后苑银作镀银，为水银所熏，头手俱颤，卖饼家窥炉，目皆早昏，贾谷山采石人，石末伤肺，肺焦多死，铸钱监卒，无白首者，以辛苦故也。

黄帝书

古书之依托黄帝者，不徒医经。《汉书·艺文志》载黄帝书如下：

黄帝四经四篇。

黄帝铭六篇。

黄帝君臣十篇（原注起六国时，与老子相似也）。

杂黄帝五十八篇（原注六国时贤者所作）以上道家。

黄帝泰素二十篇（原注六国时韩诸公子所作。师古曰，刘向《别录》云，或言韩诸公孙之所作也。言阴阳五行，以为黄帝之道也，故曰泰素）以上阴阳家。

黄帝说四十篇（原注迂诞依托）以上见小说家。

黄帝十六篇（图三卷）。

“附”封胡五篇（黄帝臣依托也）风后十三篇（图二卷，黄帝臣依托也）。力牧十五篇（黄帝臣依托也）。鬼谷区三篇（图一卷，黄帝臣依托也。师古曰，即鬼臾区也）。以上见兵书略阴阳。

黄帝杂子气三十三篇，以上见数术略天文。

黄帝五家历三十三卷，以上见数术略历谱。

黄帝阴阳二十五卷。

黄帝诸子论阴阳二十五卷，以上见数术略五行。

黄帝长柳占梦十一卷，见杂古。

另有黄帝书八篇。详方技略。（未完）

（以上十一篇见《神州国医学报》1933～1934年）

论文选编索引

一、研究性论文

1　中医往何处去　（34、11；中医新生命；3期）

2、3　古代医学与宗教之关系考　（33年3、6月；国医杂志；5、6期）

4　病机气宜保命集　（34、5；神州国医学报；2卷9期）

5　神农本草经疾病之分析　（33、7；同上；1卷11期）

6　雷公炮炙论　（33、8；医报；1卷9期）

7、8、9、10、11、12、13、14、15、16、17、18、19、20、21、22、23、24、25、26、27、28、29、30、31、32、33、34、35、36、37、38、39、40　国药之历史观与改进论（34年6、7、8、9、10、12月，35年1、3、4、5、6、7、8、9—12月，36年1—12月，37年1、4、5、9、10、11、12月；神州国医学报1—12（二篇）13（缺）14（二篇）15、16（缺）17—21（二篇）—31

41　帐中遗稿考　（37、6；中医新生命；31期）

42　中国历代医学伪书考　（47、3；医史杂志；1卷1期）

43、44、45、46、47　中医伪书考　（35年7、8月；26年10、11、12月；中医新生命；11、12、25、26、27期）

48　内经中关于血液之学说　（上海医报　29年）

49、50、51、52　徐灵胎评传　（现代中医　1卷1、3、5、6期1934年）

53、54　陈修园　（36年6、7月；中医新生命；21、22期）

55　札记一则：犹太显贵人物　（35、2；神州国医学报；3 卷 6 期）

二、临床性论文

56　腹诊　（30、3；自强医学月刊；8 期）

57、58、59、60、61、62　温病论衡　（35 年 3—8 月；中医新生命；7、8、9、10、11、12 期）

63　叶天士临证指南　（36、10；同上；25 期）

64、65　瘟疫研究　（30 年 4、6 月；中医新生命；30、31 期）

66　痞病诊疗法之检阅　（35、3；同上；7 期）

67、68　传染病文献之搜集　（35 年 6、7 月；昌明医刊；1 卷 1、2 期）

69　药物偶识　（41、12；国医导报　3 卷 6 期）

70、71　关于药物　（37、2；中医新生命；28、29 期）

72、73　关于方剂　（36 年 8、9 月；同上；23、24 期）

三、其他论文

74　珍本医书集成序　（36、6；光华医药杂志；3 卷 8 期）

75　增纂国药新辞典序　（33、8；神州国医学报；1 卷宗 2 期）

76　发刊词　（34、8；中医新生命；1 期）

77　中医浅说之批评　（34、10；同上；2 期）

78　吴敬伯问　谢诵穆答　（34、8；同上；1 期）

79　读四库提要医家类札记　（34 年；神州国医药学报；2 卷 4 期）

80　读颅囟经札记　（34、2；同上；2 卷 6 期）

81　医家座右铭　（47、1；华西医药杂志；1 卷 10 期）

82　上中央国医馆学术委员会书　（33、2；医报；1 卷 4 期）

83　读了“中华民国医药学会五院长论国医馆书”以后　（31 年　自强医学月刊）

84　药性本草作者之佚事　（34、6；医报；2 卷 1 期）

85　风满楼医话　（30年；上海医报；63期）

86　对于国医馆的欢呼和讴歌　（31、1；自强医学月刊；13期）

87　传染病及消毒法纲要　（36、2；神州国医药学报；4卷7期）

88、89、90、91、92、93、94、95、96、97、98　读书随笔　（33年1—7；9—12月；同上；1卷5—11期；2卷1—4期）

出版后记

2007年在做《中医临床家代表作》系列丛书中的《中医火神派三书》、《灵素商兑与群经见智录》、《圆运动的古中医学》时，通过对中医图书现状的一些了解，我感觉近现代一些中医名家的作品在上世纪初及二三十年代确有承上启下的作用，就是时至今日也不乏传承经典启迪思路的作用，这部分选题包括一些近现代中医大师撰写的对中医古典理论在临床运用的再认识，诸如恽铁樵的《伤寒论研究与临证演讲录》、曹颖甫的《经方实验录》《伤寒发微》《金匮发微》、陆渊雷的《伤寒论今释》《金匮要略今释》等，甚或是《胡希恕伤寒论讲座》、《胡希恕金匮要略讲座》、《赵绍琴温病讲座》、《任应秋医学讲稿文集》等，书中融入这些临床家个人对典籍的理解和运用典籍的临证经验。它的价值在于理论指导实践，实践印证理论，对我们的读者有很大启迪作用，也是中医传承上的一项重点工作。之后，我们陆续编辑出版了一系列民国时期及当代的名医名家之作。

常言说“踏破铁鞋无觅处，得来全不费功夫”，一次在玉田开全国王清任学术研讨会的时候我遇到了中医科学院文献学专家伊广谦先生，当时谈起正在陆续编辑出版的民国时期的医家著述，谈到对那个时期医家医著对后人的影响具有承上启下巨大作用时，竟有 种英雄所见略同、知音相见恨晚的共鸣。巧得很，当时伊先生带着神秘和狡黠的神情说：我有一个选题可以推荐给你，在我迫不及待地追问下，伊先生便详细地介绍他们单位曾经做过的一个科研课题，该课题完成的是文献名录，但在整理过程中搜集到了近千万字的上世纪众多医家撰写的在报刊上发表的文章等资料。事后引荐我们拜访了有关课题的负责人王咪咪副研究员，当即确定以1900～1949年的中医及相关期刊上的医学论文为依据［个别医家因其论文的连载及学术的延续性，可到建国初期（1955年）以前］，由王咪咪副研究员担任主编，编纂一套《二十世纪初中医名家医学文集丛编》，随后商讨了选题计划、编写方式及体例。

从2008～2011年，经过3年多的时间，我们陆续完成《二十世纪初中医名家医学文集丛编》第一集300余万字的编辑工作。二十世纪初，虽然经过新文化运动倡导白话文的洗礼，但民国间期刊论文90%以上以竖排本、繁体字、无标点（有的有句读）形式出现，同时文白夹杂，引经用典无时不在，自造词语、错白字现象比比皆是，给编校工作带来了巨大的困难。这其中仅编辑体例的确定，就经过无数次商讨、修改，征求同行及有关专家的意见，最后定稿如文集前编辑体例。历经三年、几经编辑校勘，终于完成编校并付梓出版。

《医学文集丛编》把二十世纪百位中医名家在此期间发表的优秀论文汇集成册，且在书前编撰完整、真实、客观的生平介绍，重现这些历史名家的风采，充分展现这些医家全面的医学成就，从另一个侧面客观地反映了这百年间的中医发展史。

这些资料历经七、八十年甚至近百年时间，保存至今都已相当宝贵。《医学文集丛编》的出版，可以说填补了一项空白，一段历史文献的空白，正像中国中医科学院李经纬研究员所说，《二十世纪初中医名家医学文集丛编》的出版“是系统研究中国医学史、中医文献发展及医家个人学术经验不可缺少的宝贵资料。”

对于一个以弘扬中华文化为中心；以学术的传承和普及教育为基本方向；以中国传统医药学、地学、生物学为主的科技图书为重点，走内涵式增强实力的稳步发展道路，建设有一定出版特色、有读者认可的品牌产品的小而强的专业性出版社的学苑人来说，能为中医药事业的传承做些许贡献是我们的荣幸，因此在这里我们要特别感谢文集的编纂者王咪咪老师，没有她的呕心沥血的努力工作，就没有文集的诞生；感谢伊广谦老师，没有他文集就不会在学苑出版，同时还要感谢伊老师无私地为本文集提供部分图片资料；感谢编审高振英老师，以编辑出版专业角度为本文集做了大量的审校工作、并提出了宝贵的意见和建议；特别还要感谢的是为本文集撰稿的各位专家学者，是他们给予的诸多支持，使本文集锦上添花，是他们那专业而有文采的文章，在近百年前诸多的医家与今天的读者之间架起了一座跨越时空的桥梁。

本论文集所收论文有的已距今百年，大部分也七八十年了，故字词句用法、语言断句有的与今日之文章有很大差异。编校疏漏在所难免，敬请广大读者批评指正，以便我们在重印时及相继陆续出版的文集中不断地修订与完善。

学苑出版社医药编辑室

陈　辉

2011 年 5 月 18 日于黄村

编著者简介

王咪咪，副研究员。曾任中国中医科学院中国医史文献研究所文献室主任。兼任中华中医药学会文献学会委员、中国药学会药史分会委员、北京中医药学会基础理论分会秘书。硕士生导师。研究方向：中医文献研究。

参与国家新闻出版署课题《中华大典·药学分典》的编纂工作，任副主编；参与国家科技部在研课题《海外回归中医善本古籍的电子版保存》；主持国家中医药管理局2004年中标课题：1949年前中医期刊及相关文献的收集研究与数据库的建立等项目。

主编、副主编或编委编著的学术著作有：《全国中医图书联合目录》、《敦煌古医籍考释》、《本草纲目索引》、《唐容川医学全书》等三十余部。发表的论文四十余篇。